全国名老中医传承系列丛书

宋祚民·主编

颂橘草堂医鉴

宋祚民先生是全国名老中医,著名中医儿科专家,北京中医医院儿科奠基人之一。先生一生勤于临床和中医教育,为中医事业的发展做出了卓越贡献。

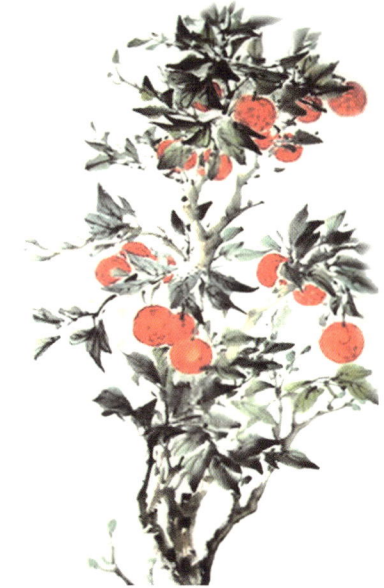

华夏出版社
HUAXIA PUBLISHING HOUSE

图书在版编目（CIP）数据

颂橘草堂医鉴 / 宋祚民主编. —北京：华夏出版社，2015.9
（全国名老中医传承系列丛书）
ISBN 978-7-5080-8572-2

Ⅰ．①颂… Ⅱ．①宋… Ⅲ．①中医学－临床医学－经验－中国－现代 Ⅳ．①R249.7

中国版本图书馆CIP数据核字（2015）第 204434 号

颂橘草堂医鉴

主　　编	宋祚民
责任编辑	梁学超
出版发行	华夏出版社
经　　销	新华书店
印　　刷	三河市少明印务有限公司
装　　订	三河市少明印务有限公司
版　　次	2015年9月北京第1版 2015年9月北京第1次印刷
开　　本	787×1092　1/16 开
印　　张	17.25
字　　数	305千字
插　　页	4
定　　价	48.00元

华夏出版社　网址:www.hxph.com.cn　地址：北京市东直门外香河园北里4号　邮编：100028
若发现本版图书有印装质量问题，请与我社营销中心联系调换。电话：(010) 64663331（转）

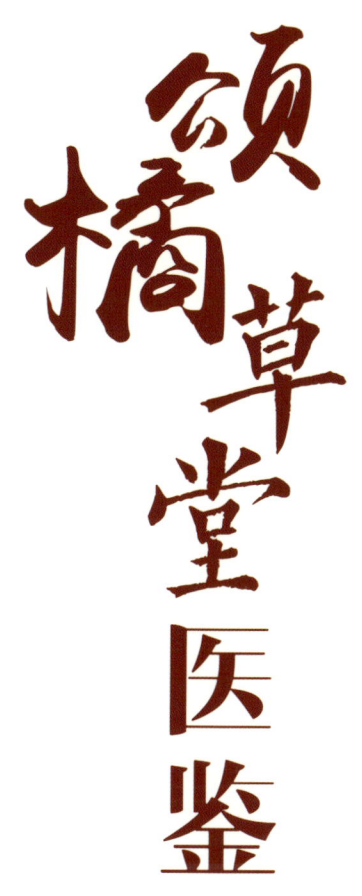

颂橘草堂医鉴

宋祚民·主编

题 宋祚民大夫医案集

大医精诚

何鲁丽
二〇一五年春

贺宋祚民教授行医六十周年

医德高尚
医术精湛

彭珮云
二〇〇四年十月

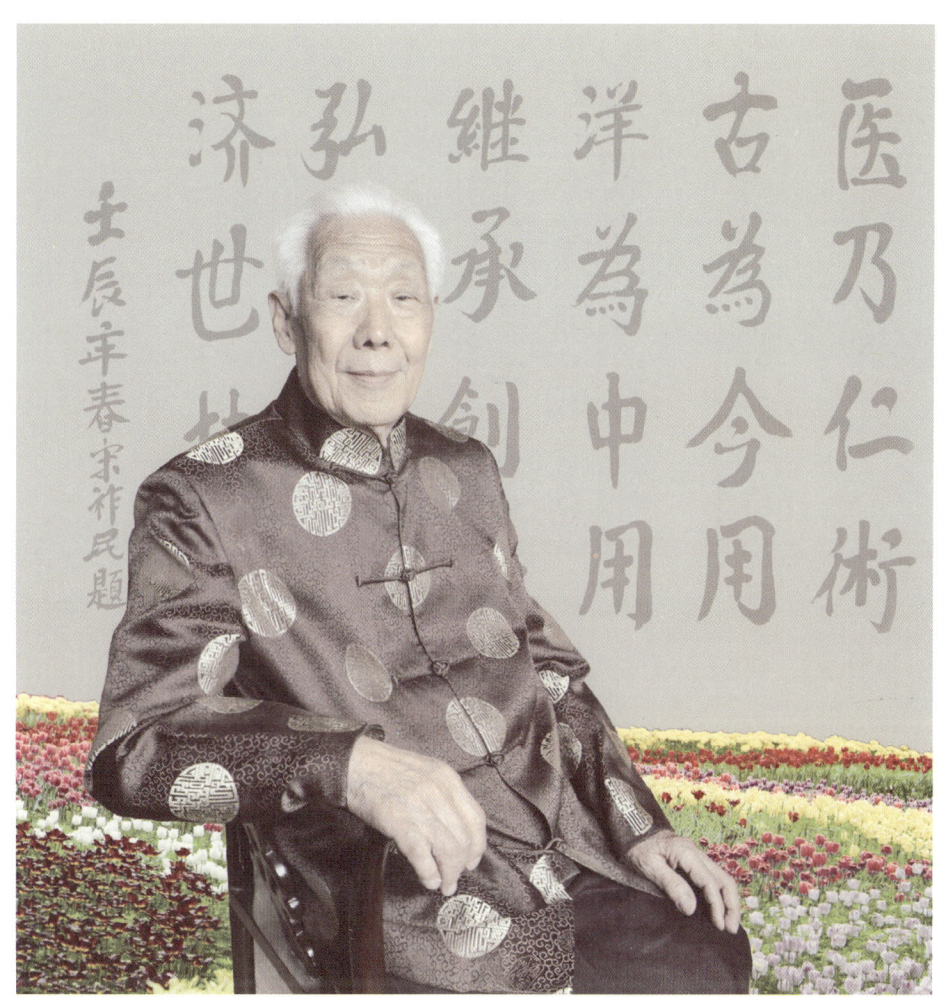

為證明事查北平國醫學院醫科畢
業學生宋祚民在本醫館侍診實習
三年成績尚優特為證明是實

北平國醫學院院長 孔伯華

中華民國卅六年十月

師承孔門
醫科獨步

祚民師兄從醫六十年誌賀
甲申之秋 孔嗣伯謹識

《颂橘草堂医鉴》编委会名单

主　编　宋祚民
副主编　叶茂茂　刘晨涛　宋文芳
编　委　宋文瑞　宋文琪　吴普增　杨景海
　　　　李　辛　李　建　叶　明　张维广
　　　　贾少林　宋　瑾　程宋欣　贺福建

全国名老中医药专家传承工作室
宋祚民工作室名录

导　　师　　宋祚民
主　　任　　宋文芳
成　　员　　宋文兴　　宋文成　　宋文瑞　　宋文琪
　　　　　　吴普增　　李　建　　杨景海　　张维广
　　　　　　吕伟莉　　叶　明　　贾少林　　李　辛
　　　　　　叶茂茂　　宋　瑾　　刘晨涛　　程宋欣
　　　　　　贺福建

嫡传弟子　　吴普增　　宋文芳　　李　建　　张维广
　　　　　　吕伟莉　　杨景海　　叶　明　　贾少林
　　　　　　李　辛　　叶茂茂

再传弟子　　宋　瑾　　刘晨涛　　程宋欣　　贺福建

二零一五年一月十六日

序

宋祚民先生，全国名老中医，著名中医儿科专家，北京中医医院儿科重要奠基人之一。先生毕一生之力，倾心于中医儿科事业，为中医事业的发展做出了卓越贡献。

20世纪80年代，当我作为住院医师工作在北京中医药大学东直门医院之时，已闻宋老之名，知宋老在儿科学方面的建树：北京四大名医之传人，师从孔伯华，善治温病，重视脾胃；以温病理论指导治疗血液重症，疗效显著，运用唐容川"止血宁血，化瘀养血"之法治疗血友病，深受中西医界的称赞；认为小儿咳喘多有痰热，治疗上"一清到底"效速而持久。在60多年的临证过程中，宋老对儿科常见病、难治病多有发挥，这些至今仍是我院儿科诊疗常规中的重要组成部分。

宋老几十年来不仅勤于临床，更对中医教育有突出贡献，早年工作在北京中医学校，讲授《温病学》、《中医诊断学》，是北京市第一届西学中教育的核心，目前著名的中西医结合名家如危北海、周耀庭等均受宋老当年的培养，北京儿童医院胡亚美院士、原北京苏联红十字医院（北京友谊医院）祝寿河院长、首都儿科研究所方鹤松等诸多西医儿科名家均曾受教于宋老。作为全国名老中医，宋老一直对中医传承工作高度重视，体现了一名老中医对中医人才培养的情怀，先后以师带徒名义培养院内外徒弟多名，虽年过九旬，宋老仍坚持门诊服务于患儿，更以此平台传授学术。

宋老精通中医经典并以此指导临床，发前人未发，善于从奇经八脉论治虚损，曾以此理论治愈《黄帝内经》所记载之"赤色出于两颧"、"黑色出于天庭"等案例，均获奇效。奇经为病历代虽有述及，但只言片语，无法真正指导临床，叶天士、王孟英始有论治，《得配本草》更有奇经药物43种。李时珍认为"正经之脉隆盛，则溢于奇经"，因此宋老认为"十二经脉溢满而亢盛奇经，十二经脉衰则奇经不盛，补肝肾、补脑充髓之品皆可营养奇经八脉"，以此理论治疗临床难治病可获奇效。

今有此书，较全面地反应了宋老的学术思想与临证精华，特此为序，并在此祝宋老健康长寿。

2014-12-26

自 序

　　生者乃百年过客，医者以为患者解除病痛为天职，因此必须读经典、知医理、用中药，深读广识，才能将中华五千年来与疾病作斗争、驱邪扶正、令人康复的中医药国粹发扬光大。传承发扬中医药，在深读经典著作领会精神实质的同时还要对近、现代著作和疾病谱的变迁加以研究，才能更好地辨病逐因、辨证施治。我虽行医七十余载，曾出版专著多册、发表医学论文多篇贡献医界，但仍需与时俱进，顺应疾病谱的改变，由弟子们整理近期医治案例，并将我早年侍诊抄写的部分方剂以及日常偶得医理感悟等整理成册，以供热爱中医的同道共享。

宋祚民　谨识

乙未年春

二零一五年一月十日

目 录

卷之一　医家小传

我的中医生涯 ·· 2

卷之二　侍诊医案解析

外感咳喘 ··· 20
胃痞胃痛泄泻 ·· 50
痹证 ··· 60
眩晕头痛 ·· 66
胁痛 ··· 69
消渴 ··· 71
淋证 ··· 71
便秘 ··· 73
失眠 ··· 75
水肿 ··· 76
疝气 ··· 76
项发结核 ·· 77
噎膈 ··· 78
口干症 ··· 79
奔豚 ··· 80
月经病 ··· 81
胎中病 ··· 84

产后病·······87

淋巴管炎·······89

皮疹·······89

赤目生翳·······90

卷之三　医理医案医话

医理篇

伤寒温病对比解析·······94

湿温疫临证思路·······97

温病讲稿·······101

论津液·······107

津液经文选录·······129

"奇经八脉"谈·······142

小儿疾病与免疫功能的关系·······148

调理脾胃十法·······152

医案篇

小儿疳积治疗验案·······164

由奇经八脉论"女劳疸"治验·······167

颈痈治验·······171

传染性单核细胞增多症·······174

肠风便血医案·······177

分泌性中耳炎·······179

宋祚民验案二则·······184

谈先师孔伯华石膏及对药运用经验·······186

痛风谈·······191

宋祚民治病小故事三则·······197

宋祚民治疗肾病综合征的经验 ……………………………………… 201
静脉曲张的中药治疗 ……………………………………………… 204
月经杂症论治 ……………………………………………………… 206
兴阳法治愈胃寒痛 ………………………………………………… 209
宋祚民老师学术思想的学习与实践 ……………………………… 212
宋祚民以"肺为主,脾肾为根"思路论治小儿虚喘验案 ……… 218
宋祚民运用温病思路论治儿科疾病经验 ………………………… 222
湿热毒病案解析 …………………………………………………… 227
宋祚民治愈痈瘘验案解析 ………………………………………… 235
鲜药的作用 ………………………………………………………… 239
呕吐验案一则 ……………………………………………………… 242
妇人脏躁 …………………………………………………………… 250
病毒性脑炎验案一则 ……………………………………………… 251

医话篇

支边义诊趣闻 ……………………………………………………… 254
忆密云山区下乡支农 ……………………………………………… 257
恩师育我成长 ……………………………………………………… 261
宋祚民行医70周年感言 …………………………………………… 263
宋祚民先生"重本源、调平和"的临证思维 …………………… 265
师爷教我学中医 …………………………………………………… 268

卷之一　医家小传

　　余幼年为病所苦，立志研医，就读北平国医学院得遇恩师孔伯华，慕先贤之敬业奉献，感中医之广博精深，业医七十余载，虽"鬓衰头似雪"，仍怀雄心壮志，愿留贡献于后人。

我的中医生涯

少年抱恨　立志学医

1925年3月23日（民国十四年乙丑正月廿九日），我出生于北平德胜门外一个平民家中。父亲宋子铭是鬃行工人，以力求食。打我记事时起，就看他成年累月地在露天野外操持猪鬃，酷冬炎夏极少闲时。旧中国，干体力劳动的人社会地位最低。又脏又苦的猪鬃行业，自然不会为人器重。不过，当时这个行业的经济收入却是比较稳定。我就是在这样无冻饿之虞的底层工人家庭中成长起来的。

1937年我刚13岁时，母亲突然患病去世，这件事对我刺激甚大。母亲患的是急性痢疾，并非不治之症，但由于缺医少药求治无门，只好眼睁睁望着她离开人间。当时，我就想长大后一定去当医生，为天下的劳苦百姓解除疾病的痛苦。

母亲故后不久，我心灵上的创伤尚未愈合，不幸又遭横祸，将腿骨摔伤，卧床难动。父亲请来一位"江湖医生"给我调治，他用未经消毒的大铁针扎入我的膝盖骨内，致使针眼感染化脓，伤势严重，最后"医生"逃之夭夭，我的左腿却留下了终身残疾。真是"庸医杀人不用刀"啊。当时，我想如果我日后当了医生的话，一定掌握真本领，决不草率行医，更不把人命当儿戏。

1939年，我勉强读完了10年私塾。我把自己想学医的念头说给了父亲，父亲慎思了一番之后点了点头。第二年，我便被送进北平国医学院去学医了，这是我人生道路上一个极不平凡的新起点，迄今算来已有70多年的历史了。

就读良校　得遇良师

1929年，汪精卫出任国民政府行政院长后，做出了"取缔中医"的荒唐决议，并准备实施。此举激起中医中药界人士及广大人民的公愤。孔伯华先生作为北平中医中药界的请愿团团长，率队南下，向南京政府请愿。在全国人民的压力下，国民政府不得不收回成命。

通过这次请愿斗争，先师孔伯华先生深切感到中医中药事业岌岌可危。尽管它历史悠久、传统深厚，但当局一旦运用行政手段，便可能被取缔。要想保存和发展中医事业，必须加紧培养人才，大力壮大队伍，提高人员素质。为此孔先生与当时跻身"四大名医"之列的萧龙友先生创办了北平国医学院。

北平国医学院是我国近代较完善的一所私立中医教学机构。她正式创建于1930年，结束于1944年，萧龙友先生任董事长，孔伯华先生任院长，历时15个春秋，共开设过11届，先后培养出内科、外科、妇产、儿科、针灸、正骨以及药物、按摩等各类中医中药人才700多名，为继承和发扬祖国传统医药事业、防治某些常见疾病做出了相当大的贡献。百余年来，该学院毕业生遍及全国各地，大多数已成为当今医坛栋梁及中医界屈指可数的专家名流。我是该院最后一届毕业生，到我毕业那年，院址已迁到了阜城门内巡捕厅。

孔伯华先生呕心沥血、废寝忘食地操办这所中医学院，把自己几乎五分之四的诊费收入用在办学事业上，十多年如一日，直至国医学院告散为止。我上学时，孔伯华先生每日应诊之余，便亲临学院理教，不但参加制订教学计划，安排教学内容，还亲自四处奔走，约请著名中医来院任课。曾在学院任过教的专家名医有：瞿文楼，主讲儿科；姚季英，主授妇科和诊断学；周吉人，专讲《黄帝内经》；安干卿，任教《难经》；陈慎吾，讲授《伤寒论》；赵树屏，主教"医史"；宗馨吾，任教《金匮要略》；张菊人，任教《温病学》；孟庆三，专讲药物；焦会元，施教针灸；孔仲华，教授古典文学和中医常用术语等。这些先生们都是经验丰富、学识渊博的社会知名人士，所以课徒授业无不游刃有余，加之学生们大都求知欲望很强，故而学习成绩普遍良好，效果颇佳。

1944年，侵华日军妄图强迫中国的医院人员为其侵略战争服务。国医学院办到第11届时，日本人软硬兼施，威逼利诱，要孔伯华先生交出国医学院归伪政府接管，孔师大义凛然，拒绝听命，宣称"余以兢营十五年之学业，不予委之外人"，从而忍痛解散了这所学校，一时被人们传为佳话。

由于国医学院当初未曾被政府承认，所以学生毕业后始终不能领到行医执照，没执照便不许行医。蒙恩师孔伯华先生垂爱，收留我在他的医寓里实习抄方，侍案深造。当年又得遇金书田先生，金老为北平国医学院董事，曾代表北平任南京国医堂干事，建国后金老被聘为北京中医进修学校顾问，并为北京西医学习中医班讲授温病课，因金老高度近视，在北京的家中及后海广化寺应诊时我为其侍诊抄方，多有收获。

恩师教诲　受益终生

恩师孔伯华先生是一位医德高尚、医道深邃、医理渊博、医术精良的当代名医，他不仅临床经验丰富，而且医疗作风严谨，在辨识病症、因疾下药方面，有独特建树，在温病学方面更是高人一筹。为此深得群众推崇，与萧龙友、汪逢春、施今墨同被誉为"四大名医"。

恩师长期钻研中医传统理论，并注重结合实践。他常教诲弟子们说"观书者当观其意，慕贤者当慕其心"（语出唐人刘禹锡《辩迹论一首》）。他反对"唯古是好"和"泥古不化"。他没有门户之见，常告诫弟子们要博采众长，唯贤是取，不可浅尝辄止。他说"寡取易盈、好逞易穷，驽钝之才也"（语出宋人岳飞《良马对》），意思是说，刚学到一点本领就满足，刚能辨认疾病就逞强，这是最没出息的人的行为。

恩师非常推崇医家徐灵胎的《同病人异论》一书，并对徐氏辨证论治，灵活施药的科学理论做了相当精辟的解释。他本人也是这一理论的典范。经他诊治的病人，大多数效果显著，有的甚至药到病除。

恩师对病人十分同情、体贴，凡登门求治者，无论地位高低、资财厚薄、轻病顽疾，他都精心调治，一丝不苟。尤其对家境贫寒的病人，非但不收诊费，有时还倒付药资。解放前，经恩师治愈的病人中有达官贵人，也不乏贩夫走卒；解放后，求恩师诊病的病人中有中央高级首长，更多的是普通工人、农民。

我在国医学院听恩师讲课，毕业实习时又随师秉笔抄方，后来独立工作，每遇疑难病症仍常去登门求教。同窗师兄弟数十人，恩师非但不索取任何报酬，还经常管饭，有时还给我们零花钱。负责挂号的刘老先生（人称"刘二爷"）随师挂号多年，后来年老体弱失去工作能力，恩师便一直供养他到80多岁作古。

恩师的品行、医德、医风时时影响着我们，使我们在日后的行医过程中不自觉地以老师为榜样，以谦逊好学为美德，以为病人解除痛苦为己任，努力为人民服务。

初次行医　即获良效

1945年我在孔师医所实习抄方时，我妻子娘家一位亲戚突患脑炎，托人捎来口信要我速去看看。我到他家时，病人病势垂危已穿好寿衣，被停放榻上。家里人说，已昏迷三日，水米不进。我一观察，发现其面色如土，双目紧闭，脉搏极其微弱，呼吸时断时续，用手指掐按人中穴，毫无知觉，呼叫半天更无反应。这病确实棘手，但作为医生，应千方百计予以抢救。我想起实习期间有次随孔师会诊的也是脑炎病人，表现为不醒人事数日，二便失禁，双目对光反射全无，其危重程度与眼前这位亲戚毫无区别。当时鉴于病人昏迷，不但服药不进，对针刺也全然麻木。孔师当即决定用新鲜西瓜汁化溶安宫牛黄丸给患者灌入，以起到芳香开窍的作用。灌入后病人果然微睁双眼，开始清醒了。接着孔师又用生石膏、鲜九节菖蒲根、银花、连翘等数十位中草药搭配调治，几天后这位病人竟然病愈出院，上班工作了，未留下任何后遗症。想到此，我便试着用这个方子调治。后来这位亲戚也奇迹般地痊愈了，未留任何后遗症。通过这次诊疗，附近街坊邻居对我交口称赞："名师出高徒。"于是不断有人求我治病，日久天长自己也逐渐摸索出了一些诊病和治病的经验。但遇到繁复或少见的疑难病还不敢应治，每每都得去求教孔先生。先生始终是有求必应，甚至手把手地帮我治疗，向我传经。这为我日后独立悬壶应诊，打下了坚实的基础。

悬壶应诊　奋发图强

北平国医学院因为未被政府批准备案，所以学生毕业后要开业行医，还得再经考试院进行考试。为此，不少同学毕业后被迫去当教师、职员，或经商、做工。我因跟孔师的时间较长，耳濡目染，亲传嫡授，掌握恩师的医技稍多一些，所以1946年参加北平考试院举行的特种中医师考试时，取得了合格证书，从而有资格正式悬壶应诊，走上了独立工作的道路。

人常说"老医生，少戏子"。当时我刚满21岁，既无丰富经验又乏深刻理论，更无社会声誉，所以来找我看病的人很少，终日门庭冷落，几可罗雀。无奈只得走家串户，寻病送医，生活很艰苦。经常是寅吃卯粮，有时竟有断炊之虞。

我这个人不怕吃苦，在国医学院上学时，每天由德胜门外骑车去阜城门内上学。中午学校无伙食，就在锦什坊街口外买个贴饼子，喝两碗老豆腐汤，4年中每天如此。晚上下课后，城门常常已经关闭，只得蹬车绕道西直门甚至朝阳门（当时这两道门是9点钟才关闭），然后再沿城根荆棘丛生的羊肠小道摸黑回家，到家常常是夜里12点钟以后。由于从小养成了吃苦耐劳的习惯，所以开业行医后，每天走家串户，风尘仆仆也不觉苦。再加上受恩师济危扶困行为的影响，自己为贫苦病人送医上门，自然觉得很坦然。有时遇上十分清贫的患者，也免收诊费或倒贴些药资。一个隆冬腊月的深夜，北郊索家坟有位急性腹痛吐泻的患者虚脱昏迷，病势危急，上医院看病无钱，交通又不方便。其家属匆匆跑来敲门求医，我一听立即相随而去。天黑风大，道路凹凸不平，无法骑车，我绕过雷区，越过两道冰河，才到了患者家。经过救治，这位患者终于痊愈。这件事使我深有感触。当然，那时不过是凭着良心行医罢了，真正树立起为人民服务的思想，明确"治病救人，救死扶伤"的观念，则是在解放以后，党和人民政府不断组织开业医生学习，才使我逐渐提高了觉悟。不过这是后话了。

由于旧中国不重视人民健康，到解放初期，特别是1950年和1951年，北郊农村流行的各类传染病较多，尤其冬季，小儿麻疹合并肺炎非常多。这种病现在不算太危险，但在那时死亡率很高，对儿童健康威胁甚大。当时防病治病的医疗网点不像现在这样普及，我就每天送医上门，晚上回来又参加政府组织的政治学习和业务学习。这样我不仅在政治觉悟上有很大提高，还比较准确地摸索到一些预防和治疗小儿麻疹肺炎的规律。那时，我的工作不分上下班，也没有节假日，经常顶风冒雨地奔走于患儿中间，因此受到患儿家长们的赞誉，也得到政府有关部门的肯定，被北郊十四区政府指定为卫生委员会委员，后来还被保送参加了北京市中医进修学校和西医预防医学班的学习。这两次学习机会除了使自己的中医知识有所丰富和提高外，还使我接触到了一些西医理论与诊治经验，初步认识到西医的科学性与优越性，掌握了一些西医诊断方法。学习结束后，我便被聘任为北郊区公安嘱托医生。

创办诊所　执业医院

随着城乡社会主义改造高潮的到来，国家对个体开业的医务人员进行集体化改造也开始了。此时，我积极响应党的号召，率先组织起德胜门联合诊所，并被同行们推选为所长。

德胜门联合诊所是当时北京市四所联合诊所的第一所，大家纷纷到我们这里来"取经"，正所谓"众人拾柴火焰高"，大家齐心合力，全心全意地为病人服务，开创了一片大好的新局面。1956年，首都举行庆祝社会主义改造胜利大会，我被特邀登上了天安门观礼台，还受到卫生部门的表彰。

1958年，我奉调到积水潭医院，担任中医师，开始在国家医疗机构中任职。以后又被调到北京中医医院附设中医学校，任"温病学"和"儿科学"教师。"文化大革命"开始后，我又被调到北京中医医院儿科，专看儿科门诊兼顾病房会诊。1978年，我被提升为该院儿科副主任，1981年成为儿科主任，1983年被评为副主任医师，1987年又升为主任医师，1990年成为北京市老中医继承工作的指导老师，2002年作为"全国500名老中医"之一继续做带教工作。

辨证论治　因病施药

孔伯华老师毕生恪守"辨证论治"与"因病施药"两条原则。我在他的影响与教导下，严循师志，也悟到了其中的某些道理。

1962年，我应邀去天坛医院会诊，病人是一名刚满6岁的吴姓女孩。家长叙述，清晨5点左右发现孩子突然昏迷，接着出现喷射性呕吐，双目紧闭，嘴唇青紫。8时许送到医院，路上已停止了呼吸。急救室赶忙进行抢救，11时左右患儿浑身皮肤发青，脉搏基本摸不到。经脊髓化验确诊为乙型脑炎并脑疝。当时医院把凡能使用的抢救手段全都使用了，患儿仍未能脱险。家长见状，痛哭失声，医生对此也叹无良策。我查看病情之后，觉得患儿似乎还有抢救过来的可能。中医认为，"多病无元身，久病无元气"。元气乃生命之本，这个小病人既非"多病"又非"久病"，加上童稚之年生机盎然，元气未失便有可能促其生机，目前的状况只是脑功能障碍所致。中医学上管脑叫"髓海"，脑对全身神经系统有主导作用。这位小病人呼吸停止与神志昏迷，都是"髓海"功能失灵所致，要想使之复苏必须直接刺激其髓海。给药已无可能，针刺或可收到立竿见影之效果。我想起人体后头部管心动和呼吸的中枢穴位"脑户穴"，此穴历来被医家视为禁区，不可擅动。但是我想，眼下病人已停止呼吸数小时，不能安常守故了，应具体情况具体对待，即辨证论治。于是我征得家长同意后，大胆地从脑户穴下针抢救。针至1寸时患者毫无反应，针深至1寸半时，病人突然深呼吸了一下。接着我用捻针法，连续刺激。行针1分钟后患者呼吸了2次，继续捻针，并上下反复刺激，呼吸逐渐恢复，1分钟由2次增加到4次、6次……心动也开始加强加快，1分钟由一次增加到5次、10次，直到正常。此时小女孩双眼仍然微闭，基本处于昏迷中。当天我接着使用九节菖蒲、川郁金、藿香、佩兰、局方至宝丹等数十味中药让他服用，病人终于由昏迷变清醒，后来病愈出院未留任何后遗症。第二年上学读书，其智力与一般儿童无异。家长对此感叹不已，特意给我送来一面锦旗，以表示感谢。

通过这个病例我认识到，对前人的经验应该继承和遵循，但更应该发扬，发扬才是最好的继承。一味墨守成规，不敢越雷池一步，只能使传统失去光彩，这是符合对立统一规律的。

在工作中，我经常被邀去外院或外地参加会诊。曾先后去过北医一院、北医三院、陆军总医院、卫戍区医院、空军总医院、天坛医院、朝阳医院、友谊医院、积水潭医院、铁路医院、人民医院、市儿童医院以及711医院、713医院、第一及第二传染病医院和酒仙桥职工医院等处，还去过外地与本市郊区的一些医院会诊治疗或讨论病案。这些会诊和讨论，大都针对疑难病症、顽症或危急病症。通过实践，我深深体会到，认清、认准病症便能使中医中药对某些不治之症起到神奇疗效，有的甚至能起死回生。诚如先师孔伯华所言："医之治病，首先在于认症，将症认清，治则如同启锁，一推即开。"

1985年，北医三院患儿王某，出生刚50天，体重只有2公斤，患小儿肺炎并发霉菌性肠炎，经多方抢救仍奄奄一息。约我去会诊时，患儿在暖箱内吸氧输液，骨瘦如柴，面黄如纸，医院和家长都认为希望不大。我诊断后也确感棘手，患儿太小，病情太重。我先给他调养脾胃，固气止泻，保住后天之本，然后再调理肺气。用此方案下药果然腹泻渐止，咳喘减轻。后又经过几次中药灌服，终使之痊愈出院了。这件事曾在该院内外引起一时轰动。

1988年初，有一患儿牟某，每天抽搐、傻笑、两眼发直，语言严重障碍，两手毫无握力，吃饭不知饥饱。经一家市属医院脑神经科诊断为婴儿痉挛症，CT检查确定为脑萎缩。此病当今国内外尚无良好治疗方法，只能用些镇静药物，但多无疗效。我接诊这位小患者时，他不会站立，不会说话，双目呆视，手指冰冷。经慎重思考后我觉得，此病应先镇肝熄风，醒脑安神，佐以芳香通络，然后再养血行瘀。用生石决明、白蒺藜、钩藤、僵蚕、生鳖甲、鸡血藤等10多味中药调治。患儿服药后抽风次数明显减少，渐渐地抽风停止了。再服药1月后，患儿能自己拿东西和短时间站立。又经过一段时间，他开始能迈步走路并咿呀学语了。之后不但会叫爸爸妈妈，脑电图检查结果也表明脑功能已基本恢复正常。因为中外医学界对此病都无良方医治，所以能有此效果也算是一个医学奇迹吧。

遵循经典　精于望诊

《黄帝内经》（以下简称《内经》）云："有诸内必形诸外。"所以在望、闻、问、切四诊中以望诊为首,"望而知之谓之神"。《内经》又云:"凡治病,察其形气色泽,脉之盛衰,病之新故,乃治之,无后其时。"《内经》还云:"赤色出两颧,大如母指者,病虽小愈,必卒死","黑色出于庭,大如母指,必不病而卒死。"《内经》是两千多年前古代医家经验之集大成者,对疾病的发生发展、病因病理、诊断、治疗、预后,都有着极其准确的记述。从上述的几段文字可以看出古代医家对望神色形态是十分重视的,在今天,是不是仍然能够一言中的呢?

1955年我在积水潭医院儿科病房工作,当时麻疹肺炎流行,医生对麻疹未出而高烧不退者,多用辛凉透疹法,疹出透后,肺部的细密罗音即消失,病情亦好转。如疹已出仍然高烧不退者,经用清热解毒合清热养阴法,疹出齐而热退,则肺部炎症易吸收。若尚有并发肺炎、腮腺炎、肾炎的头面全身浮肿,经用普济消毒饮加减后头面肿消、疹点外透、腹肿见消、腹背疹点满布及至下肢肿消、疹齐,肺炎、腮腺炎、肾炎亦即愈。但有一个患儿的情况就有所不同,此患儿为3岁男孩,系因麻疹肺炎入院,上午查房时,见其咳喘不剧,身热,体温38.6摄氏度,但精神较弱,两颧发赤,大如拇指,边界清楚。见此情景,我不由得想起在上学时,一次讲《内经》课,老师着重讲解其中"赤色出两颧,大如母指者,必卒死"的经文,反复强调这是患者病情不好的先兆症状。于是急忙去找病房主任,委婉地问:"您看那个小病孩病情是不是不好?"病房主任到病房检查患儿心肺后,问:"你怎么看?"我说患儿两颧发赤,《内经》上说可能会猝死。病房主任听后说:"哦,我看只是循环不好而已。"至下午2时余,护士突然呼叫医生看患儿,当时我与病房主任赶到病床前,只见患儿张口深呼吸几次后,头即向右侧倾斜,呼吸心跳停止,虽经全力抢救,但因其呼吸、循环衰竭而死亡。此病例给我留下的印象很深,我内心十分钦佩古代医家对疾病预后判断的准确性。

20世纪60年代初,我带领西医学习中医第一班实习时,一天上午开诊不久,在看完第一个患者后,一个坐在候诊椅子上的年龄约50岁的男病人,突然急慌慌地走进诊室,其神色情急,面色褐暗,两颧紫赤,扑向诊桌说:"我心中好难受!"随即用头压两手肘伏于桌前,我马上按其脉,发现其脉象消失,心脏停止跳动。让实习医生抬起病人放在床上,进行心脏按压、人工呼吸,但终抢救无效。我发现此病人两颧紫赤如手指大小,遂结合上次的案例,给实习医生讲解了《内经》中关于"赤色出两颧"的论述以及自己的体会,并告诉他们,在今后的临床工作中,对这类病人尤其要注意。

　　1977年我正在医院值班时,又遇到这样一例病案。这是一个15岁的男孩,身体羸弱,瘦骨嶙峋,性情孤僻,其父母感情不和,他也不喜欢与同学交往。一天他下学回家,自觉胸闷憋气,晚饭后便和衣而卧,至深夜自觉呼吸困难,由其父送来急诊。余接诊后,见其面色苍黄,头汗淋漓,两颧红赤大如拇指,遂心中咯噔一下,心想此征兆不好。诊其脉:细促结代;查心电图:节律不齐,伴室上性早搏,Q波短小。我认为,脉细促结代为心气心阴欲脱之象,应急予独参汤,徐徐频饮。病人服后胸闷憋气见缓,头汗减少,神情稍安,症状缓解,本应住院治疗,因无床只能暂时回家服药。因不放心此病人,我反复叮嘱其父,要密切注意孩子的病情变化。病人回家后,病情日见好转。听此言后,我想看来病虽见"赤色出两颧",但只要治疗及时,也未必猝死。谁知这个孩子后来因期末考试复习繁忙,复觉胸闷气短,时时太息,其父为他换方取药一次。后听其父说他考完试后,仍时时太息,夜寐说梦话。一日夜梦中突然大声疾呼"唉呦、唉呦"二声,其父以为说梦话,未予理会。第二天早上,未见孩子起床,遂到床前去叫,见其俯卧,头顶床枕,紧握双拳,指甲青紫,四肢发凉,牙咬口唇,呼吸早已停止,未及救治。我听后,心中很不是滋味,于是开始查找相关资料,并仔细分析此患儿的病情变化及用药好转等方面的细节,以及以前那几个病例的情况,认为,此病虽疑难,但也未必就不能救治。

　　1999年10月,11岁的李姓男孩儿来到北京中医医院请我诊病。家长诉孩子前两天发高烧,现仍有低热、口干渴、无汗、胸闷憋气、心烦、周身酸痛。查体:面红,两颧部位更加明显,大如拇指,与周围皮肤界限分明;舌绛红苔白,少津液,脉沉细结代。我看其有两颧红赤,十分重视,反复认真地听心脏:心率120次/分钟,早搏7次/分钟,有二联律、三联律、四联律,心尖部可闻及分裂音。急查心电图显示:心律不齐,电轴左偏,P-R间期缩短,V_4、V_5导联ST段下移30.05毫米。患儿昨日在外院查心肌酶CPK316U/L、LDH198U/L、GOT24.3U/L,被诊断为急性心肌炎,因不愿住院,来看中医。我分析后认为,此患儿虽有两颧红赤大如拇指,但属中医的外感时邪,热入心营,当即给他服用"辛凉疏达、清营宁心"的中药:鲜芦、茅根、菊花、板蓝根、金银花、连翘、金银藤、元参、丹参、北沙参、麦冬、五味子、丹皮、生地黄、莲子心、薤白等。嘱咐家长给小儿服药,每日一剂,少量多次,频频予之。密切观察孩子的病情变化,视病情及时就诊。患儿共服药14剂,当服到第4剂时,面色已正常，两颧红赤消失，心慌气短乏力等症状明显减轻，又服药10剂，原有症状全部消失；心率76次/分钟；心电图显示：窦性心率，电轴左偏；心肌酶亦正常。我还不放心，时不时就打电话问一下，追访一年多，小儿一切正常。

通过这几个病例，我认为，如今医学正在飞速发展，各种诊断技术层出不穷，已经大不同于古代。对于"赤色出两颧，大如母指者"，只要治疗及时，还是可以不死的。《内经》中说："赤色为心所主，赤色为热。"也就是说，赤色与心脏之间存在着一定的联系，最后这个病例充分证明了这一点。通过这一病例的各项"现代化"检查，可以充分地证明"赤色出两颧，大如母指"的症状与急性心肌炎之间存在着密切联系。因此，当患者有"赤色出两颧，大如母指"的症状时，应当注意密切监护，如出现病情变化，就要及时抢救，方可能挽救患者的生命。

《内经》中除有"赤色出两颧，大如母指者，病虽小愈，必卒死"的记载以外，其经文中还有"黑色出于庭，大如母指，必不病而卒死"的记述。我在临床中曾遇到过这样一例。

2000年6月的一天上午，我正在出门诊，一位30来岁的男性患者因腹胀、浮肿、呃逆、干呕不思食等，经人介绍前来求治。该患者自1995年5月曾因呕吐、不能食住院。经化验肝功不正常，澳抗阳性*，被诊为乙型肝炎。经用核糖核酸、肝炎灵治疗3个月，肝功正常而出院。1996年11月复出现不能食、呕吐等症遂又住院。经查肝功不正常，肝炎复发。又治疗1月余，肝功未正常即带药回家。

细问当时近况：患者两天前高烧40℃，经用西药已退，现自觉脘腹胀满、下肢浮肿，时觉两肋胀串作痛、忽左忽右移动，左侧为甚，时时呃逆不能自控，干呕不思食，大便一日1～2次，尿少黄赤灼痛，双目干涩，视物模糊，日落黄昏后加重。查体：患者削瘦病容，面色褐暗失泽，天庭部呈现大如拇指的黑色瘀斑，其界限清楚，用手压之，未见褪色，唇亦黯紫，但爪甲发白，舌尖边红，苔薄黄，舌体略胖大，两寸脉大、关尺脉沉弱。患者胃脘部高凸，腹大如瓮，有蜘蛛痣、肝掌，腹围93厘米，腹部青筋暴露，按之疼痛，少腹胀满，双下肢浮肿凹陷没指，有散在紫癜。

我认为此患者病在肝肾两脏，脏真受损，中焦壅阻，升降失调，脉道不利。天庭部出现的大如拇指的黑色瘀斑，按照《内经》所说，预示着该患者病情严重，预后不

---

* 澳抗阳性：指我们通常说的"大三阳"、"小三阳"。乙肝表面抗原（HBsAg）最早在澳大利亚发现，因此被称为"澳大利亚抗原"，又简称"澳抗"。

良。经过反复考虑，我决定先治标除邪，运用疏肝理气、软坚散结、化瘀通络、消胀行水等治法；因其病源在肝，而肝以疏达为本，所以先用疏肝理气，调其中焦壅胀，以使升降之机畅行；待患者的病情有所缓解再软坚散结，和胃降逆止呕，理气消胀。先选用生牡蛎、鳖甲先煎，旋覆花包煎，汉三七粉冲服，再选王不留行、柴胡、川楝子、元胡、地肤子、大腹皮、路路通、泽兰叶、代赭石、竹茹、佛手、苏叶、黄连等，以水煎服，再加西黄丸与汤剂同服，另取竹茹煎汤代水饮。

服药后第二天患者已不呃逆，服七剂后思食知饥，大便日行5~6次，泻后自觉舒畅，腹胀见消，腹围减至88厘米，尿仍少，两肋左右串痛减轻，时有肠鸣辘辘，黄昏视盲减少。看其面色已显光泽，天庭黑色已褪，但仍可见边缘隐隐大如拇指的痕迹，腿仍肿可凹，病情见缓。再拟理气消胀利尿之法。患者服药后面显黄色略有光泽（已不黑晦），天庭黑色大如拇指隐边皆褪，前额黄略鲜明。精神见好，脘腹已不高凸。平卧可见胸骨剑突。肋略有串痛，脘腹胀满自觉见轻，腹围87厘米，纳食见增，日进三餐，食后不觉撑胀。大便日3~4次，成形。腿肿仍凹，但已不没指。

我认为此乃邪气渐退的征兆，此时应该乘胜追击，扶正祛邪，进而健脾益气、化瘀利水，以期取得全效。遂调整中药，以水煎服。服药1月后，复查肝功已正常，原有症状全部消失。此患者的治愈，令我十分高兴，几次吩咐弟子去追访，看看其身体情况如何，并叮嘱一旦出现不适症状，及时就诊。

对弟子们讲学时，我总结这个病例说道：如按医理，此病例有呃逆不能食、胃气绝之征，黄昏视盲有阴气绝之象，结合《内经》的"黑色出于庭，大如母指，必不病而卒死"之论，则症确属危候，尤其按现时诊其肝脏缩小、血脉不畅、瘀阻，致使门静脉高压，随时有大出血可能，如救治不及时，将导致气随血脱而殁。"黑色出于庭，必不病而卒死"，此水乘火位、生气将熄之兆，证情危重，济生之心，人皆有之，挽于万一，故以软坚散结行瘀兼和胃降逆止呕、理气消胀为治疗大法。患者服药后病情好转，呃逆已止，思进饮食，胃中生机已动，清气渐升。大便泻而后畅，浊邪下降，中焦脾胃运转。血脉见顺而不上涌，知其出血现已稍安。阴气未竭，黄昏可视识，此邪去而正未衰败，因之再拟理气消胀利尿之法。服后面略有光泽，天庭黑色大如拇指隐边皆褪，诸症皆减，改以扶正祛邪、健脾理气消胀、化瘀通达利水，使其肝功能恢复，故收效。我想此患者所患无论臌胀，还是黑色出于天庭，大如拇指，皆为古之绝症，九死一生。若认证准确，用药果断、及时，还是能将病人从黄泉路上抢救回来的。因此，即使是"黑色出于天庭"者，只要抢救、治疗及时得法，也未必都会猝死。

中医学向来重视望诊，故有"望而知之谓之神"之语，及"有诸内而形诸外"之说，但现在的中医临床实践中，望诊却没有得到应有的重视，许多人过多地依赖问诊及现代诊断仪器，古人在没有现代诊断仪器的情况下能准确地诊断出心脏疾病，并对其预后做出"必卒死"的判断，实在令人赞叹。

课徒授业　继往开来

1958年我进入北京中医学校师资研究班进修学习，第二年又被选派到卫生部举办的南京中医学院温病师资班学习，结业后正式调入北京中医医院中医学校任教员，开始了近十年的教师生涯。

中医学校主要是招收中医进修班，我讲授《温病学》《中医诊断学》等，还要带学员临床实习。其中有北京市西医学习中医进修班（以下简称"西学中班"）第一、二期的80多名医疗骨干，后来这批西学中班的学员许多都成为了中医界的名家。他们除了上课学习外，还要分批到中医医院临床实习，其中有北京医学院（现北京大学医学部）一附院曾留学美国的儿科专家秦振庭教授、北京儿童医院胡亚美院士、原中苏友好医院（现北京友谊医院）的祝寿河院长、儿研所方鹤松教授等。他们分批来北京中医医院门诊进行中医临床实习，我为带教老师，大家相互交流，相处愉快。

我初到学校时，每天站在讲台上，看到下面的学生年龄与自己差不了几岁，甚至有些进修生比自己还大，心中不免有些紧张，尤其害怕学员提问题，总担心答不上来，下不了台。于是，每天抓紧一切时间读书，尤其是在上课的前一天，一定要把明天的课反复看几遍，把与之相关的内容找到、搞懂、搞清楚。俗话说："老师给学生一杯水，自己就要预备一桶水。"中医是中国传统文化的一部分，其中有许多字已经不常用，或者已经不是原来的意思，此时就要结合文中意义来讲解，这就需要深厚的古文功底。幸好，我上过十年的私塾，有些基础，查书找资料并不太吃力。我又去新华书店，买来相关的字典、词典、大辞典等工具书放在手边，随时查阅，把这些资料写进教案或教科书的旁边，讲课时随时可用。

我最先讲的是《中医基础学》《温病学》。对于初学者而言，中医基础比较难懂，而且枯燥，老师也觉得不好讲，怎么才能讲好课呢？我回忆起自己在国医学院当学生时老师讲课的情景，他们讲课我们为什么爱听？受到启发，眼前豁然开朗，于是我马上行动，把行医十来年遇到的病例写成小卡片，并把它们分门别类用曲别针别在一起，备课时，抽出来夹在教科书里，讲课时随时用。如此一来，非常受学员的欢迎，他们不仅听课有兴趣，而且都非常认真地记笔记。下课后，我常常被学员围住，解答问题，因为都是一些临床的问题，所以对答自如，早把刚开始时害怕学员提问题的心理负担抛到脑后了。就这样，我很快成了受学员欢迎的教师。

20世纪70~90年代，除为"西学中班"授课，并带他们临床实践外，我还受聘为北京第二医学院讲师，先后为6个班的学生长期系统地讲授自编的《中医学概论》；为北京市郊区县中医脱产进修班讲授《中医诊断学》；为北京市名老中医经典著作研究班讲授温病课；为中华医学会北京分会主办的儿科进修提高班讲授临床课；为52111部队、陆军总医院，以及本院（市中医院）举办的历届中医进修班，讲授《儿科》及《温病学》，等等。此外，我还应邀去吉林、辽宁、内蒙、山西、河北、河南、安徽等地讲学。

通过讲课，我不仅传授了自己的学术经验，总结了自己的心得体会，也博涉了同辈的某些成就，无形中增长了自己的知识，从而充实了临床操作的内容，有利于帮助自己进行中医科研工作。这正是临床、教学、科研三结合的理想办法。

"讲大课"是教学方法，"收徒课业"更是中医传统的教学方法。我收的第一个徒弟是吴普增，早在60年代在密云开展乙脑治疗工作时我们就认识，70年代我随医疗队到密云巡回医疗期间，吴普增崇拜我的医术和为人，跟随我左右，诊病查房，学习中医理论和我的临床经验，颇为用心，于是我收之为徒。他在密云县人民医院退休后，自开诊所，在当地名声颇大。

此外，我在内蒙支边工作时，赤峰市红山区中医院的张维广、吕伟莉在我诊病时跟随左右，抄方协诊，欲深学中医理论与临床经验，以更好地为缺医少药地区的人民服务，我也愿意为发展中医事业留下自己的医疗经验，使其发挥更大的作用，于是收张维广、吕伟莉为徒。

1990年，北京开展老中医经验继承工作，我作为指导老师收长女、鼓楼中医院大夫宋文芳，以及北京中医医院大夫李建为徒，学习3年后，荣获北京老中医经验继承工作三等奖。2003年我荣幸入选全国500名老中医药专家，参加第三批全国老中医药专家学术经验继承工作，两人继续跟师学习3年，结业时，我有幸荣获优秀带教老师荣誉。

2004年11月，在前门东侧的钓鱼台国宾馆内，由北京中医药学会与炎黄国医馆联合主办了我行医60周年的会议，同时，举行了收徒仪式，又收宋瑾、叶明、杨景海、贾少林、李辛、叶茂茂为徒，行入门拜师礼。国家中医药管理局、北京市中医药管理局、北京中医药学会的领导前来祝贺。恩师孔老的三公子孔嗣伯也前来祝贺，并送上"师承孔门，哑科独步"的贺辞，原国家中医药管理局局长胡熙明亲笔题写"国医名师，杏林楷模"的贺辞。

通过课徒授业，我感到我为患者的服务时间得到了延伸，患者得到治愈，我的心情十分愉快。

由于年事已高，我对年轻一代中医寄予厚望，也对中医事业后继乏人深感忧虑。目前中医药院校毕业的本科生普遍存在基础课不够，基本功不牢的现状，在医院工作几年之后，多脱离中医临床，希望中医院校加强中医基础理论的教育与研究，不要用西医概念来套用中医，要深入挖掘中医自己的东西，注重继承根基扎实，才能有所提高。作为中医院校的学子，既然选择了祖国医学，就应该踏踏实实，多读经典，学问渊博才有助于弄通中医学的奥妙。当然，我并非排斥西医，只是觉得中医一些传统而有价值的东西在慢慢逝去，十足为虑。

自创医方 总结经验

在临床中我发现一些小儿常见疾病，如发热、腹泻等，如今有的竟成了疑难病，过去大多是药到病除，而今却是久治不愈，甚至药量增加到几乎与成年人无异，仍收效甚微。我认为这主要是人体逐渐产生了抗药性的结果。

鉴于此，我针对新情况、新问题，搞了些科研项目，研制了一些适用于临床的方剂及剂型，如小儿平热散、止泻散、悦脾汤、心肌炎1、2、3号方等；治疗血液病的生血糖浆，育血1、2号等。这些品种过去在我国传统的中药成药中大都没有，经临床使用后效果满意，有的还列入药典投入生产。其中育血1、2号在《小儿血液病学》刊登以后，引起专家们的广泛注意，患者使用后普遍反映良好。止泻散在中华全国中医儿科学会展览后，一些老专家们甚是关注，各地广泛采用，大都疗效满意。悦脾汤被研制出后，临床应用其治疗小儿厌食症1000余例，患儿家长纷纷来信反映效果显著。这些科研成果，从某种意义上讲填补了我国中成药的部分空白。为研制这些新成药，我翻阅了不少医籍，并根据当今儿童的体质特点、生活习性、饮食结构等诸多情况，结合自己的临床观察与摸索，进行了反复验证，最终证明这些方剂确有较好临床疗效。

著书立说　略有小誉

临床工作之余，我开始注意总结自己的临床经验、体会，写成文章发表，以使大家共同提高。1983 年在《山东中医》发表《中西医结合治疗小儿白血病方案的探讨》、1986 年在《北京中医》发表《血液病治疗撮要》、1985 年在《辽宁中医》发表《小儿心肌炎的辨证论治》，以及 1987 年在《北京中医》发表《风湿性心脏病心房颤动伴雷诺氏综合症》等专题论文。这些论文，多从较新或全新的角度，探讨并阐述了中药治疗血液病、心脏病的心得体会，尽管它是初步的，亦或说是不很成熟的，但对科研总算是一点贡献，使我聊感欣慰。

1984 年，我被评为"北京市科协积极分子"，受到表彰，《血液病治疗撮要》一文还被授予北京市中医学会论文一等奖。其实，我在中医科研方面取得的一点成绩与同行们的成就比起来微不足道。我虽已至耄耋之年，但身体尚好，还可利用有生之年，再为中医事业做贡献。

前几年与几位同仁合编了 46 万字的《孔伯华医集》，还参加编写了北京市卫生局主编的《中成药规范》、《小儿血液病学》、《流行性乙脑防治手册》、《大脑发育不全》、《中医症状鉴别诊断学》和《北京老中医医案汇编》等。2000 年中国中医药出版社出版了《百年百名老中医：宋祚民》一书，由我的弟子李建、宋文芳整理，基本上反映了我在中医学术上的一些观点和临床经验。

我的每一点进步与成就，都是在我们党的关怀、教育、培养下取得的。对于我所做的这些工作，党给了我许多荣誉：先后被选聘为中国中医药学会儿科分会理事，中国中医研究院、北京中医药大学儿科研究生学位论文答辩委员会评委，国防科工委燕京医学研究所高级研究员，北京中医研究所顾问，北京中医医院学术委员会委员，医疗质量管理专家组专家等职务。1986 年荣获北京卫生局颁发的"行医 30 年老专家"荣誉证书，1995 年荣获北京市中医管理局颁发的"北京市老中医继承工作中做出突出贡献"荣誉证书，2000 年 12 月荣获北京中医药学会颁发的"中医药工作贡献奖"奖杯，2003 年荣获首都医科大学颁发的"从事中医教育工作 30 年"荣誉证书。2004

年被聘为北京炎黄中医医院名誉院长。2008年被评为全国第三批老中医药专家学术经验继承工作优秀带教老师。2014年被聘为北京惠民中医儿童医院名誉院长。

若不欣逢盛世，我将一事无成，如今虽"鬓衰头似雪"，但尚有雄心壮志，还要"老骥耻伏枥，傍随千里驹"，再留点贡献于后人。

卷之二　侍诊医案解析

　　束冠之时，余跟师侍诊，留有医案笔录，有内、外、妇、眼等各科杂症，晚来复视，自有别种思量，遂将其分类整理，并着方药解析及按语，抛砖引玉，以飨读者。

余幼年为病所苦，立志研医，至今业已七十余载，感悟中医广博精深，医贤先辈敬业奉献，才有今日中华医学，余之所学不过沧海一粟。束冠之时，余跟师侍诊，留有医案笔录，敝帚自珍，晚来复视，自有别种思量，分类整理，有内、外、妇、眼等各科杂症，并着方药解析及按语，抛砖引玉，以飨读者。

外感咳喘

丁先生　冬月*十三日

热蓄于中，兼感时邪，寒热头痛，午后较盛，渐有神迷之势，口干思冷，脉大而数，亟宜凉解芳通。

方药：生石膏一两　　　忍冬花六钱　　　鲜茅苇根各一两

　　　莲子心二钱　　　青竹茹八钱　　　地骨皮三钱

　　　白僵蚕三钱　　　薄荷叶一钱半　　肥知母三钱

　　　龙胆草二钱　　　青连翘三钱　　　焦栀子三钱

　　　大青叶三钱　　　辛夷三钱　　　　荷叶一个

　　　紫雪丹四分（分冲）

方解：生石膏清气退热，忍冬花芳香凉化解毒，鲜茅苇根清透泄表里之热，莲子心清心安神，青竹茹凉血化痰治烦热，地骨皮清热凉血祛烦热，白僵蚕祛风化痰散结，薄荷叶芳香辛凉透热，肥知母育阴清热，龙胆草清热凉血，青连翘清热解毒，焦栀子泻三焦实热，大青叶清热解毒退热，辛夷祛风通窍治头脑痛，荷叶清热升清阳之气，紫雪丹清瘟解毒退热。

按：此病有些冬瘟之症，先有内热复感时令之邪，发热恶寒头痛，下午较重，上午可能有低热或午后高烧，神志有些不清，口干思冷饮，脉大而数，除清热解毒，尚需加芳香达窍之品，免致神昏。

韩太太　冬月十二日

湿热内伏兼为邪袭，表里闭塞寒热并作，咳嗽，中脘闷捐，脉来滑大而数，亟宜

---

*　冬月：指中国农历的十一月。

清解芳化。

方药：鲜茅苇根各一两　　杏仁泥三钱　　酒黄芩三钱
　　　青竹茹八钱　　　　鲜荷叶一个　　嫩桑枝五钱
　　　忍冬花藤各四钱　　冬桑叶三钱　　苏子霜二钱
　　　肥知母三钱　　　　全栝蒌*六钱　　地骨皮三钱
　　　薄荷叶一钱半　　　紫雪丹四分（分冲）

方解：鲜茅苇根清疏表里、透邪退热，杏仁泥利肺止咳，酒黄芩清肺止咳，青竹茹清热调和胃脘，鲜荷叶升发清阳、利湿疏化，嫩桑枝疏邪通络，忍冬花藤芳化清热、达络疏表，冬桑叶宣肺疏表止咳，苏子霜降气止咳，肥知母清肺止咳，全栝蒌润肺化痰散结，地骨皮清热止咳，薄荷叶辛凉芳化疏表，紫雪丹清热疏解表里。

按：原内蓄有湿热，复为外邪侵袭，表里不通，恶寒发热，胃脘闷捐不畅，当用清疏表邪芳香化解治之。

宋先生　冬月初十日

肝肺胃三经虚热上灼牙龈及右腮际浮肿，舌苔黄腻，大便较秘，脉洪大而数，亟宜清平苦降。

方药：生石膏一两　　　生石决明一两　　鲜茅苇根各一两
　　　郁李仁二钱　　　龙胆草三钱　　　青竹茹一两
　　　鲜地黄五钱　　　元明粉一钱（布包）板蓝根四钱
　　　焦栀子三钱　　　全栝蒌一两　　　知母三钱
　　　忍冬花五钱　　　薄荷一钱　　　　川柏三钱
　　　酒军一钱（开水泡）莲心一钱半
　　　六神丸三十粒，分两次吞服

十一日加川牛膝三钱。

方解：生石膏清热消肿，生石决明平肝降逆，鲜茅苇根清热疏化表里，郁李仁润燥滑肠治便秘，龙胆草平肝热消肿痛，青竹茹清热和胃，鲜地黄清热凉血，玄明粉泻胃家实热通便，板蓝根清热凉血消肿痛，焦栀子清热解毒，全栝蒌消痈肿除便秘，知

---

* 全栝蒌：即全瓜蒌。

母滋阴降火消肿痛，忍冬花芳香清热、解毒消肿，薄荷辛凉宣散浮热，川柏护阴降热，酒军清胃家实热通便，莲子心清心祛热安神，六神丸清热消肿止痛，川牛膝清热消肿。

按：这是腮腺炎，用清热平肿苦寒降热的药。

刘先生　冬月初八日

热实于中，兼感时邪，寒热咳嗽，口渴思饮，大便秘，周身不适，脉大而数，亟宜辛凉芳化。

方药：生石膏八钱　　　鲜茅苇根各一两　　龙胆草三钱
　　　忍冬花六钱　　　青连翘三钱　　　　地骨皮三钱
　　　知母三钱　　　　酒芩三钱　　　　　薄荷三钱
　　　白僵蚕三钱　　　焦栀子三钱　　　　嫩桑枝八钱
　　　荷叶一个　　　　紫雪丹四分

方解：生石膏辛凉清里之实热、止渴，鲜茅苇根清热透表、疏通内外、生津止渴，龙胆草苦寒清热泻火，忍冬花芳香清热解毒，青连翘清热解毒，地骨皮清热治肺热咳嗽，知母滋阴降火、止咳润便，酒芩清热止咳嗽，薄荷辛凉芳化透表，白僵蚕祛风化痰散结，焦栀子清热泻火，嫩桑枝利关节治周身不适，荷叶升发清阳疏邪，紫雪丹退热、清热解毒。

按：热实于中焦肠胃，又感当时冬月寒邪，出现恶寒发热，周身不舒适，里热盛而口渴思冷饮，大便秘结，外邪束表，肺气失宣咳嗽，病属外寒化热，其脉大而数的里热征象，阳明气分有四大症，即身大热、口大渴、汗大出、脉洪大，现病有两大症即口渴、脉大，但有表寒咳嗽肺气失宣之象，因此须表里兼治，辛凉加芳香化浊之法治之。

孔女　十月二十八日

热蓄于中兼感外邪，发热，大便自利，面凉，舌赤滑无苔，脉大而数，宜清解和化。

方药：鲜芦根一两　　　小川连钱半　　　　蒲公英四钱
　　　知母二钱　　　　苏合香丸一粒（分三角）　冬桑叶三钱
　　　薄荷叶钱半　　　忍冬花五钱　　　　莲子心二钱

地骨皮三钱　　　　　　栀子炭三钱　　　　　　杏仁泥三钱

僵蚕三钱

方解：鲜芦根清热疏表，小川连清热泻火，蒲公英清热解毒，知母滋阴降火，苏合香丸祛风透邪通络，冬桑叶祛风清热，薄荷叶疏散风热，忍冬花清热解毒，莲子心清心安神，地骨皮清退潮热，栀子炭清热泻火，杏仁泥润肺通便，僵蚕祛风解痉。

按：热蓄中焦兼感外邪，发热，大便自利，面部发凉，舌红为里热，无苔少内滞，有伤津液之象，脉大数里热盛，用清疏化和解治之。

孙太太　十一月朔日[*]

湿热素盛，为时邪所束，逆致上犯，头项肿痛，咳嗽发烧，脉大而数，右寸关较盛，亟宜辛凉芳解，化湿解毒。

方药：生石膏一两　　　　忍冬花六钱　　　　蒲公英五钱

地骨皮三钱　　　　青连翘四钱　　　　龙胆草三钱

莲子心一钱半　　　川黄柏三钱　　　　肥知母三钱

全栝蒌一两　　　　焦栀子四钱　　　　薄荷叶一钱

荷叶一个　　　　　酒军一钱　　　　　僵蚕三钱

六神丸三十粒，分两次吞入

方解：生石膏辛凉清气降热，祛毒护阴。忍冬花芳香清热解毒。蒲公英凉血清热消肿解毒。地骨皮育阴退热，以皮达皮。青连翘凉血清热解毒。龙胆草清热除湿解毒。莲子心清热凉血，安神除烦急。川黄柏清热燥湿伏相火，保肾阴。肥知母清胃热护胃阴止口渴。全栝蒌止咳降热。焦栀子清三焦郁热，解毒。薄荷叶芳香清凉除热醒头目。荷叶芳香清湿浊。酒军清热荡邪排毒。僵蚕退热祛毒排风。六神丸清热解毒消肿。

按：患者平时体内即积蓄湿热，是内在的致病因素，复感受疫疠时邪为其所束缚，遂导致上犯头项而肿痛，外生疮肿口渴咳嗽发烧，形成大头瘟毒，脉大而数，右尺关较盛。肺胃蕴热，胃阴受耗而口渴思饮，热灼肺燥失润而咳嗽。总之，毒热时邪亢盛，证势险恶，亟宜用辛凉清热芳香之品化解湿热上犯之毒。

---

[*] 朔日：指中国农历每月的第一天，即初一。

大山先生　冬月朔日

阴虚肝旺，心脾邪所扰，前服柔肝和中之药，较减，近又反复，兼有风邪袭络，项筋痛楚，当多疏风邪。

方药：鲜芦根一两　　　冬桑叶三钱　　　桑寄生六钱

　　　辛夷二钱　　　　竹茹六钱　　　　莲子心二钱

　　　龙胆草二钱　　　薄荷一钱　　　　橘核三钱

　　　杏仁泥三钱　　　忍冬藤一两　　　地骨皮三钱

　　　荷叶一个　　　　苏合香丸一粒，分六角吞

方解：鲜芦根疏通表风之邪，冬桑叶疏肝除风热，正如金书田老所讲"此博得天之厚如箕星可散风"。桑寄生补肝肾、强腰脊、通血脉，辛夷疏风邪通窍达巅顶，竹茹理脾和胃，莲子心清心安神，龙胆草平肝热泻火除湿，薄荷清凉透邪芳香化浊，橘核行气活络、温通散浊，杏仁泥润肺行气化痰，忍冬藤疏风通络，地骨皮育阴透邪，荷叶芳香清热、疏风通表，苏合香丸疏风达络、利窍除痰。

按：阴虚肝失于荣养，肝阳亢盛，肝主疏达筋络，心主血脉，脾主肌肉，血脉肌肉循行滋养受到筋络风邪侵袭，导致项筋疼痛，而非气滞血瘀，治当多清，疏通风邪，未用"治风先治血，血行风自灭"的治法，此法多用于中风症。

吴先生　冬月十七日

阴分虚燥，热盛于中，外为邪束，寒热相搏，呃逆身倦，四肢酸疲，尚无大寒热，脉象沉数，宜清疏凉解。

方药：鲜苇根一两　　　冬桑叶三钱　　　薄荷叶一钱半

　　　杏仁泥三钱　　　嫩桑枝八钱　　　龙胆草一钱半

　　　忍冬花四钱　　　地骨皮三钱　　　白僵蚕三钱

　　　青连翘三钱　　　青竹茹八钱　　　紫苏梗一钱半

　　　紫雪丹三分（分冲）

方解：鲜苇根甘凉疏化其表里，冬桑叶疏风清热，薄荷叶辛凉疏化，杏仁泥宣肺利气，嫩桑枝疏风通络治肢酸，龙胆草泻肝胆火、除湿热，忍冬花清热解毒，地骨皮清热凉血，白僵蚕祛风解痉，青连翘清热解毒，青竹茹清烦热、止呃逆，紫苏梗宽胸利气止痛，紫雪丹清热镇惊、除湿利窍。

按：阴分津液亏虚，因此有外寒束于表，两邪相搏，内则呃逆，外则身倦，四肢酸疲乏力，但尚未出现明显的恶寒、高烧征象，因脉现沉数的热象，适宜清疏凉化之法。

贾小姐　冬月十六

湿滞化热，兼为邪袭，手足逆冷，入夜作烧，舌苔厚腻，脉浮滑而数大，亟宜芳解清化。

方药：鲜芦根六钱　　　杏仁泥三钱　　　薄荷叶一钱半
　　　青竹茹五钱　　　忍冬花四钱　　　地骨皮三钱
　　　全栝蒌三钱　　　枯黄芩二钱　　　炒栀子三钱
　　　肥知母三钱　　　莲子心三钱　　　粉甘草一钱
　　　苏合香丸一粒，分两次含入

方解：鲜芦根清热透邪，杏仁泥利肺止咳，薄荷叶芳香辛凉疏化，青竹茹甘寒清热疏邪，忍冬花芳香清热解毒，地骨皮护阴退热，全栝蒌止咳通便，枯黄芩清热止咳，炒栀子清三焦炽热，肥知母护阴祛热止咳，莲子心清心安神，粉甘草调和诸药，苏合香丸芳香通达除四末发凉。

按：内滞湿邪化热，复感外邪，手足逆冷，这是外寒所闭，夜热早凉是典型的症状，一般早37℃多，午后高热内重，如有咳嗽当注意气管炎、肺炎、咽扁桃体炎。

柴先生　十一月初一日

前方连晋寒热已解，肝胃两阳并盛，喜食易饥汗出，舌滑无苔，亟宜清滋兼化余邪。

方药：鲜茅苇根各一两　　忍冬花藤各四钱　生海蛤粉一两（布包先煎）
　　　地骨皮三钱　　　浮小麦一两　　　莲子心二钱
　　　嫩桑枝一两　　　青竹茹五钱　　　龙胆草三钱
　　　盐知柏各三钱　　藕一两

方解：芦根清表，茅根清里，有利小便作用，尿多则汗少。忍冬花藤芳香既清热疏络又兼解表。生海蛤粉护阴止汗。地骨皮清余热护阴分止汗液。浮小麦养心液护表止汗。莲子心清心火安心神。嫩桑枝疏达经脉。青竹茹清虚热和胃气。龙胆草清燥热息余火，盐知柏咸则入肾，知母滋胃阴，黄柏降肾火，并用护胃肾阴液。藕甘寒，生用清热凉血散瘀，治热病烦渴、吐血、衄血、热淋；熟用健脾开胃，益血生肌，止泄。

按：此方用于感冒服药畏寒发热已解，表症虽除，复现肝胃两脏腑阳热之象，出现喜爱吃食，并易出汗；表邪已解，余邪里热未净，胃热消谷，喜食近于善饥，阳明热盛，热迫汗出，余热未去略有伤津液之象。当用除邪滋养阴分的方法治疗。

于先生　冬月朔日

热蓄兼时感，西医治后汗出多，口渴而干，左胁际阻痛，气机失畅，肝肺郁热为之阻，脉大而数，宜清化疏解。

方药：生鳖甲三钱（先煎）　　生牡蛎四钱（先煎）　　生石膏六钱

　　　麦门冬二钱　　　　　青竹茹八钱　　　　　焦栀子三钱

　　　淮小麦一两　　　　　蒲公英五钱　　　　　地骨皮五钱

　　　旋覆花三钱（包）　　　忍冬藤八钱　　　　　代赭石三钱

　　　肥知母三钱　　　　　杏仁泥三钱　　　　　薄荷一钱

　　　局方至宝丹一粒

方解：生鳖甲入肝，散结止痛。生牡蛎固敛软化，消散郁结。生石膏清气热护阴津止口渴。麦门冬育肺肝之阴，生津止渴。青竹茹清热和胃。焦栀子除肝肺三焦之热。淮小麦护阴止汗益气。蒲公英清热消肿止痛。地骨皮育阴除热。旋覆花旋转中气，宽胸理气散结。忍冬藤清热解毒，通经止痛。代赭石与旋覆花合用降逆气止疼，旋转胸胁气机。肥知母清胃热护阴津。杏仁泥入肺，宽胸降气。薄荷芳香辛凉化郁热。局方至宝丹清热解毒，化郁结之热。

按：本证原属内有蓄积之热兼感受当令时邪之内热外感病，经西医治疗后，汗出颇多气液大伤，因之口渴干燥，因肺的气机失于畅达，令肝气郁结于左胁作痛，肝肺郁阻敛热，其脉大数为热郁盛之象，治宜清热化结疏通，解除其肝肺郁结之病。

靳先生　冬月十五日

热实于中，兼为邪袭，形冷壮热，口渴头牙痛楚，舌苔厚腻，脉象洪数，涅难初起*，热势匪轻，亟宜辛凉芳解。

方药：生石膏一两　　　鲜茅苇根各一两　　杏仁泥二钱

忍冬花五钱　　　薄荷叶一钱　　　　龙胆草二钱

青连翘三钱　　　板蓝根四钱　　　　地骨皮三钱

知母三钱　　　　通草一钱　　　　　炒栀子三钱

荷叶一个　　　　紫雪丹四分（分冲）

方解：生石膏辛凉清热，鲜茅苇根清解表里滞热，杏仁泥宣肺利气，忍冬花芳香清热解毒，薄荷叶辛香凉散、清热疏表，龙胆草苦寒清热、除湿解毒，青连翘散结清火除脾胃湿，板蓝根清热凉营解毒消肿痛，地骨皮清热凉血消肿痛，知母滋阴降火，通草泻火行水治胸中烦热，炒栀子清热泻火除湿消肿痛，荷叶升发清阳治雷头风，紫雪丹清热解毒退热消肿痛。

按：内有实热，身壮热口渴，头牙疼痛，舌苔厚腻，脉洪大数，但形寒怕冷，为外邪（风寒）所束，涅难初起，呈现证势很重。

贾小姐　冬月十二日

湿痰素盛兼感风袭，蔽于肺络，声音不畅，舌苔白腻，脉滑实，宜清化疏解兼为豁痰。

方药：生石膏六钱　　　杏仁泥三钱　　　　嫩麻黄三厘

鲜苇根一两　　　甜葶苈三钱　　　　鲜石斛四钱

黛蛤粉一两　　　忍冬花三钱　　　　板蓝根四钱

旋覆花三钱（包）　代赭石三钱　　　　肥知母三钱

天竺黄二钱　　　白僵蚕三钱　　　　全蝉衣三钱

青竹茹六钱　　　全栝蒌一钱　　　　竹沥水三钱

鲜九菖蒲根四钱

方解：生石膏清气除热，杏仁泥利肺止咳化痰，嫩麻黄宣肺定喘，鲜苇根清热退表，甜葶苈化痰止咳，鲜石斛润肺滋阴清热，黛蛤粉清热豁痰，忍冬花清热解毒，板蓝根清热利咽，旋覆花消痰下气，代赭石下气降痰清火，肥知母滋阴降火、止咳化痰，

---

*　涅难初起：指正邪交争剧烈，病势较重的初期。

天竺黄清热化痰，白僵蚕化痰散结治喉风喉痹，全蝉衣散风热治咳嗽喑哑，青竹茹清热化痰止咳喘，全栝蒌润肺化痰散结，竹沥水清热化痰，鲜九菖蒲根芳香利窍开痰。

按：平素湿痰较盛，复感风邪，导致邪深蔽于肺络，发音不通畅，苔白腻，脉滑有力，皆痰热闭肺之象，因须清化疏表，还需豁痰治之。

王老太爷　冬月十三日

前方连晋外邪已退，症象转而肝热未敛，脉息较平，阴分中仍有湿邪，手足逆冷，脾困未复，为增减前方。

方药：鲜苇根一两　　　石决明八钱　　　黛蛤粉六钱

　　　白蒺藜三钱　　　谷稻芽各三钱　　川郁金二钱

　　　旋覆花三钱（包）　代赭石三钱　　　天竺黄二钱

　　　桑寄生六钱　　　胆草炭二钱　　　地骨皮三钱

　　　全栝蒌六钱　　　炒枳壳二钱　　　鲜荷叶一个

方解：鲜苇根清热疏表，石决明育阴潜阳平肝，黛蛤粉清肝热化湿邪，白蒺藜平肝散风明目，谷稻芽消食和胃，川郁金理气疏郁治胸腹胁痛，旋覆花软坚行水，代赭石平肝镇逆，天竺黄清热化痰，桑寄生除风湿疏经络，胆草炭除湿热，地骨皮入肾治烦热，全栝蒌润肺散结，炒枳壳理气宽中，鲜荷叶升发清阳。

按：服前方症象好转，外受之邪已退，肝热尚未收敛，阴分中还有湿邪，手足逆冷为脾困未恢复，再用前方加减治疗。

徐少爷　冬日初四日

湿热困脾，精力疲顿，形冷亦盛，舌赤苔白腻，脉弦滑而实，右手较盛，亟宜清疏芳化利湿。

方药：鲜苇根一两　　　冬桑叶三钱　　　薄荷叶一钱

　　　忍冬藤六钱　　　莲子心二钱　　　青蒿梗三钱

　　　云苓皮四钱　　　清半夏一钱半　　大腹皮一钱半

　　　盐知柏各三钱　　川牛膝三钱　　　泽泻三钱

　　　苏合香丸一粒

方解：鲜苇根、冬桑叶、薄荷叶辛凉芳香疏表，清解其外。青蒿梗、忍冬藤清疏肌腠，芳化疏邪。云苓皮、清半夏、大腹皮利气燥湿，理气和中。莲子心、知母、黄柏、泽泻清其湿热于中下，川牛膝强腰脊引力下行，苏合香丸芳香达络除邪。

按：内蕴湿热，因于脾家的运化呆滞，卫表阳气为湿热所困，表现为疲乏而畏冷，舌色赤红，舌苔白腻，右脉滑为湿，实为有力，邪踞肺卫，治宜清解疏化其表。

刘小姐　十一月初四日

热实于中兼感邪袭，寒热头痛咳嗽咽关肿痛，口渴思冷饮，舌苔白腻，脉象数大，亟宜清解凉化。

方药：生石膏六钱　　鲜茅苇根各一两　　冬桑叶三钱
　　　忍冬花五钱　　薄荷叶一钱半　　　龙胆草三钱
　　　地骨皮三钱　　焦栀子三钱　　　　杏仁泥三钱
　　　板蓝根三钱　　杜牛膝三钱　　　　盐知柏各三钱
　　　全栝蒌八钱　　苏梗一钱半　　　　荷叶一个
　　　六神丸三十粒，分两次和入

方解：方中石膏清气里之热，鲜芦茅根清解表里之热，桑叶、银花、薄荷辛凉疏表，板蓝根、栀子、龙胆草清热解毒，消肿利咽降火。杏仁、苏梗利肺气止咳嗽。盐知母、黄柏、地骨皮护阴分，防热耗伤阴津。全栝蒌降肺气宽胸润肠。荷叶芳香清气化浊。六神丸三十粒分两次化汤剂，清上利中护下元，防邪深入，既可清热解毒，又可利咽喉，消肿痛，表里双清，其法甚妙，用法可师，此丸一般舌下含化后服汤剂。

按：内热咽痛兼感外邪的侵袭；恶寒，发热，头痛为表邪外束；口渴思冷饮，咽喉肿痛为里热亦盛；舌苔白腻，脉数为热盛，脉大有脉洪之意，气分亦热，理应清解凉化。

韩先生　十一月初六日

实热于中兼感时邪，表里闭塞，寒热头痛，咽喉白腐作痛，脉来弦滑而数大，亟宜解内消之。

方药：鲜茅根一两　　生石膏八钱　　冬桑叶三钱
　　　板蓝根四钱　　忍冬花六钱　　全栝蒌八钱

薄荷叶二钱	焦栀子三钱	僵蚕三钱
知母三钱	龙胆草三钱	杜牛膝三钱
地骨皮三钱	大青叶三钱	荷叶一个
六神丸三十粒，分两次		

方解：鲜茅根清热凉营血，生石膏清气退热，冬桑叶宣肺利气，板蓝根清热凉血、消肿解毒，忍冬花芳香化浊、清热解毒，全栝蒌宽胸理气通便，薄荷叶芳香辛凉疏表，焦栀子除三焦之热，僵蚕驱风软坚散结，知母清热护阴，龙胆草苦寒泄火消肿，杜牛膝消痈肿、引浮火下行，地骨皮育阴除热，大青叶清热解毒，六神丸清热解毒、消肿利咽，荷叶清热凉血。

按：表邪闭郁则恶寒无汗，里热内盛则发热，邪实里热，内外皆为邪郁。实热上壅，则咽扁肿胀为毒热，当急须清里热消咽肿，兼疏表邪。此病案清里热为重点，在其咽扁化脓、为毒热聚内时，当清热，毒热除则里清，表自和，头痛恶寒自消，这是治温热时疫不同于伤寒之处。但伤寒在太阳卫表，寒去里自和，未传及阳明及出现"四大"之证象，金书田老师有"表解喉自松"之说多指风温之邪。此病案直指实热于中，是实热重兼感时邪，有时令传染之意，因而里热为主。

大山先生　冬月初七日（复诊）

前方两晋未得汗解，筋络痛楚尚不能除，寒热仍盛脉尚滑数，热为邪束，再依前方变通之。

方药：生石膏六钱	嫩麻黄五厘	杏仁泥三钱
鲜苇根一两	嫩桑枝一两	薄荷叶一钱
忍冬藤一两	龙胆草三钱	地骨皮三钱
通草二钱	竹茹一两	知母三钱
荷叶一个	苏合香丸一粒分四次服（每付半粒）	

方解：生石膏辛凉清热除邪，嫩麻黄宣肺达表、除邪发汗，杏仁泥宣利肺气达邪，鲜苇根清热透邪除表，嫩桑枝祛邪通络止痛，薄荷叶辛凉疏邪透汗，忍冬藤清热疏邪达络，龙胆草、地骨皮清热消肿止痛，通草利湿渗化，竹茹清热疏邪、达络止痛，知母育阴清热、降火止痛，荷叶芳香化浊、清利透邪，苏合香丸疏经达络、化滞散邪。

按：服用前方没有见汗，因之仍有发热畏冷，筋络作痛，热为邪束，再按前方加减治之。

王太太　冬月初七日

湿热内蓄，热为邪袭，形冷颇甚，肩背疼痛，呃逆，舌苔白腻，脉弦数兼滑，亟宜清化疏解之。

方药：鲜苇根一两　　　冬桑叶三钱　　　嫩茵陈三钱

嫩桑叶一两　　　龙胆草二钱　　　条黄芩二钱

竹茹八钱　　　　连翘三钱　　　　知母三钱

川厚朴一钱　　　忍冬藤五钱　　　清半夏三钱

滑石块四钱　　　苏合香丸一粒分三角吞入

方解：鲜苇根清化疏解透邪，冬桑叶清疏透邪，嫩茵陈芳化湿热，嫩桑叶疏达经络止痛，龙胆草苦寒平肝消湿热，条黄芩清湿热利气机，竹茹清热和胃止呃逆，连翘清热解毒疏邪，知母苦寒降热，川厚朴和中利气止呃逆，忍冬藤清平疏络止痛，清半夏祛湿和胃止呃逆，滑石块清利湿热，苏合香丸芳香化湿、行络达邪、和里达表。

按：内蕴湿热，复为外邪所侵袭，内热外寒，表里皆病，形寒畏冷且肩背疼痛。内蓄之热气逆上犯则呃逆，苔白腻，脉弦滑兼数是湿热之象，治当疏解外邪以止痛，内清湿热以止呃逆。

李太太　冬月初九日

脾湿肝热兼感邪袭，寒热十余日未解，鼻衄时发，头部不冷，清爽而口不渴，脉大而数，亟宜清解凉化。

方药：生石膏八钱　　　鲜茅苇根各一两　　忍冬花五钱

龙胆草三钱　　　地骨皮三钱　　　生侧柏三钱

莲子心二钱　　　薄荷叶二钱　　　焦栀子三钱

肥知母三钱　　　全栝蒌八钱　　　大青叶三钱

方解：生石膏辛凉清热，鲜茅苇根清表里透邪止血，忍冬花清热解毒，龙胆草清热平肝火，地骨皮清热凉血，生侧柏凉血止血，莲子心祛热止血，薄荷叶辛凉清热疏表，焦栀子清热止血,肥知母滋阴降火,全栝蒌润肺降火,大青叶清热解毒、凉血止血。

按:内蓄脾湿,肝家有热,这是内因,也是易受外邪的因素。脾湿表现为口不渴,肝热上冲则鼻出血,外有畏寒,身发热头不热,而清爽不昏,内热外寒,所闭里热多于表,多以清里透外邪法治之。

刘六爷　冬月十一日

外感解后,湿热未除,肝热亦盛,形冷颇甚,周身酸痛,脉大而滑数,左寸关较盛,亟宜清疏凉化。

方药:生石膏六钱　　　鲜苇根一两　　　焦栀子三钱
　　　茵陈二钱　　　　莲子心三钱　　　川柏三钱
　　　通草二钱　　　　竹茹八钱　　　　知母三钱
　　　龙胆草一钱半　　滑石块四钱　　　地骨皮三钱
　　　杏仁泥三钱　　　板蓝根三钱　　　鲜荷叶一个

方解:生石膏辛凉清热,鲜苇根清疏透邪,焦栀子清化湿热,茵陈芳香疏化湿热,莲子心清心除热,川柏清热祛湿,通草疏化利湿,竹茹清热疏化,知母凉化清热,龙胆草清肝热除湿邪,滑石块清利经脉,地骨皮治骨烦寒热,杏仁泥利肺疏气,板蓝根清热凉血,鲜荷叶治水气浮肿、升发清阳。

按:内蓄湿盛,肝经郁热,形成肝热脾湿,出现形寒,周身酸痛,脉滑大为湿热之象,以清凉疏解法治之。

秦太太　冬月十三日

湿热内伏,兼感时袭,咳嗽鼻塞,兼发寒热,舌苔黄腻,脉象数大,左寸两关较盛,亟宜芳香疏解和中。

方药:鲜苇根一两　　　冬桑叶三钱　　　广藿梗三钱
　　　清半夏三钱　　　青竹茹八钱　　　杏仁泥三钱
　　　黄连一钱半　　　吴萸一钱(炒)　　地骨皮三钱
　　　大腹皮一钱半　　薄荷叶一钱　　　青连翘三钱
　　　盐橘核四钱　　　六一散四钱　　　紫雪丹四分分冲

方解：鲜苇根辛凉疏表，冬桑叶辛凉疏表、祛风清热，广藿梗芳香疏化表里，清半夏清湿热止咳化痰，青竹茹清热和胃化痰，杏仁泥宣肺利气止咳，黄连、吴萸清热和中，地骨皮退热止咳，大腹皮理气和中，薄荷叶芳香辛凉疏表，青连翘清热解毒、疏表清里，盐橘核舒肝理气和胃，六一散清热利湿，紫雪丹清热解毒、化解郁热。

按：内伏有湿热，复感时邪，冬月多风寒，两关脉有力，舌苔黄腻为湿热之象，恶寒发热、咳嗽、鼻塞不通，皆是外邪所致，以芳香疏解表邪兼和里的方法治疗。

洪先生　冬月二十三日

初患湿热，蔽阻津液，兼有风邪，失音较久，肝家阳邪亦盛，上焦头常晕楚，舌苔白糙，脉滑数，治以清疏。

方药：鲜苇根一两　　　　鲜石斛四钱　　　　黛蛤散六钱
　　　杏仁泥三钱　　　　全栝蒌六钱　　　　板蓝根四钱
　　　全蝉衣二钱　　　　肥知母三钱　　　　忍冬花三钱
　　　地骨皮三钱　　　　焦栀子三钱　　　　青竹茹五钱
　　　鲜九菖蒲根三钱　　苏叶一钱　　　　　鸭梨一个

方解：鲜苇根清热生津，鲜石斛清热养阴，黛蛤散清热化痰，杏仁泥润肺平喘、润肠通便，全栝蒌润肺化痰散结，板蓝根清热解毒治外感，全蝉衣清热泻火，肥知母滋阴降火，忍冬花清热解毒，地骨皮治潮热，焦栀子清热泻火，青竹茹清热凉血化痰，鲜九菖蒲根理气散风祛湿，苏叶发表散寒、理气和营，鸭梨生津润燥、清热化痰。

按：初期患湿热蔽内，阻滞津液的布施润泽，并受风邪侵袭，导致说话声音不爽日久，肝阳盛致经常头晕，舌苔白糙乃湿滞之象，脉滑有湿，脉数蓄热，治以清热疏邪。

周太太　冬月二十三日

咳嗽咽痛，午后发烧，舌苔白糙，脉大而数，右寸两关并盛。湿热内伏，兼感邪袭，亟宜辛凉疏解。

方药：生石膏五钱　　　　鲜茅苇根各一两　　杏仁泥三钱
　　　甜葶苈二钱　　　　青竹茹六钱　　　　全栝蒌四钱
　　　旋覆花二钱（包）　代赭石二钱　　　　蒲公英五钱

肥知母三钱	条黄芩三钱	炒栀子三钱
黛蛤散六钱	滑石块四钱	藕一两

方解：生石膏辛凉清热，鲜茅、苇根甘寒疏表清里，杏仁泥宣肺止咳，甜葶苈降气化痰，青竹茹清热化痰，全栝蒌润肺化痰，旋覆花消痰下气，代赭石镇逆止咳，蒲公英清热解毒、散结消肿，肥知母清热润肺，条黄芩清肺实火，炒栀子清热泻火，黛蛤散清热解毒化痰，滑石块清热利湿，藕散瘀血生发元气。

按：因湿热内伏兼外邪侵袭，致身热，咳嗽，咽痛，脉大数是邪热盛，右寸盛为肺热，两关盛乃中焦热盛，宜用辛凉疏化、清理疏表法治之。

二十四日复诊加犀黄丸六分分吞，礞石滚痰丸五分。

三十日复诊加海浮石三钱、生紫菀三钱、天竺黄二钱，全栝蒌改六钱、青竹茹改一两。

潘大小姐　十一月初二日

风邪袭于肺络，咳嗽伤风，鼻塞发热，不易食，大便不畅，脉大而数，宜清疏凉化。

方药：生石膏八钱	杏仁泥三钱	鲜芦根八钱
桑叶二钱	知母二钱	酒芩三钱
地骨皮三钱	青连翘三钱	青竹茹三钱
栝蒌三钱	苏叶一钱	薄荷一钱
通草一钱	荷叶一个	紫雪丹三分

方解：生石膏辛凉清热，杏仁泥宣肺止咳，芦根清热疏表，桑叶祛风清热止咳，知母滋阴降火止咳，酒芩清肺疏邪止咳，地骨皮清热凉血治潮热，青连翘清热解毒疏邪，青竹茹清热和胃，栝蒌润肺止咳通便，苏叶治风寒咳嗽，薄荷芳化疏表、疏风散热，通草除脾胃湿热，荷叶升清阳、明头目，紫雪丹清热镇惊、除温利窍。

按：本例纯因风寒外感，经清肺胃邪热，而达宣通疏解之功。

刘妇　冬月十八日（复诊）

肝胃实热，兼盛时邪发为头项痛，络不甚通兼有寒热，脉弦而数，亟宜柔化清解以消之。

方药：生石膏六钱　　　　石决明一两　　　　白蒺藜三钱

　　　　龙胆草三钱　　　　旋覆花三钱（包）　　代赭石三钱

　　　　蒲公英四钱　　　　忍冬花五钱　　　　川郁金三钱

　　　　薄荷一钱半　　　　知母三钱　　　　　栝蒌八钱

方解：生石膏辛凉清热，石决明柔肝息风，白蒺藜散风明目止头痛，龙胆草泻肝胆实热，旋覆花消痰下气、软坚散结，代赭石平肝镇逆，蒲公英清热解毒、利尿散结，忍冬花清热解毒除邪，川郁金行气解郁治胸胁痛，薄荷疏风散热祛头痛目赤，知母滋阴降火，栝蒌润肺化痰散结。

按：肝胃有实热于里，兼感时令外邪，形成内热为外寒所束，致恶寒，发烧，头项作痛，但经络不甚疼痛，脉弦是邪盛数是实热，柔化其热清解外邪以消除病症。

王小姐　冬月初八日

痰咳既久且剧，中西医治迄今未止，近更加甚，痰涕均有血出，脉大而滑数，面浮苔腻，亟宜辛凉疏化。

方药：生石膏五钱　　　　石决明六钱　　　　天竺黄一钱半

　　　　鲜茅苇根各八钱　　旋覆花二钱（包）　　代赭石二钱

　　　　川牛膝二钱　　　　地骨皮三钱　　　　桑白皮二钱

　　　　血余炭二钱　　　　花蕊石二钱　　　　甜葶苈三钱

　　　　焦栀子三钱　　　　栝蒌三钱　　　　　知母三钱

　　　　竹茹五钱　　　　　鲜九菖蒲根三钱

方解：生石膏清气止咳、辛凉轻化，石决明育阴潜阳，天竺黄止咳化痰，鲜茅苇根清气凉血、透邪涤痰，旋覆花降气化痰，代赭石凉血止血镇逆，川牛膝散瘀消肿降逆，地骨皮、桑白皮泻肺平喘、消肿止咳血，血余炭止血，花蕊石止血化瘀，甜葶苈降气利肺、止咳化痰，焦栀子清热凉血止血，栝蒌润肺化痰、止咳消肿，知母清肺热治咳嗽，竹茹清热和胃、疏化痰热止血，鲜九菖蒲根芳香利窍。

按：当时西医病名为"百日咳"，病程时长，以连续咳嗽不止为特征，为传染病之一，因咳重连续，除有呕吐憋气，还可出现咳血、鼻血、面浮肿，治宜止咳清肺化痰兼凉血止血。

杨男　十月二十二日

脾肺湿热，久郁易作咳嗽，近因外邪束缚，热象较戡，脉象滑数，右寸关较盛，背后作冷，宜清解疏化。

方药：鲜芦根一两　　　全紫苏二钱　　　青连翘三钱
　　　知母二钱　　　　荷叶一个　　　　冬桑叶三钱
　　　枯黄芩三钱　　　薄荷叶一钱　　　莲心二钱
　　　六一散四钱　　　杏仁泥三钱　　　焦栀子三钱
　　　僵蚕二钱　　　　青竹茹六钱

复诊：口干，加鲜石斛五钱、旋覆花二钱、代赭石二钱、鲜九菖蒲根四钱，去僵蚕。

方解：鲜芦根清热生津，全紫苏治风寒咳嗽，青连翘清热解毒，知母滋阴降火，荷叶升发清阳，冬桑叶祛风清热，枯黄芩清肺热止咳嗽，薄荷叶疏散风热，莲子心清心安神，六一散清热利湿，杏仁泥润肺平咳，焦栀子清热泻火，僵蚕祛风化痰散结，青竹茹清热化痰止咳，鲜石斛清热养阴，旋覆花消痰下气，代赭石平肝镇逆，鲜九菖蒲根开窍豁痰。

按：脾湿肺热，内蓄时久，易发咳嗽，近复感外邪束缚，里热很重，背部怕冷，内热外感风寒，治宜清里热化解外邪。

张先生　年30岁　冬月十三日

夏令湿热蒸腾，迫经络散行之血上出，大口吐血。止后肺络破溃处作痛，稍有邪袭，咳嗽右半胸膺振痛，脉大而滑数，亟宜清疏化瘀。

方药：鲜苇茅根各一两　　忍冬花藤各四钱　　黄紫花地丁各四钱
　　　全栝蒌八钱　　　　花蕊石四钱　　　　苦桔梗四钱
　　　血余炭三钱　　　　杏仁泥三钱　　　　旋覆花三钱(包)
　　　代赭石三钱　　　　鲜杷叶三钱　　　　肥知母三钱

方解：鲜苇茅根清热凉血，忍冬花藤清热解毒、入络消肿，黄紫花地丁入肝脾除热，全栝蒌解无名肿毒，花蕊石化瘀止血，苦桔梗祛痰排脓，血余炭消瘀止血，杏仁泥降气止咳，旋覆花消痰下气治咳喘呃逆，代赭石平肝镇逆、凉血止血，鲜杷叶润肺止咳，肥知母滋阴降火止咳。

按：夏令暑湿热蒸腾，迫及经络，咳嗽右半胸作阵痛，一次吐血很多，疑为肺结核咳嗽吐血，方药以止血消肿为主，兼润肺止咳。

郭先生　冬月十一日

湿盛咳血已久，冬令寒袭而复，脉象弦滑数大，宜清化凉血。

方药：生海蛤一两　　　　生侧柏一两　　　　血余炭五钱

　　　甜葶苈一两　　　　杏仁泥一两　　　　赤小豆一两

　　　生桑皮一两　　　　茜草五钱　　　　　湖丹皮五钱

　　　代赭石五钱　　　　旋覆花五钱（包）　　盐知柏各五钱

上药共研细粉，炼蜜为丸，早晚每服三钱，藕汤送下。

方解：生海蛤治血结胸痛、软坚散结，生侧柏、血余炭凉血止血，甜葶苈利气化痰，杏仁泥降气止咳，赤小豆和血排脓、消肿解毒，生桑皮平肝理气止咳，茜草散风寒止咳血，湖丹皮凉血止血消瘀，代赭石凉血止血治呕吐，旋覆花消痰下气，盐知柏滋阴降火。

按：由于咳血时久，须长时间服药，以丸剂缓治。

翟先生　冬月十七日

脾湿入络，肝胃并盛，上犯肺络，而发久咳，记忆力差，肝动尤乱，脉象弦滑而数，亟宜清平兼化郁达络。

方药：莲子心三钱　　　　石决明六钱　　　　白蒺藜三钱

　　　黛蛤散八钱　　　　旋覆花三钱（包）　　代赭石三钱

　　　川郁金三钱（生白矾水浸）　　龙胆草二钱　　　　青竹茹六钱

　　　辛夷花二钱　　　　益智仁三钱　　　　盐知柏各三钱

　　　桑寄生五钱　　　　杏仁泥三钱　　　　苏子霜三钱

　　　荷叶一个

方解：莲子心清心安神，石决明镇肝醒神，治风阳上扰，白蒺藜疏风散邪，黛蛤散平肝清热化痰，旋覆花消磨下气软坚，代赭石平肝镇逆，川郁金行气解郁，龙胆草清肝胆实热，青竹茹清热除烦，辛夷花祛风通窍治头痛，益智仁温脾暖肾，盐知柏滋阴降火，桑寄生除风湿通经络，杏仁泥降气止咳，苏子霜下气消痰，荷叶升发清阳，白矾有毒，可消痰燥湿、止泻止血、解毒杀虫，治癫痫、喉痹、肝炎、黄疸、疥癣。

按：脾湿影响心络，因而记忆力差、忘事。肝胃气盛，上犯肺络，久咳不止，治用清平肝气，兼用解郁达络止咳法治之。

岳老太太　冬月十五日

时邪袭于肺络，咳嗽喑哑，脉大而滑数，治以疏化。

方药：鲜芦根一两　　　冬桑叶三钱　　　蝉衣二钱半
　　　薄荷一钱　　　　板蓝根四钱　　　枯黄芩二钱
　　　杏仁泥三钱　　　白通草一钱　　　鸭梨皮一两
　　　地骨皮三钱

方解：鲜芦根辛凉疏化、透邪生津，冬桑叶清风热、利肺止咳，蝉衣宣肺祛风热治喑哑，薄荷辛凉芳化疏邪，板蓝根清热疏邪利咽，枯黄芩清肺止咳，杏仁泥宣肺降气止咳，白通草泻肺治喉痹、利小便，鸭梨皮润肺止咳、化黏稠痰，地骨皮清肺热止咳嗽，咽干咳痰不利，加竹沥水同用更好，便溏脾虚者禁用。

按：外感时邪，冬月风寒干燥，袭于肺络，咳嗽声音发哑，风寒之邪化热，肺失滋养，咽痒干咳，声音发哑，宜用疏解清化之法治疗。

英先生　冬月十五日

十月十四日咽痛，胸中有痰，咳嗽，咳嗽无痰必呕吐，阴亏湿气重，气短。

前方连晋，症当未转，湿热痰瘀仍不易除，咳嗽喑哑，喉间作痛，近兼新邪，脉仍弦滑而数大，再为前方变通之。

方药：鲜荸荠五枚　　　鲜石斛六钱　　　鲜生地六钱
　　　黛蛤散一两　　　鲜鸭梨捣汁一盅　鲜茅苇根各一两
　　　板蓝根四钱　　　石决明八钱　　　白蜂蜜五钱
　　　旋覆花三钱^(包)　代赭石三钱　　　玄参心二钱

地骨皮二钱　　　　川牛膝三钱　　　　薄荷叶一钱半
　　　盐知柏各三钱　　　玉竹三钱　　　　　鲜九菖蒲根四钱

方解：鲜荸荠清热化痰消积，治温病、消渴、黄疸、热淋、痞积目赤、咽喉肿痛、赘疣，鲜石斛滋阴清热，鲜生地养阴凉血，黛蛤散清热化痰，鲜鸭梨清热润肺止咳，鲜茅苇根清气凉营，板蓝根清热利咽，石决明平肝潜阳降逆，白蜂蜜滋养润喉，旋覆花消痰下气治咳喘呃逆，代赭石平肝止呕，玄参心养阴清热，地骨皮治虚劳潮热，川牛膝散瘀消肿痛，薄荷叶辛凉清化，盐知柏降相火护阴液，玉竹育阴清热，鲜九菖蒲根芳香开痰利窍。

按：现复诊服前方咳嗽有痰，因复感新邪现喑哑喉痛，需防止咳血；湿热痰瘀兼显阴虚，因此既除痰咳还须补阴液。

张先生　冬月十八日

肝家气逆，脾家湿盛，上犯肺络，清肃之令较差，舌苔白腻，脉象弦滑盛于左关，亟宜清疏柔肝化湿。

　　方药：鲜芦根一两　　　杏仁泥三钱　　　　青竹茹六钱
　　　　　全栝蒌六钱　　　条黄芩三钱　　　　旋覆花三钱（包）
　　　　　代赭石三钱　　　苏子霜二钱　　　　焦栀子三钱
　　　　　知母三钱　　　　陈皮一钱半　　　　通草一钱
　　　　　鸭梨半个同煎

方解：鲜芦根清热生津，杏仁泥润肺利气、止咳化痰，青竹茹清热化痰，全栝蒌润肺化痰，条黄芩清肺止咳，旋覆花消痰下气，代赭石平肝镇逆，苏子霜下气消痰，焦栀子清热泻火除湿热，知母滋阴降火，陈皮理气和胃化痰，通草泻火行水除湿热，鸭梨养阴清热润肺。

按：肝气上逆，脾湿亦盛，上犯肺络，使清肃升降功能减弱，脉弦为肝气逆，滑则脾湿盛，湿热生痰，咳痰当清，故柔肝理气化痰。

龙小姐　冬月十八日

痰咳颇剧而不易出，肝肺并热，湿邪亦盛，脉象滑数，亟宜辛凉疏化，兼豁痰以肃上焦。

方药：生石膏六钱　　黛蛤粉四钱　　鲜石斛四钱
　　　旋覆花三钱(包)　代赭石三钱　　天竺黄三钱
　　　竹茹五钱　　　　知母三钱　　　栝蒌三钱
　　　地骨皮三钱　　　杏仁泥三钱　　板蓝根三钱
　　　九菖蒲根三钱　　紫雪丹四分(分冲)

方解：生石膏辛凉清热，黛蛤粉清热化痰，鲜石斛清热养阴，旋覆花消痰下气，代赭石平肝镇逆，天竺黄清热化痰，竹茹清热化痰，知母清热润肺止咳，栝蒌润肺化痰散结，地骨皮清热止咳喘，杏仁泥润肺止咳，板蓝根清热疏解利咽，九菖蒲根理气豁痰，紫雪丹除邪热、畅二便。

按：咳嗽厉害，痰不易咳出，是因肝肺皆有热且湿邪亦盛，用辛凉药疏解肝肺之热，清肃上焦兼用化痰之品。

赵先生　冬月十五日

脾湿为风邪所袭，闭于肺络，咳嗽，胸膺阻痛，脉象弦数兼滑，亟宜清解化湿兼疏风邪。

方药：鲜芦根一两　　紫苏梗一钱半　杏仁泥三钱
　　　冬桑叶三钱　　枯黄芩二钱　　青连翘三钱
　　　甜葶苈三钱　　法半夏一钱　　川郁金二钱
　　　旋覆花三钱(包)　代赭石三钱　　白通草一钱
　　　滑石块四钱　　肥知母三钱　　藕一两

方解：鲜芦根辛凉疏表透邪，紫苏梗理气舒郁止痛，杏仁泥宣肺利气止咳，冬桑叶辛散风邪、宣肺止咳，枯黄芩清肺止咳，青连翘清热解毒，甜葶苈降气化痰止咳，法半夏祛湿化痰，川郁金利气解郁散结，旋覆花治胸中痰结、胸膺阻痛，代赭石下气降痰火，白通草泻火行水，滑石块清热化湿，肥知母清肺热止咳嗽，藕升清阳之气止暴痛。

按：脾湿内蓄，复受外感闭于肺络，咳嗽，胸膺疼痛，须表里同治，既清解化湿达络，又疏表祛风邪。

智先生　冬月十六日

湿热郁于肺络，咳嗽带血，又兼外邪来传而发寒热，脉大而滑数，亟宜清解凉化。

方药：生石膏八钱　　鲜芦茅根各一两　　忍冬花五钱

薄荷叶一钱　　全栝蒌六钱　　龙胆草二钱

地骨皮三钱　　杏仁泥三钱　　花蕊石三钱

血余炭三钱　　川牛膝三钱　　苏子霜三钱

知母三钱　　酒芩三钱　　鸭梨一个

藕一两

方解：生石膏清气退热，鲜芦茅根清热表里，忍冬花入肺散热解毒，薄荷叶芳香凉化解表，全栝蒌降气止咳化痰，龙胆草清热泻火，地骨皮育阴退热，杏仁泥利肺止咳，花蕊石活血化瘀止血，血余炭消瘀止血，川牛膝散瘀血消肿痛，苏子霜降气止咳消痰，知母清热润肺止咳，酒芩清肺热止咳，鸭梨增阴液润肺止咳，藕化瘀止血。

按：湿热郁于络，又感受外邪，发热恶寒，导致咳嗽带血，宜清疏表邪，又须凉化止血，表里兼顾。

高先生　冬月初九日

湿热蒸腾，肝家气逆上犯而为吐血，咳嗽痰盛，左胁阻痛，宜清化柔肝。

方药：石决明六钱　　蒲公英五钱　　鲜茅苇根各一两

花蕊石四钱　　旋覆花三钱（包）　　代赭石三钱

栀子炭三钱　　血余炭三钱　　青竹茹六钱

肥知母三钱　　全栝蒌八钱　　川牛膝三钱

忍冬花三钱　　地骨皮三钱　　杏仁泥三钱

干藕节七个　　西黄丸一钱

方解：石决明平肝降逆，蒲公英清热消肿止痛，鲜茅苇根清热凉血止呕，花蕊石止血化瘀，旋覆花消痰下气理气、消胁阻痛，代赭石平肝镇逆、凉血止血，栀子炭凉血止血，血余炭止血，青竹茹清热和胃，肥知母滋阴降火止咳，全栝蒌润肺降火止咳血，川牛膝散瘀消肿，忍冬花清热消肿痛，地骨皮清热凉血，杏仁泥降肺利气止咳，干藕节散瘀血，西黄丸清热解毒、消肿止痛。

按：由于湿热蒸腾导致肝气上逆，而咳嗽吐血，左胁作痛，用清热凉血、柔肝理气的方药治疗。

陈小姐　冬月十一日

咳嗽吐痰。

方药：鲜苇根一两　　　杏仁泥三钱　　　紫苏梗一钱半

　　　薄荷叶一钱半　　焦栀子三钱　　　枯黄芩三钱

　　　忍冬花三钱　　　地骨皮三钱　　　冬桑叶三钱

　　　杭菊花三钱　　　知母三钱　　　　栝蒌六钱

　　　鸭梨一两　　　　鲜藕一两

方解：鲜苇根清热宣表，杏仁泥利气止咳化痰，紫苏梗宣肺利气止咳，薄荷叶辛凉疏解透表，焦栀子清理肺胃，枯黄芩清肺止咳，忍冬花清热解毒疏解，地骨皮治肺热咳嗽，冬桑叶清肺利气、宣表止咳，杭菊花清热疏解头目，知母滋阴降火，栝蒌润肺通便化痰，鸭梨清热滋阴润肺，鲜藕升清气开胃。

按：疑为肺热咳嗽。

于妇　小扬*二十日

肝热脾湿，上犯肺络而为咳血，兼作脘胁胀疼，气机失畅，经事后期，舌苔白腻，脉弦滑而数，宜清平疏化降逆。

方药：鲜芦根一两　　　生桑皮三钱　　　血余炭三钱

　　　知母三钱　　　　生石决明八钱　　甜葶苈八钱

　　　地骨皮三钱　　　焦栀子三钱　　　竹茹六钱

　　　川牛膝三钱　　　黛蛤粉八钱　　　杏仁泥三钱

　　　旋覆花三钱（包）　乌药三钱　　　　代赭石三钱

　　　龙胆草六钱　　　荷叶一个　　　　藕一两

　　　犀黄丸五分（分冲）

---

*　小扬：作者用来指中国农历十月。

方解：鲜芦根清热生津，生桑皮泻肺平咳，血余炭止血化瘀，知母润肺止咳，生石决明清热凉血化痰，甜葶苈止咳化痰，地骨皮治肺热咳嗽，焦栀子泻三焦实热，竹茹清热凉血化痰，川牛膝散瘀血消肿痛，黛蛤粉清热化痰，杏仁泥润肺平喘，旋覆花下气消痰，乌药顺气开胃，代赭石平肝镇逆、凉血止血，龙胆草泻肝胆实热，荷叶升发清阳止血，藕助脾胃散瘀血，犀黄丸清热解毒、消肿止痛。

按：肝经郁热，脾经湿盛，上犯肺络，咳嗽带血，兼有脘肋胀痛，气机不畅，用清热疏解降逆法治之。

裴老太太　冬月二十日

湿滞下痢，后转为咳喘，气阻脘痞，呼吸不畅，舌苔白腻，脉象滑实而数，亟宜渗化和中以肃上焦。

方药：鲜苇根一两　　　　冬桑叶三钱　　　　杏仁泥三钱
　　　旋覆花三钱（包）　　代赭石三钱　　　　青竹茹六钱
　　　全栝蒌六钱　　　　甜葶苈二钱　　　　条黄芩三钱
　　　知母三钱　　　　　莲子心一钱半　　　薄荷一钱半
　　　云苓皮四钱　　　　法半夏六钱　　　　广陈皮二钱
　　　荷梗尺许　　　　　莱菔子三钱

方解：鲜苇根清热生津，冬桑叶祛风清热，杏仁泥润肺平喘，旋覆花消痰下气，代赭石镇逆治哮喘，青竹茹清热化痰，全栝蒌润肺化痰，甜葶苈利气化痰，条黄芩泻实火治咳喘，知母滋阴降火，莲子心清心热，薄荷疏风散热，云苓皮、法半夏、广陈皮、荷梗清热通气，莱菔子下气定喘。

按：先患湿滞下痢，后又转为痰喘，气机阻滞，呼吸不畅，胃脘痞满，肺胃皆病，用和中治胃、肃肺定喘之法。

潘女　十月二十六日

肺热兼外感伤风，咳嗽痰多，入夜作烧咳，甚则呕吐，手纹伏而不见，亟宜清疏苦化。

方药：鲜芦根五钱　　　　紫苏叶钱半　　　　地骨皮二钱

知母二钱	青竹茹三钱	板蓝根三钱
白通草一钱	甘草五分	杏仁泥三钱
栀子炭二钱	莲子芯四分	薄荷二分
紫雪丹三分（分冲）		

方解：鲜芦根清热止呕，紫苏叶辛温疏散表邪，地骨皮治肺热咳嗽，知母滋阴降火，青竹茹清热止呕，板蓝根清热解毒利咽，白通草行水道利血脉，甘草补中益气解毒，杏仁泥降气宣肺止咳，栀子炭清热泻火，莲子心清心安神，薄荷辛凉疏散风邪，紫雪丹清热解毒退烧。

按：肺热，外受风邪，咳嗽痰多，夜内发烧甚则呕吐，指纹不明显，宜清热疏化治之。

陈男　十月二十八日

湿热郁阻，肺失清肃，咳嗽喘促不得卧，痰带腐味，舌苔白腻，脉象滑实而数，宜豁痰疏化。

方药：
生石膏四钱（先煎）	青竹茹四钱	清半夏二钱
栝蒌皮三钱	藕一两（切片）	嫩麻黄二厘
甜葶苈二钱	广陈皮钱半	青连翘三钱
杏仁泥三钱	旋覆花二钱（包）	代赭石二钱
川牛膝三钱		

复诊：加黛蛤粉六钱、石决明六钱、板蓝根三钱、紫雪丹三分（分冲）、生石膏一两、青竹茹六钱、栝蒌皮五钱、炒麻黄二厘、旋覆花三钱、代赭石三钱。

方解：生石膏辛凉清热，青竹茹清热化痰，清半夏止咳化痰，栝蒌皮润肺化痰、宽胸利气，藕升发元气助脾胃，嫩麻黄透邪平喘，甜葶苈降气化痰，广陈皮开胃理气润肺除胀满，青连翘清热解毒，杏仁泥润肺止咳喘，旋覆花下气消痰，代赭石镇逆平喘，川牛膝引浮火下行，黛蛤粉清热化痰，石决明平肝镇逆，板蓝根清热利咽，紫雪丹清热除烦，炒麻黄平喘利尿。

按：痰带腐味，疑为肺痈，即肺脓疡病，于上方加重利气定喘、止咳化痰之品，现用西黄丸、冬瓜仁，以达清脓消肿化痰之功。

乔先生 十月二十八日

湿热内伏,肝家气郁,初因外感解之未当,逐致久咳,渐有蓄意。舌苔白腻,脉弦滑而数,亟宜辛凉抑化。

方药:生石膏六钱　　嫩麻黄二厘　　杏仁泥三钱
　　　青竹茹八钱　　桑白皮三钱　　甜葶苈三钱
　　　板蓝根四钱　　代赭石四钱　　旋覆花三钱(包)
　　　黛蛤散八钱　　全栝蒌八钱　　肥知母三钱
　　　紫雪散四分(分冲)　鲜九菖蒲根三钱

方解:生石膏辛凉清肺气分之热,嫩麻黄疏邪宣肺定喘,杏仁泥利肺降气、止咳化痰,青竹茹清热和胃止咳,桑白皮降气止咳定喘,甜葶苈降气止咳化痰,板蓝根清热利咽,代赭石降气止逆,旋覆花旋转利气、止咳定喘,黛蛤散清热化痰,全栝蒌宽胸利气、止咳通便,肥知母清化肺胃之气兼有润肺功能,紫雪散清郁结之热、功达表里,鲜九菖蒲根利气开窍、芳香化浊。

按:本例为内蕴有湿,是生痰的根源,加上肝郁不舒、气机失畅,故治宜舒肝清热、祛湿化痰。方中治以辛凉抑化之意为抑制清化热痰。

扬少爷 十月十八日

热蓄兼邪袭,发热呕吐咳嗽,舌苔白腻,脉大而数,亟宜清热柔化。

方药:鲜芦根一两　　青竹茹八钱　　青连翘四钱
　　　枯黄芩三钱　　苏子霜三钱　　杏仁泥三钱
　　　六一散四钱　　广陈皮三钱　　广藿梗二钱
　　　薄荷一钱　　　紫雪散三分(冲服)

方解:鲜芦根清肺疏表退热,青竹茹清热和胃止呕,青连翘清热解毒,枯黄芩清轻化肺之热,苏子霜降逆利肺气止咳,杏仁泥降气利肺止咳,六一散清热利湿和中,广陈皮和胃利气、止咳止呕,广藿梗利气和胃止呕,薄荷芳香辛凉、疏表清热,紫雪散清热降逆、除积滞。

按:内有蓄热是先有积蓄之热,复又感受外邪的侵袭,是小儿常见之象,或因饮食不调,过食积蓄化热,有热在先也是易感外邪的因素,俗说"停食着凉"。外感之邪束卫表而发热，肺主皮毛，卫气受邪，肺失宣降则气机上逆作咳，胃气不和而呕吐，舌苔白腻是内有积滞，脉大为有邪外束，脉数为蓄热，即表里失和之征象。治宜清热疏解，柔化和里疏表。疏解表邪，柔化和胃止呕，表解喉自松，胃和则呕自止。竹茹用量之大重在清热和胃止呕，上行走肺。从用枯芩看，较苦寒祛热，治胃为好，治小儿避免药过病所，实为可法，达到除邪不伤正之功。

金太太　冬月初二日

旧痰喘之患，产后复发痰涎壅盛，喘促不得卧，脉滑濡数而无力，乃肺肾两虚之候，姑以滋益豁痰。

方药：生牡蛎八钱　　生海蛤一两　　桑寄生三钱
　　　北五味一钱五分　麦门冬三钱　　北细辛三分（包）
　　　旋覆花三钱（包）　代赭石三钱　　杭白芍三钱
　　　地骨皮三钱　　天竺黄二钱　　杏仁泥三钱
　　　川牛膝三钱　　嫩麻黄五厘　　冬瓜仁一两
　　　青竹茹六钱　　橘核三钱　　　竹沥水三钱

方解：生牡蛎育阴固敛，生海蛤软坚化痰，桑寄生补肝肾、强筋骨，北五味敛肺滋肾，麦门冬镇逆平喘，北细辛入肺肾、散风寒，旋覆花治胸中痰结，代赭石镇逆平喘，杭白芍养血柔肝，地骨皮治虚劳肺热咳喘，天竺黄清热化痰，杏仁泥润肺化痰，川牛膝补肝肾、强腰脊，嫩麻黄宣肺平喘，冬瓜仁止咳化痰，青竹茹清热化痰止咳喘，橘核治胸腹胀满，竹沥水清热化痰。

按：患者素有咳喘之病，肺失清肃，复因产后气血亏虚，肾精不足致肾不纳气，喘病复发，肺失肃降之力。痰涎壅盛，肺肾皆病，脉滑，湿痰较盛；濡软乏力，正气亏虚；脉尚数，痰热尚盛。肺肾皆病是其本，痰喘之象是其标，现本虚标实之象，急则治标，定喘化痰，兼顾其本。方中麻黄、细辛定喘，生海蛤、冬瓜仁、竺黄、竹沥水、杏仁利肺化痰豁痰，竹茹清虚热和胃气，降气止咳，生牡蛎、桑寄生、橘核、地骨皮益肾固气，杭芍、五味子、麦冬固护气阴，旋覆花、代赭石旋转中气、调节上下，本方扶正而不敛邪，除邪而扶正，其法甚妙，清而固敛，避其用参、苓、术、芪、草呆补之弊。

王先生　冬月初六日

肝热气郁，湿痰盛，而上阻清肃之令，咳嗽，脘胁阻痛，脉象弦数兼滑，宜拟清平和化。

方药：鲜石斛四钱　　鲜茅根一两　　黛蛤散八钱
　　　旋覆花三钱（包）　代赭石三钱　　全栝蒌八钱
　　　台乌药三钱　　青竹茹八钱　　清半夏二钱
　　　生桑皮三钱　　杏仁泥三钱　　甜葶苈三钱
　　　肥知母三钱　　条黄芩三钱

七日复诊加鲜鸭梨皮一两、川楝子三钱、郁李仁三钱。

方解：鲜石斛育阴清热，鲜茅根清热凉营、防止咳血，黛蛤散清热化痰，旋覆花旋降肺气止咳，代赭石平肝解郁、降逆止咳，全栝蒌润肺宽胸、止咳化痰，台乌药理气止痛，青竹茹清热和胃降逆，法半夏理气和中、止咳化痰，生桑皮降肺气止咳嗽，杏仁泥降气止咳化痰，甜葶苈利气止咳化痰，肥知母清肺胃润肺止咳化痰，条黄芩苦寒清热、止咳化痰，鲜鸭梨皮、川楝子、郁李仁解郁、滋阴生津、清热润肺、止咳化痰。

按：肝郁气滞之病多为内因，如烦劳郁闷，心情不畅，凡是不如意，多形成肝郁气滞之证，导致脾运失畅，时久气液化热成痰。脾为生痰之源，肺为贮痰之器。又因肝热气郁作阻，则胃脘及胁部胃气失和，热郁气滞，湿痰上阻，肺失肃降，则咳嗽痰多，用清肝利气平肝之法疏理气机，气畅肺胃宣降，则咳解。

冯少爷　冬月初六日

痰咳过，停即复辙，脉象滑大而数，亟宜辛凉豁痰以肃肺络。

方药：生石膏一两（碎先煎）　鲜茅苇根各一两　花蕊石四钱（包先煎）
　　　旋覆花三钱（包）　代赭石三钱　　血余炭三钱
　　　甜葶苈三钱　　板蓝根四钱　　川牛膝四钱
　　　知母三钱　　　川柏三钱　　　酒军一钱
　　　黛蛤散八钱　　杏仁泥三钱　　藕一两
　　　紫雪丹四分

方解：生石膏辛凉清肃肺热，鲜茅苇根清热凉血、舒畅肺气止咳，花蕊石化瘀止血,旋覆花旋转气机、利肺气消痰,代赭石旋转降气止咳,血余炭止血,甜葶苈利肺止咳化痰,板蓝根凉血清热、利咽止咳,川牛膝散瘀血、引浮火下行,知母润肺滋阴降火、清热止咳通便,川柏清热泻火,酒军清热通便,黛蛤粉护阴清热化痰,杏仁泥利气止咳化痰,藕畅气清散留血,紫雪丹清热解毒通便。

按:咳嗽有痰见缓解,停药后病又反复发作,与前法一样,再用辛凉之药豁痰清肃肺络、凉血止血之法。

刘先生　十一月初七日

热蓄于中,兼感邪袭,闭于肺络,咳嗽喑哑,口渴痰多,脉大而数,右关兼滑弦,宜清解凉化。

方药:生石膏八钱（先煎）　　杏仁泥三钱　　　　全蝉衣三钱
　　　薄荷叶五钱　　　　苏叶一钱半　　　　酒芩三钱
　　　板蓝根四钱　　　　莲子心三钱　　　　青连翘三钱
　　　知母三钱　　　　　通草一钱　　　　　竹茹五钱
　　　僵蚕三钱　　　　　六神丸三十粒,分两次吞入

方解:生石膏辛凉清气除热,杏仁泥清肺利气止咳,全蝉衣散风热、宣肺止咳治音哑,薄荷叶辛凉清热疏郁,苏叶辛温疏郁、宣表利气,酒芩苦寒泻肺郁热,板蓝根清热解毒利咽,莲子心、青连翘清热解毒、消肿散结,知母滋阴降火润肺,通草治耳聋鼻塞失音,竹茹清热化痰止咳嗽,僵蚕祛风解痉治喉风喉痹,六神丸清热解毒、消肿利咽,治时邪疠毒、烂喉丹痧,凡喉痛、单双乳蛾等证皆可使用。

按:内有蓄留之热出现口渴,有热亦容易感受外邪的侵袭,肺主皮毛,外邪侵袭首先犯肺,外邪入侵也易于化热,热邪闭于肺络,导致咳嗽痰多,上攻咽喉,发音受影响,出现声音嘶哑,脉右盛为邪在肺,脉数且大为邪热较盛,弦为邪郁闭之象,滑属痰浊为患,治用清热解毒凉化法。

刘先生　冬月初七日

湿热蒸腾,肝家气逆,兼有风袭肺络,咳嗽喑哑,胸膺及肋际阻痛,舌赤苔黄,脉弦盛于左关,宜清平疏化柔肝。

方药：石决明八钱　　　鲜石斛四钱　　　黛蛤散一两

　　　生石膏六钱　　　板蓝根四钱　　　全蝉衣三钱

　　　地骨皮三钱　　　嫩麻黄二厘　　　旋覆花三钱（包）

　　　代赭石三钱　　　川郁金三钱　　　鲜苇根一两

　　　台乌药三钱　　　生桑皮三钱　　　杏仁泥三钱

　　　青竹茹六钱　　　全栝蒌一两　　　川牛膝三钱

　　　白僵蚕三钱　　　荷叶一个

方解：石决明育阴潜阳、镇肝柔肝，鲜石斛清热养阴、除阻闭止痛，黛蛤散柔化平肝、清热止咳，生石膏辛凉平热清气，板蓝根清热利咽，全蝉衣柔肝祛风除喑哑，地骨皮清热平肺止咳，嫩麻黄清宣肺络，旋覆花益阴降火治肺热咳嗽，代赭石平肝镇逆，川郁金疏肝解郁、行气止痛，鲜苇根清热生津透邪，台乌药顺气开郁、行痹止痛，生桑皮治肺热咳嗽，杏仁泥宣肺利气、止咳化痰，青竹茹清热化痰止咳，全栝蒌润肺化痰、宽胸散结，川牛膝泻肺热、通痹阻，白僵蚕化痰散结治喉痹失音，荷叶升发清阳散瘀。

按：内蕴湿热蒸腾，使肝气不舒而横逆，又兼风邪袭肺，导致咳嗽声音发哑，胸胁不舒而阻痛。舌质红苔黄显示湿热，脉弦盛于左关肝位，因而须用清平之品疏解肺络、止咳利咽，尚须柔肝利气除胸胁疼痛。

葛妇　冬月十五日

肝脾不和，肺胃蓄热，膈痞气逆，湿咳亦盛，脉大而弦滑，右寸关较盛，亟宜清平和化。

方药：石决明八钱　　　白蒺藜三钱　　　杏仁泥三钱

　　　旋覆花三钱（包）　代赭石三钱　　　川郁金二钱

　　　全栝蒌六钱　　　地骨皮三钱　　　厚朴花一钱半

　　　苏子霜二钱　　　台乌药三钱　　　川牛膝三钱

　　　藕一两

方解：石决明平肝潜阳，白蒺藜平胸满咳逆，杏仁泥润肺平喘止咳，旋覆花消痰下气，代赭石平肝镇逆，川郁金行气解郁，全栝蒌润肺化痰、散结滑肠，地骨皮清热治咳喘，厚朴花温中下气治胸腹痞满，苏子霜润肺宽胸消痰，台乌药顺气开郁止痛，川牛膝散瘀消肿胀，藕升发元气助脾胃运化。

按：肝家气郁，脾运不健，肺胃蕴热导致气机上逆，胸膈痞满不畅，气上逆咳嗽，脉右寸为肺，关为脾胃，用清平肝气、调和脾胃之品治之。

胃痞胃痛泄泻

马先生　冬月十五日

脾湿肝逆，气机上犯，呃特泛酸，腕次*痞满，口渴，舌赤，脉弦滑而数，治宜降逆清化湿邪。

方药：云苓皮四钱　　　炒秫米四钱　　　白蒺藜三钱

法半夏三钱　　　石决明八钱　　　旋覆花三钱（包）

川厚朴一钱半　　川牛膝三钱　　　代赭石三钱

盐橘核四钱　　　知母三钱　　　　泽泻三钱

滑石块四钱　　　荷梗尺许

方解：云苓皮健脾化湿、利水消胀，炒秫米健脾燥湿、温中制酸，白蒺藜舒肝理逆，法半夏祛湿和胃止呃特，石决明平肝镇逆，旋覆花下气软坚行水，川厚朴理气宽中，川牛膝散瘀止痛，代赭石降气和胃止呃特，盐橘核疏肝和胃止痛，知母滋阴降火止渴，泽泻利湿行水，滑石块清热利湿行水气，荷梗升清阳行水气。

按：此例主要是呃逆泛酸水，胃脘痞满不舒，但口渴舌赤，脉弦滑数，证属肝胃不和，治宜清热化湿，疏肝和胃。

王先生　冬月十六日

夏令湿困泄泻止后，脾运未复，气机未畅，脘腹胀满，食后尤甚，腹中、胸中隐隐作痛，脉弦滑不和，宜以宣化和中。

方药：焦当归四钱（土炒）　焦杭芍四钱　　　云苓皮三钱

广木香一钱（煨）　　旋覆花三钱（包）　莱菔子四钱

---

* 腕次：同"脘次"，为"脘腹"之意。

代赭石三钱	大腹皮三钱	川厚朴一钱半
法半夏三钱	全栝蒌六钱	炒枳壳二钱
炒橘核三钱	六一散四钱	

方解：焦当归除血分中湿热，焦杭芍祛湿和中，云苓皮健脾渗湿行水，广木香行气止痛，旋覆花软坚行水、消胸腹痛，莱菔子下气消食除胀满，代赭石、大腹皮理气化湿消胀，川厚朴宽胸利气消胀，法半夏健脾燥湿，全栝蒌散结消胸腹痛，炒枳壳理气和中止痛，炒橘核温化祛湿利水，六一散健脾化湿利尿。

按：在夏天患湿热泄泻遂止，但脾主湿，因湿滞，脾的消化功能较差，现腹部胀满，食后加重，而且胸腹部隐隐作痛，脉弦邪存作痛，脉滑湿邪尚存，用宣通和中法治之。

石太太　冬月十九日

肝肺不和，湿郁于中，脘次*作，痛楚旧发，头晕，舌苔白腻，脉象弦大兼滑，右盛于左，亟宜柔肝和脾，渗化湿邪。

方药：石决明一两	白蒺藜三钱	云苓皮三钱
旋覆花三钱^(包)	代赭石三钱	法半夏一钱半
台乌药三钱	川郁金二钱	炒秫米三钱
大腹皮一钱半	川厚朴一钱半	桑白皮三钱
滑石块四钱	盐橘核四钱	生川牛膝三钱

方解：石决明平肝镇逆，白蒺藜散风祛头晕，云苓皮健脾和胃祛湿，旋覆花下气软坚，代赭石平肝镇逆，法半夏除湿和胃，台乌药行气和胃止痛，川郁金行气解郁，炒秫米益中利气，大腹皮宽中行气消胀，川厚朴温中下气，桑白皮泻肺行水消肿，滑石块清湿热利窍，盐橘核疏肝和胃、理气止痛，川牛膝散瘀血消肿痛。

按：肝气郁滞，肺气失畅，湿郁结于中焦，导致胃脘作痛，清气不得上而头晕，舌苔白腻是湿滞之象，脉弦肝郁，脉滑湿滞，用柔肝和胃法治之。

二十三日复诊加黛蛤粉四钱清热软坚化痰，肥知母三钱清热润肺，杏仁泥三钱润肺利气，藕一两散瘀滞，升发元气。

---

* 脘次：同"腕次"，为"脘腹"之意。

申先生　冬月十六日

脾家湿热，郁阻肝家，以气逆咳嗽头晕，肠胃蓄滞，时感便如厕返，脉数兼弦滑，拟清凉和化兼疏解之。

方药：鲜苇根一两　　　杏仁泥三钱　　　莱菔子三钱

旋覆花三钱（包）　　代赭石三钱　　　甜葶苈三钱

青竹茹六钱　　　　全栝蒌六钱　　　炒枳实二钱

郁李仁二钱　　　　小川连一钱半　　条黄芩三钱

滑石块四钱　　　　肥知母三钱　　　薄荷叶一钱半

方解：鲜苇根甘凉疏化清上，杏仁泥宣肺利气止咳，莱菔子理气消滞，旋覆花软坚行气消化，代赭石下气平肝镇逆，甜葶苈降气止咳化痰，青竹茹清热和胃，全栝蒌降气止咳通便，炒枳实宽胸理气通便，郁李仁滑肠下气利水，小川连清湿热调胃，条黄芩清肺止咳，滑石块清热利尿，肥知母滋阴降火润肺，薄荷叶清凉芳香、化浊疏解。

按：脾主湿，因遇热化而郁阻肝气的畅行，影响肠胃正常消化，有欲大便的感觉，又便不下来，因气上逆出现头晕、咳嗽，宜用清凉疏解、调和肠胃之法治疗。

王先生　冬月十七日

湿热困阻，三焦不化，酸水上犯，脘次痛楚，口渴便秘，脉弦滑而数，亟宜清疏降逆柔肝以畅中焦。

方药：鲜苇根一两　　　云苓皮四钱　　　青竹茹八钱

法半夏三钱　　　　川郁金二钱　　　台乌药三钱

旋覆花三钱（包）　　代赭石三钱　　　川厚朴一钱半

川牛膝三钱　　　　焦大曲三钱　　　槟榔炭一钱半

大腹皮二钱　　　　郁李仁二钱　　　车前子三钱

肥知母三钱

方解：鲜苇根清凉疏邪止呕，云苓皮健脾化湿，青竹茹清热和胃止渴，法半夏降逆和胃，川郁金疏肝解郁，台乌药行气止痛，旋覆花入肺与大肠下行清痰，代赭石镇坠降逆气，川厚朴宽胸理气行水，川牛膝入肝肾引诸药下行，焦大曲和胃助消化，槟榔炭行气燥湿除滞，大腹皮行气消胀利湿，郁李仁润大肠除气滞燥涩不通，车前子行水渗湿，肥知母育阴清热润便。

按：湿热困阻，三焦气化不畅，口渴，胃脘痛，泛酸水，大便秘，因此须用降逆制酸、和胃通便药治疗，现为胃酸过多之症。

许太太　十一月十一日

肝脾不和，兼有湿困，旧患滑泄，时发时疗，气逆呃特*脘痛运化运滞**，脉来弦滑而不畅，亟宜柔肝渗化。

方药：石决明六钱　　　白蒺藜三钱　　　云苓皮三钱

　　　旋覆花三钱（包）　代赭石三钱　　　法半夏三钱

　　　焦六曲三钱　　　鸡内金三钱　　　炒枳壳三钱

　　　广陈皮一钱半　　广木香一钱　　　小川连一钱半

　　　吴萸五分　　　　泽泻三钱　　　　乌药三钱

　　　盐橘核四钱　　　六一散四钱

方解：石决明潜镇平肝，白蒺藜下气行血、平脾满呃特，云苓皮健脾利湿止泻，旋覆花治胀满、祛胃痛，代赭石平肝镇逆止呃逆，法半夏和胃化湿，焦六曲助消化、和胃气，鸡内金消积食，炒枳壳宽胸理气，广陈皮理脾和胃，广木香行气止痛，小川连、吴萸调和胃气、平肝气，泽泻行湿利水，乌药行气止痛，盐橘核柔化散结，六一散利小便实大便。

按：肝脾不和，消化功能不好，大便泄泻，时好时发，胃气上逆，呃特、打嗝、脘痛，治宜疏肝气和胃气。

刘先生　冬月十八日

前方连晋，尚未畅泻，中脘积痞，减而未化，经络热郁，耳根痛尚未止，脉象仍实，再为加减前方。

方药：石决明八钱　　　生枳实三钱　　　全栝蒌一两

　　　三棱三钱　　　　莪术一钱半　　　厚朴半钱

---

*　呃特：指呃逆打嗝。

**　运化运滞：脾胃运化不良，食滞不行。

旋覆花三钱（包）	代赭石三钱	大腹皮二钱
龙胆草三钱	盐知柏各三钱	生槟榔一钱半
酒军二钱	元明粉一钱半	紫雪丹四分（分冲）

方解：石决明平肝息风，生枳实破气消积散瘀，全栝蒌散结滑肠通便，三棱行气破血、消积止痛，莪术行气破血、消积止痛，厚朴宽胸理气消腹胀，旋覆花消痰下气、软坚行水，代赭石平肝镇逆治噫气呃逆，大腹皮下气宽中治脘腹痞满，龙胆草泻肝胆实火，盐知柏清热利湿，生槟榔破积下气、行水消胀痛，酒军清热毒、破积滞、行瘀血，元明粉泻热润燥、软坚通便，紫雪丹清热解毒消肿。

按：经服前方后，胃脘痞满减轻，大便尚见不畅，经络郁热未净，耳根尚疼痛，脉象不见缓和，前方加减治之。此方破气消滞之力甚强，用时适可而止，免伤正气。

宋妇　十月二十六日

脾湿肝郁，气机上逆，脘腹胀满刺痛，下白带，舌苔白腻，脉象弦滑而数，宜清抑和化。

方药：
石决明八钱（先煎）	旋覆花三钱（包）	大腹皮二钱
知母三钱	六一散四钱	白蒺藜三钱
代赭石三钱	川郁金二钱	陈皮二钱
沉香曲二钱	白乌药三钱	川楝子二钱
川草薢四钱	泽兰三钱	荷梗尺许

前方服后带脉部手按作疼，复诊加脏连丸三分、生枳实二钱、白芍三钱，去泽兰、陈皮，加莱菔子四钱、广木香七分、川牛膝三钱。

方解：石决明平肝息风，旋覆花下气软坚行水，大腹皮治脘腹胀满，知母滋阴降火，六一散清热利湿，白蒺藜治胸满散风，代赭石平肝镇逆，川郁金治胸腹胁痛，陈皮治胸腹胀满，沉香曲理脾胃气、止痛泻、消胀满，功治降气温中、暖肾纳气，治气逆喘息、呕吐呃逆、脘腹胀痛、腰膝虚冷、大肠虚秘、小便气淋、男子精冷，白乌药行气止痛，川楝子除湿热泻肝火止痛，泽兰活血消瘀止痛。

按：脾湿肝郁，气机上逆，脘腹胀满刺痛，有白带，宜用清湿热、抑逆气、和化之法治疗。

张太太　冬月十三日

湿热气逆，肝为之困，脘次胀满，三焦水鸣，纳物不香，大便少，脉来滑实兼弦，宜柔肝化湿。

方药：石决明八钱　　鲜苇根一两　　冬桑叶三钱
　　　旋覆花三钱（包）　代赭石三钱　　大腹皮一钱半
　　　杏仁泥三钱　　川厚朴一钱　　川牛膝三钱
　　　肥知母三钱　　川黄柏三钱　　紫苏子一钱半
　　　荷叶一个

方解：石决明平肝镇逆，鲜苇根治胃热呕逆，冬桑叶祛风清热治肠鸣水气，旋覆花软坚下气行水，代赭石治噫气呕逆，大腹皮消胀利水，杏仁泥利肺降气，川厚朴宽胸利气化湿，川牛膝散瘀消肿，肥知母清热燥湿，川黄柏清热燥湿泻火，紫苏子下气利膈通便，荷叶升发清阳、利湿消水。

按：因内蓄湿热导致肝气郁滞而有胃脘及腹胀肠鸣，不思食而无味，大便少等消化功能减弱等症，治宜舒肝气化湿邪。

刘男　小扬二十八日

肝家热郁，上犯于胃，呕吐蓄痰，又复大便燥秘，兼有心为邪扰而不寐，脉弦滑而数，亟宜清平抑化兼交心肾。

方药：鲜芦根一两　　青竹茹一两　　旋覆花三钱（包）
　　　枳壳二钱　　　盐炒橘核四钱　石决明一两（先煎）
　　　广藿梗三钱　　代赭石三钱　　莲子心三钱
　　　夜交藤一两　　白蒺藜六钱　　清半夏三钱
　　　生桑皮二钱　　知母三钱　　　藕一两

方解：鲜芦根清凉去热止呕，青竹茹清热和胃、止呕化痰，旋覆花消痰下气，枳壳破气消痰积滞，盐炒橘核和胃理气，石决明平肝安神，广藿梗快气和中止呕，代赭石平肝镇逆，莲子心清心安神，夜交藤养心安神治失眠，白蒺藜散风治呕逆，清半夏化痰止呕，生桑皮泻肺平喘止呕，知母滋阴降火止咳，藕升清气畅气。

按：肝胃不和，呕吐，大便秘结，心烦失眠，用清平抑止肝胃，兼用交通心肾安眠。

郭先生　十月十七日

除患痢疾，治之未净，大肠湿滞，久为休息痢，前方连晋，运化尚未即复，再依前方加减之法。

方药：云苓皮四钱　　　　全当归一钱（土炒煎）　　盐橘核五钱

　　　旋覆花二钱（包）　　生枳实一钱半　　　　　炒秫米四钱

　　　莱菔子三钱　　　　　滑石块三钱　　　　　　杭白芍三钱（土炒）

　　　小川连一钱半　　　　鸡内金三钱　　　　　　生地榆三钱

　　　谷稻芽各三钱　　　　杏仁泥三钱　　　　　　代赭石二钱

　　　台乌药三钱　　　　　黄土二两　　　　　　　莲子心一钱半

　　　生牡蛎五钱　　　　　西黄丸六分（分吞）

方解：新鲜黄土加水混后沉淀，取水煎药，取"以土调脾土"之意，古法用黄土煎。炒秫米即高粱米，温中涩肠胃，治霍乱，益中利气，治小儿消化不良。黄土、云苓皮健脾燥湿止泻，生牡蛎固敛止泻，滑石、生地榆、小川连清利湿热，莲子心泻火，莱菔子、生枳实导滞，乌药行气止痛，当归土炒止痢，盐橘核温固下元止泻，鸡内金化积滞。

按：当年湿热痢疾属于难治疾病，休息痢疾犹为难治，黄土汤为《金匮要略》中方，方中灶中黄土八两，甘草、干地黄、白术、附子、阿胶、黄芩各三两，用治吐血、鼻出血、先便后血、妇人血崩、产后下痢。

郭先生　冬月初二日

前方连晋，症象较转，阻滞太久，肠中不能即肃，增减前方以清余滞。

方药：云苓皮四钱　　　　炒秫米四钱　　　　　　莱菔子四钱

　　　当归一钱（土炒煎）　　杭芍三钱（土炒煎）　　　川连二钱

　　　三棱一钱　　　　　　莪术一钱　　　　　　　枳实一钱半

　　　旋覆花三钱（包）　　代赭石三钱　　　　　　台乌药三钱

　　　生牡蛎三钱　　　　　谷稻芽各三钱　　　　　橘核三钱

　　　六一散六钱　　　　　黄土汤煎二两　　　　　犀黄丸六分

十二日复诊去三棱、莪术，加川楝子三钱、小青皮三钱、杜仲炭三钱、桑寄生三钱、威灵仙三钱。

方解：云苓皮健脾渗湿，炒秫米健脾燥湿止泻，莱菔子消食祛滞，当归养血和血，杭芍养血柔肝，川连清湿热止泻，三棱行气消积，莪术消积止痛，枳实散瘀消积，旋覆花软坚行水，代赭石平肝镇逆治肠风，台乌药行气止痛，生牡蛎软坚固涩，谷稻芽和胃助消化，橘核散瘀止痛，六一散健脾化湿利尿，黄土汤健脾止泻，犀黄丸清热解毒消肿，川楝子除湿热清肝火止痛，小青皮舒肝解郁，杜仲炭补肝肾强筋骨，桑寄生、威灵仙祛风湿通经络。

按：此方清除瘀滞，其力效大，如枳实、三棱、莪术、莱菔子攻下之力十分集中，体弱气虚者当慎之。

王先生　冬月初四日

肝脾不和，运化失司，久而渐成腹胀，大便不甚克化，舌苔黄腻，纳物颇佳，脉象弦滑，右较盛大，亟宜清柔和化。

方药：云苓皮四钱　　　赤小豆四钱　　　莱菔子四钱
　　　大腹皮二钱　　　旋覆花三钱（布包）　代赭石三钱
　　　盐橘核四钱　　　福泽泻二钱　　　广木香一钱
　　　川厚朴五分　　　广陈皮一钱半　　川牛膝三钱
　　　鸡内金三钱　　　荷梗尺许　　　　左金丸二钱半

方解：云苓皮、大腹皮、广陈皮、广木香、厚朴、莱菔子皆理脾行气、柔肝消腹胀，旋覆花、代赭石旋转中气消胀，鸡内金消积滞，荷梗、泽泻利气行水，左金丸佐金肺气以制肝木。

按：肝脾不和即肝气郁滞，脾失健运，症现腹胀，大便消化不良，胃家纳食很好，能食不能化，舌苔黄腻为积滞之象，右脉盛大为胃家实，弦滑为肝气不畅，导致肝脾不协调，腹胀消化不良，多因生气郁闷停食，治当疏肝利气，调脾运化。

王太太　冬月初六日

脾胃为湿寒所困，旧患脘痛，近复发颇剧，舌苔薄白，脉象缓弦兼滑，右关盛大，亟宜辛通温化。

方药：云苓皮四钱　　　　淡吴萸一钱半　　　　炒川连五分

炒秫米四钱	炮干姜六分	广陈皮三钱
法半夏二钱	旋覆花三钱（布包）	代赭石三钱
台乌药三钱	厚朴一钱半	枳实一钱半
甘草一钱	炒焦谷稻芽各三钱	沉香曲三钱

十三日复诊加广藿梗三钱、桑寄生五钱、槟榔七分。

方解：云苓皮健脾化湿，淡吴萸辛温除寒湿，炒川连佐制辛热，炒秫米健脾燥湿，炮干姜温阳驱寒，广陈皮行气和中，法半夏祛湿和胃、调脾理气，旋覆花旋转中州，代赭石协调中州、运转上下，台乌药理气止痛，厚朴行气除湿，枳实利气运中，甘草益气和中，炒焦谷稻芽调节脾胃、消化积滞，沉香曲降气和胃、止痛除滞，广藿梗加重温化行气、理气宽胸止痛，桑寄生舒肝达络，槟榔加重消积除湿之力。

按：脉缓为寒，滑为湿，右关脉为脾，脾胃为受纳与消化生化之本，胃为阳土，以燥为主，脾为阴土，以湿为主，燥湿相等，则运化正常，遇寒则胃阳伤而脾湿郁滞，中州运化呆滞，导致脘腹剧痛，当以辛温之品行而通达、驱化寒湿。

谢先生　冬月十七日

经络较通，气机未畅，又复上犯，清肃之令不行，胸膈闷捐，大便失畅，肠胃热郁，脉仍弦滑，变通前方。

方药：生石膏八钱	鲜苇根一两	杏仁泥三钱
全栝蒌一两	石决明一两	甜葶苈三钱
桑寄生一两	枳实二钱	龙胆草三钱
杜仲炭三钱	威灵仙三钱	蝉衣三钱
蛇蜕二钱	乌药三钱	生知柏各三钱
稻麦芽各三钱	元明粉三钱（不拌）	大腹皮三钱
紫雪丹四钱（分冲）		

方解：生石膏清气分郁热，鲜苇根清热生津，杏仁泥润肺平喘通便，石决明平肝息风，甜葶苈下气行水除湿热和血，桑寄生除风湿通经络，枳实破气消瘀，龙胆草泻肝胆实火，杜仲炭下气行水，威灵仙祛风通络散痞积，蝉衣清热熄风，蛇蜕祛风解毒、散瘀止痛，乌药顺气开郁、散寒止痛，生知柏滋阴降火、润燥滑肠，稻麦芽

和胃消食，元明粉（不拌）泻热通便，大腹皮下气宽胸治胸膈胀满，紫雪丹治邪热不解、疏二便。

按：服前方（十七日），经络见通畅，气机未畅，复上犯致肺的清肃之令不降，胸膈仍闷捐不舒，大便也不通畅，肠胃郁热，再为变通。

龚妇　冬月初八日

脾湿肝郁，内来攻时，或气逆脘腹胀满，近以时感，犯于上下，呕吐泄泻，带下极多，腹痛脉滑，亟宜芳化和中。

方药：广藿梗三钱　　　　云苓皮三钱　　　　清半夏三钱
　　　旋覆花二钱（包）　　淡吴萸五分　　　　川连五分
　　　川黄柏三钱　　　　　广陈皮二钱　　　　川萆薢四钱
　　　代赭石二钱　　　　　台乌药三钱　　　　大腹皮三钱
　　　青竹茹五钱　　　　　谷稻芽各三钱　　　盐橘核各四钱
　　　苏合香丸一粒

方解：广藿梗治吐泻、血气痛，发表，云苓皮利水消胀，清半夏燥湿化痰、和胃止呕，理气调中治胸膈胀气，旋覆花下气软坚行水，淡吴茱萸、川黄连为左金丸，温胃止吐，另川黄连、川黄柏，一中焦一下焦，清热燥湿止泻，广陈皮开胸理气治胸膈胀满，川萆薢祛风利湿除痹，代赭石平肝镇逆，台乌药顺气开郁止痛，大腹皮下气宽胸治脘腹胀满，青竹茹和胃止呃逆，谷稻芽和胃助消化，盐橘核疏肝和胃、理气止痛，苏合香丸温化通络。

按：由于脾湿内蕴，肝藏血因肝郁气滞，月经不准，或因气逆，胃脘、腹部胀满不舒，近复感外邪，犯攻上下焦，上则呕吐泄泻，下则腹痛，白带量多，脉滑湿滞，当用芳香化浊、和中治吐泄法治之。

安太太　冬月初九日

旧有脘痛，前服药疗经三月，近以饮食失调，逐致复，兼有微感相传于中，而发吐利，脉象弦滑，亟宜清疏和化。

方药：鲜苇根一两　　　　青连翘三钱　　　　石决明八钱

白蒺藜三钱	谷稻芽各三钱	川郁金二钱
旋覆花三钱（包）	代赭石三钱	台乌药三钱
青竹茹五钱	清半夏二钱	川厚朴一钱半
苏合香丸一粒分二角		

方解：鲜苇根清热疏表止呕吐，青连翘清热解毒，石决明育阴潜阳治风阳上扰，白蒺藜散风下气，谷稻芽和胃助消化，川郁金舒肝理气，旋覆花软坚行水治呃逆，代赭石平肝镇逆治呕吐，台乌药行气止痛，青竹茹清疏和胃止呕，清半夏健脾化湿止泄，川厚朴宽中理气除湿，苏合香丸芳香化浊行气止痛。

按：原有胃脘痛痼疾，近因饮食失调复发，并有轻微的外感，停食受凉，呕吐泄泻，当用清表和里之药化解。

痹　证

徐妇　小扬二十八日

湿热下注筋络，腰腿痛楚软久，舌苔白腻，脉象弦滑而数，宜清通渗化。

方药：云茯苓四钱	威灵仙三钱	川牛膝三钱
子木通三钱	金毛狗脊三钱	炒秫米四钱
杜仲炭三钱	盐知柏各三钱	台乌药三钱
桑寄生一两	滑石块四钱	盐橘核各五钱
犀黄丸一钱（分冲）		

方解：云茯苓健脾除湿，威灵仙疏风通经络，川牛膝散瘀血消肿痛，子木通清热利水消肿，金毛狗脊补肝肾除风湿，炒秫米益气安中，杜仲炭除腰脊软痛，盐知柏除湿热护阴液，台乌药顺气开郁止痛，桑寄生除风湿通经络，滑石块清热利湿，盐橘核疏肝和胃、理气止痛，犀黄丸清热解毒、疏达经络。

按：此为湿痹痛，用祛风化湿达络之法。

李太太　冬月初六日（复诊）

热蓄兼时感，渐转为痛痹，形冷，周身关节痛楚，口不喜饮，脉洪滑，宜疏解达络。

方药：嫩茵陈二钱　　　鲜苇根一两　　　栀子炭三钱

威灵仙三钱　　　宣木瓜三钱　　　桑寄生八钱

桃杏仁各二钱　　茯神木五钱　　　苏地龙三钱

薄荷叶五分　　　独活五分　　　　乳香五分

木通三钱　　　　淮小麦一两　　　白僵蚕三钱

忍冬藤二钱　　　滑石块四钱　　　地骨皮三钱

初九日复诊，加：云苓皮六钱、法半夏三钱、川牛膝三钱。

方解：嫩茵陈芳香化浊除湿，鲜苇根宣达清化外感时邪，栀子炭清化湿热，威灵仙疏风通达经络，宣木瓜祛风化湿达络，桑寄生柔肝疏经脉，桃杏仁行气血宣利肺气，茯神木疏经通络，苏地龙祛风止疼、活络止痛，薄荷叶宣达卫表散邪，独活祛风活络除痹，乳香行血化瘀止痛，木通治风湿通痹，淮小麦敛阴止汗，白僵蚕祛风除湿达络，忍冬藤清蓄热通痹达络，滑石块清化十二经脉之湿浊，地骨皮止关节疼痛不适，云苓皮健脾化湿，法半夏和胃除湿，川牛膝强腰脊疏经脉。

按：患者内蕴湿热，复为外邪所袭，风寒湿三邪合而为痹，形成痛风。形寒畏冷，周身关节疼痛，口渴不喜饮，内热未转气分阳明，而深入经络形成痹痛，治当疏解达络除痹。

李太太　冬月十五日

湿邪阻于经络，发为痛痹，骶部较重，或邪窜痛，舌苔白腻，脉象滑实，亟宜清通凉化。

方药：生石膏六钱　　　桑寄生六钱　　　威灵仙三钱

忍冬藤六钱　　　薄荷叶一钱半　　川牛膝三钱

知母三钱　　　　川柏三钱　　　　竹茹六钱

滑石块五钱　　　龙胆草一钱半　　络石藤五钱

方解：生石膏辛凉清热，桑寄生除风湿通经络，威灵仙祛风湿通络，忍冬藤清络中湿热，薄荷叶辛凉芳香清热，川牛膝散瘀血消肿，知母护阴清热，川柏苦寒燥湿清热，竹茹清热凉血、轻可去实，滑石块清十二经脉湿热，龙胆草除下焦湿热，络石藤祛风湿通经络。

按：湿邪阻滞于经络，形成湿痹，导致腿部疼痛较重，时有窜痛感，湿郁久易化热，一般风寒湿三气合而为痹，此患者以湿为主，多用祛湿通络止痛法。

谢先生　初九日

症转后经络湿郁未清，复经寒热外袭，表里闭塞，周身紧急，痹痛复剧，兼有寒热，亟宜辛凉疏解之。

方药：生石膏八钱　　杏仁泥三钱　　鲜芦根一两
　　　桑寄生一两　　威灵仙三钱　　薄荷叶三钱
　　　滑石块四钱　　忍冬藤一两　　生知柏各三钱
　　　龙胆草二钱　　杜仲炭三钱　　焦栀子三钱与茵陈二钱同炒
　　　苏合香丸一粒（分两次和入）

方解：生石膏辛凉清热于里，杏仁泥宣肺利气疏表，鲜芦根清热透邪，桑寄生除风湿通经络，威灵仙祛风湿通经络，薄荷叶辛凉疏化透邪，滑石块清热利湿，忍冬藤清热解毒通络，生知柏清热化湿，龙胆草泻肝胆热除湿热，杜仲炭强筋骨祛关节湿痹，焦栀子与茵陈同炒清湿热泻火平肝，苏合香丸通窍顺气、疏达经络通痹为温开，牛黄清心丸祛风化痰为凉开。

按：服初九日证有转机，但经络湿郁未除，又复感寒热侵袭，表里皆为邪闭，出现周身发紧，恶寒发热，形成痹痛，用辛凉疏解法治之。

李太太　冬月初六日初诊　十三日复诊

前方连晋，痛痹较特，药味苦，饮后脘次渐呈不适，汗出亦多，脉尚弦滑而数，再为变通前方。

方药：云苓皮四钱　　炒秫米四钱　　桑寄生一两
　　　威灵仙二钱　　莲子心三钱　　茯神木三钱
　　　宣木瓜三钱　　栀子炭三钱　　川厚朴一钱
　　　滑石块四钱　　川牛膝三钱　　法半夏二钱
　　　生海蛤一两　　盐炒知柏各三钱　　淮小麦一两

方解：云苓皮健脾化湿，炒秫米健脾祛湿和胃，桑寄生除风湿通经络，威灵仙除风湿通经络，莲子心清心祛热，茯神木祛风毒治筋挛，宣木瓜除痹湿养血舒筋，栀子炭清除湿热，川厚朴行气燥湿，滑石块清湿热利小便，川牛膝强筋骨治痿痹，法半夏健脾燥湿，生海蛤清热利水，盐炒知柏清湿热护阴分，淮小麦护阴止汗。

按：痛痹服药后，痹痛持续不退，药味苦，喝后胃脘不适，汗出多，脉尚弦数滑，为湿痹未净，再以前方加减。

乔女士　冬月初九日

湿热郁阻，肝家阳盛，经络失畅，两臂痛楚，带下多，脉象滑而数，宜柔肝，清化达络。

方药：生石决明八钱　　　白蒺藜三钱　　　桑寄生一两
　　　茯神木四钱　　　　宣木瓜三钱　　　威灵仙三钱
　　　滑石块四钱　　　　盐橘核四钱　　　川萆薢四钱
　　　川牛膝三钱　　　　川黄柏三钱　　　肥知母三钱
　　　活络丹一粒分六角吞下

方解：生石决明清平肝阳，白蒺藜祛风疏达，桑寄生既柔肝又调冲任益肾，用量为一两，意为益肝肾重在达络，补通皆备，茯神木平肝安神，宣木瓜祛湿达络、蠲痹止痛，威灵仙疏通经脉，滑石块清化湿热，盐橘核温暖下焦，川萆薢清湿热止带下，川牛膝强腰脊、引药下行，川黄柏除下焦湿热、清涤带下，肥知母、黄柏清湿热，活络丹祛风疏通经络止疼痛。

按：病因湿热郁阻，肝家阳盛，即因肝主筋脉，湿热郁经络，导致两臂经脉阻滞而疼痛，肝藏血主冲任经脉，因湿热导致下注，而见带下颇多。脉弦为肝阳偏盛之象，滑是湿注之象，数为热象，既滑且数是湿热导致，并存郁阻。治宜柔肝，即缓解肝阳，清化湿热，调治白带，并兼通络除痹痛。

王太太　冬月初六日

湿注经络关节肿痛，迁延较久，手指不得握，痛及腿臂，脉象弦滑而数，左关较盛，宜清通经络，兼化湿邪。

方药：生石膏四钱（先煎）　　嫩麻黄二厘　　桑寄生八钱
　　　茯神木三钱　　　　　　威灵仙三钱　　宣木瓜三钱
　　　苏地龙三钱　　　　　　生山甲二钱　　络石藤三钱
　　　豨莶草一钱　　　　　　滑石块四钱　　龙胆草三钱
　　　旋覆花二钱（布包）　　代赭石二钱　　西黄丸一钱分吞

方解：生石膏清气退热、消肿止痛，嫩麻黄宣透肌腠，桑寄生祛风达络，茯神木治脚气、痛痹、诸筋牵缩，威灵仙疏风通经达络，宣木瓜祛风湿、通经达络，苏地龙息风通经达络，生山甲走窜经络、通达逐瘀消肿，丝瓜络祛风湿通经络，豨莶草祛风除湿，滑石块去湿热行经脉，龙胆草清湿热消肿痛，旋覆花、代赭石二药旋化气机、行通上下、通达助药运行，西黄丸清热消肿解毒。

按：感受湿邪，留注经络导致手指关节活动受限，手指不得弯曲握拳，而且疼痛到背部和腿部，这是典型的风湿痹病，常说是痛风，既疼且肿，法当清邪通经达络化湿。方中穿山甲用之甚妙，常用木瓜、地龙为伍治痛风亦效。

刘先生　冬月初六日

病热之后，湿注经络，疝气发而无患，腿痛有湿痹之患，脉滑大而数。

方药：云苓皮四钱　　　炒秫米四钱　　盐橘核三钱
　　　杏仁泥三钱　　　桑寄生一两　　威灵仙三钱
　　　川牛膝三钱　　　山楂核五钱　　滑石块四钱
　　　泽泻三钱　　　　猪苓三钱　　　乌药三钱
　　　天仙藤三钱　　　茯神木三钱　　盐知柏各三钱
　　　藕一两　　　　　醒消丸三钱

方解：云苓皮健脾渗湿，炒秫米健脾燥湿，盐橘核温下消散，杏仁泥利肺降气，桑寄生柔肝益肾、疏风达络，威灵仙疏风达络通行十二脉络，川牛膝强腰脊治痹痛消肿，山楂核行血化瘀，滑石块清化湿浊、通利经络，泽泻渗湿利水利尿，猪苓祛风除湿，乌药行气活血止痛，天仙藤疏风通络行痹，茯神木治痹痛、风毒、筋挛，盐知柏清湿热除湿痹，藕散瘀血止暴痛，醒消丸解毒消肿、活血止痛，其名意为服药后睡醒肿即消，由乳香、没药、雄黄、麝香等为丸，阴性疮痈用之（阳性毒热用西黄丸）。

按：素有疝气下坠而不甚，高热之后湿邪注于经络，主症为腿痛，此为痹证的湿痹，即痛风病，治以除湿通络。

谢先生　冬月初九日复诊

目疾渐愈，湿热疼痹未除，仍以胁际为甚，舌赤苔白，气机仍阻，胸脘闷满，脉仍滑数，再拟前方变通之。

方药：生石膏八钱　　　杏仁泥三钱　　　桑寄生一两

　　　威灵仙三钱　　　杜仲炭三钱　　　茯神木三钱

　　　子木通五分　　　滑石块四钱　　　旋覆花三钱（包）

　　　川牛膝三钱　　　川黄柏三钱　　　代赭石三钱

　　　肥知母三钱　　　络石藤六钱　　　金毛狗脊四钱

　　　活络丹一粒

方解：生石膏辛凉清热，杏仁泥宣肺利气，桑寄生除风湿通经络，威灵仙疏通经络，杜仲炭益肝肾除湿痹，茯神木平肝安神，子木通清湿热利小便，滑石块清利湿热，旋覆花治胁下胀满，川牛膝散瘀消肿痛，川黄柏清热除湿，代赭石镇逆下气，肥知母清热除湿，络石藤通经活络除痹痛，金毛狗脊除风湿利关节，活络丹舒筋活络止痛。

按：风湿痹痛未除，再以前方变通治疗。

靳太太　初二日

肝肺气郁，筋络痛楚渐减，振动仍疼，烦急未除，肝阳未戢，脉仍弦滑而数大，再为变通前方。

方药：石决明一两　　　白蒺藜三钱　　　台乌药三钱

　　　旋覆花三钱（包）　代赭石三钱　　　杏仁泥三钱

　　　小川连一钱　　　炒枳壳三钱　　　桑寄生六钱

　　　苏子霜三钱　　　川牛膝三钱　　　川楝子三钱

　　　全栝蒌八钱　　　肥知母三钱　　　猪苓二钱

　　　鲜杷叶四钱　　　藕一两　　　　　紫雪丹三分

初六日复诊去紫雪丹,加局方至宝丹一粒。

方解:石决明潜肝阳育阴,白蒺藜平肝疏风达络,台乌药疏肝理气止痛,旋覆花旋转中气,代赭石重坠平和中下,杏仁泥宽胸利肺气,小川连清平肝胃除烦,炒枳壳宽胸利气,桑寄生柔肝疏络,苏子霜宣降肺气,川牛膝通经疏络,川楝子平肝利气,全栝蒌宽胸利气降逆,肥知母清热养阴,猪苓通利渗化,鲜枇叶润肺利气,藕润肺生津通气,紫雪丹清降滞热,复诊减去紫雪丹加局方至宝丹一粒芳香解郁达络。

按:肝肺气郁失畅,药后痛楚渐减,但肺气之郁、肝家阳气未能运载出来,肝主筋络,尚未达畅,活动时仍疼痛,因之烦急不安,其脉仍弦,左关肝脉滑数大为肝阳郁结之象。

眩晕头痛

王太太　冬月朔日

阴分久虚阳失潜,时感上犯而发头晕痛,兼有经络窜痛,经不如期,自汗,近有微咳嗽,脉弦大而数,亟宜滋柔和化兼达经络。

方药:生牡蛎六钱　　龙齿四钱　　桑寄生五钱

　　　血余炭三钱　　芡实米三钱　　磁珠粉一钱

　　　杭白芍三钱　　旋覆花三钱(包)　代赭石三钱

　　　川萆薢三钱　　石决明八钱　　地骨皮三钱

　　　盐知柏各三钱　谷稻芽各三钱　杏仁泥三钱

　　　鲜荷叶一个

方解:生牡蛎、生龙齿、石决明、磁珠粉育阴潜阳镇肝治头晕头痛,桑寄生、血余炭、白芍调经育阴柔肝,盐知柏、地骨皮育阴降肾清命门下焦之火,鲜荷叶清头目,川萆薢除风痹达络脉,杏仁降气利肺止咳,谷稻芽和胃消滞。

按:本病例由于肾阴虚导致肝阳上犯,而致头晕作痛,自汗。肝藏血主筋脉,由于阴血不充,月事不按期而至,阴血不充,脉络失荣,经络失和而作窜痛,脉弦大是肝阳盛的表现,脉数为热,主要病因为阴血不足,冲任失调,经络失养。

冬月八日复诊加青蒿五分、醋军炭五分,清余邪、护阴分、调经血。

于太太　冬月十三日

脾湿肝盛，上焦仍为邪扰，头部尚不清爽，精神稍振，纳物仍差，腿部仍浮肿，舌苔尚垢，再为加减前方。

方药：石决明一两　　鲜芦根一两　　云苓皮三钱

炒秫米三钱　　五加皮三钱　　大腹皮二钱

嫩茵陈二钱　　川牛膝三钱　　滑石块四钱

肥知母三钱　　川黄柏三钱　　桑寄生六钱

杏仁泥三钱　　生海蛤一两　　川厚朴一钱半

方解：石决明镇肝潜阳，鲜芦根清热透邪，云苓皮利水消肿，炒秫米温中涩肠，五加皮除风祛湿壮筋骨，大腹皮下气宽中利水，嫩茵陈清热利湿利小便，川牛膝散瘀血消肿，滑石块清热除湿利小便，肥知母育阴清热祛湿，川黄柏清热利湿，桑寄生强筋骨除风湿通络，杏仁泥宣肺利气化痰，生海蛤清热利湿软坚，川厚朴温中下气、燥湿消痰。

按：肝经蓄热，脾家湿盛，湿热上犯，头觉不清爽，胃蕴热，纳食少，湿盛腿肿，舌苔垢厚，尚有积滞，须清肝脾蕴热，调胃化湿。

张小姐　冬月十二日

旧患肝阳脾湿，形冷颇剧，时作头痛，经后期腹疼，是心为寒袭亦痛经络，兼有湿郁腹，脉缓滑兼弦。拟丸药调理。

方药：石决明一两　　白蒺藜五钱　　全当归八钱

滑石块六钱　　真川芎三钱　　台乌药六钱

吴茱萸三钱　　川厚朴三钱　　赤小豆一两

湖丹皮五钱　　旋覆花五钱（包）　鲜荷叶一个

代赭石五钱　　川牛膝五钱　　川萆薢一两

杜仲三钱　　川柏五钱（盐水炒）　泽泻五钱

茵陈五钱

上药共为细粉炼蜜为丸，每早晚空腹吞下二钱，煮水送下。

方解：石决明平肝止头痛，白蒺藜下气行血止头痛，全当归活血养血，滑石块清利湿热，真川芎温化行血，台乌药理气和血止痛，吴茱萸平肝温化，川厚朴行气化湿，赤小豆和血利水除湿，湖丹皮行血化瘀，旋覆花软坚行水散结，鲜荷叶利湿升发清阳，代赭石平肝镇逆，川牛膝散瘀血消肿痛，川草薢祛风利湿治痹痛，杜仲益肾强筋骨，川柏入肾除湿热，泽泻利水渗湿，茵陈清湿浊除瘀滞。

按：肝热脾湿引起形冷头痛，发于月经后期者，须治疗时间长一些，可改服丸剂。

丁先生　初九日

肝家风热，上凌头部，窜痛颇甚，或呃逆，关脉弦数兼滑，亟宜辛凉清化之。

方药：石决明八钱　　生石膏四钱　　白蒺藜三钱

　　　辛夷三钱　　　肥知母三钱　　川黄柏三钱

　　　桑寄生五钱　　青连翘六钱　　青竹茹五钱

　　　胆草炭三钱　　地骨皮三钱　　薄荷叶一钱

　　　荷叶一个　　　紫雪丹四分^{（分冲）}

复诊改石膏为八钱，加炒稻芽二钱、杭菊花三钱。

方解：石决明育阴潜阳镇肝降逆止痛，生石膏清化胃腑、平抑呃逆，白蒺藜平肝息风止头痛，辛夷平肝疏散风火，肥知母育阴清热降火，川黄柏滋阴降火，桑寄生清热追风、养血散热，青连翘清热凉化火热，青竹茹清热和胃治呃逆，胆草炭平肝泄热，地骨皮清热养血平肝阳，薄荷叶芳香辛凉除风火止头痛，荷叶升发清阳治头风止痛，紫雪丹清平滞热。

按：肝主风，肝家阳盛，风火上窜头部导致窜痛利害，肝气横逆令胃气失和，时作呃逆；脉弦滑数，为肝气横逆之象，宜用辛凉之药清化其热。

阚先生　冬月十六日

肝胃并盛，受煤气后复经邪袭，头部晕楚，转力顿出，脉象弦数而濡，当清解凉化。

方药：石决明八钱　　鲜苇根一两　　冬桑叶三钱

　　　胆草炭三钱　　肥知母三钱　　地骨皮三钱

　　　杭菊花三钱　　嫩桑枝六钱　　忍冬花藤各三钱

　　　川黄柏三钱　　薄荷叶一钱半　青竹茹六钱

荷叶一个　　　　　　　紫雪丹四分（分冲）

方解：石决明育阴潜阳，鲜苇根清热疏表，冬桑叶清平风热，胆草炭清热泻火，肥知母滋阴降火，地骨皮育阴退热，杭菊花清疏头目，嫩桑枝祛风达络，忍冬花藤清热解毒、疏邪达络，川黄柏清利湿热，薄荷叶芳香疏表清热，青竹茹清热疏泄，荷叶升清阳除浊邪，紫雪丹清热解毒泻火。

按：肝胃不和，受纳消化皆差，复受煤气后又有外感之邪，出现头晕并重，并感觉乏力，精神不爽，宜清解凉化治之。

胁　痛

张局长　冬月初四日

肝胃并为热郁，气机失畅，横逆胸胁，阻塞不通，舌苔黄糙，口渴喜饮，脉象较盛，左关尤硬，亟宜清平止抑化解。

方药：石决明八钱（生研先煎）　　白蒺藜三钱　　　鲜石斛五钱

旋覆花三钱（包）　　代赭石三钱　　　台乌药三钱

川牛膝三钱　　　　炒枳壳二钱　　　大腹皮三钱

醋青皮一钱半　　　桑白皮三钱　　　青竹茹六钱

知母三钱　　　　　藕一两　　　　　紫雪丹四分

方解：方中石决明、白蒺藜育阴潜镇肝阳，炒枳壳、大腹皮、台乌药、醋青皮畅利气机，疏达阻塞之郁，旋覆花、代赭石旋转中气、开通解郁，青竹茹清胃热，鲜藕清通利气益津，鲜石斛清热生津止渴，知母清胃热、平郁热、护阴液、止口渴，紫雪丹清热降逆，有"三石"寒水石、生石膏、生滑石化郁结之热。

按：肝胃皆有郁热，肝郁热，导致气机失于畅通，横逆胸胁而致阻塞；胃郁热，则口渴喜饮，苔干黄糙，脉现洪大，左关脉尤不柔和，急需清平肝郁之气、胃家之热，以免进一步伤津耗液。

郭太太　十一月初八日

阴虚湿乘，肝家热郁，气机横逆，表里不和，时作形冷，胸胁阻塞，舌苔白腻，脉象洪滑而数，亟宜清滋和化。

方药：生鳖甲三钱（先煎）　　生海蛤八钱　　焦栀子三钱

旋覆花三钱（包）　　龙胆草二钱　　地骨皮三钱

代赭石三钱　　川黄柏三钱　　肥知母三钱

忍冬花五钱　　川郁金二钱半　　炒枳壳二钱

方解：生鳖甲补肝阴清肝热、退热化瘀，生海蛤治血结胸痛，焦栀子祛湿除热，旋覆花治胸胁阻塞，龙胆草清平肝热祛湿，地骨皮清热凉血、润肺消肿痛，代赭石平肝镇逆，川黄柏清热祛湿，肥知母滋阴降火，忍冬花芳香清化郁热，川郁金平肝解郁，炒枳壳宽胸利气。

按：由于内蓄湿热入侵，肝郁气机失其畅通，并感受外邪，表里失和，出现怕冷，胸胁阻塞不舒，舌苔腻，脉弦数滑湿，为肝经郁热，治宜清肝热舒气法治疗。

金先生　冬月十二日

脾湿肝热，运化不舒，脘次不适，右胁际痛楚已久，近以湿热蒸腾，目胞肿痛，脉象弦滑而数，亟宜柔肝和化。

方药：云苓皮三钱　　炒秫米三钱　　石决明八钱

白蒺藜三钱　　旋覆花三钱（包）　　代赭石三钱

桑白皮三钱　　地骨皮三钱　　焦栀子三钱

蒲公英四钱　　台乌药三钱　　川楝子三钱

荷叶一个

方解：云苓皮健脾化湿消肿，炒秫米健脾燥湿，石决明柔肝明目，白蒺藜平肝散风明目，旋覆花清胁际胀痛，代赭石平肝镇逆、下气清火，桑白皮平肝疏风、清热明目，地骨皮清热凉血消肿痛，焦栀子清平湿热，蒲公英清热消肿止痛，台乌药行气止痛，川楝子疏肝理气止痛，荷叶行水气消浮肿痛。

按：肝热脾湿，运化不畅，导致胃脘及右胁疼痛时久，近因湿热蒸腾上冲，眼胞肿痛，用柔肝和化法治之。

消 渴

李先生　冬月初八日

服前方浮热较减,阳明稍平,口渴引饮,小溲频多,其阴不足,久则恐成清病,脉弦数,再为清滋。

方药:生石膏八钱　　生牡蛎四钱　　石决明一两

　　　大生地三钱　　山萸肉三钱　　杭白芍三钱

　　　龙胆草二钱　　莲子心三钱　　盐知柏各三钱

　　　炒薏苡仁三钱　覆盆子三钱　　谷稻芽各三钱

　　　荷叶一个

方解:生石膏辛凉清阳明之热,生牡蛎固敛阴分,石决明育阴潜阳,大生地滋阴补肾凉血,山萸肉补肝肾涩精治尿频,杭白芍柔肝育阴,龙胆草泻肝胆除下焦湿热,莲子心清心泻火、安神涩精,盐知柏滋阴降火,炒薏米仁和胃醒脾,覆盆子补肝肾缩小便,谷稻芽助消化水谷,荷叶清凉降浊热。

按:服用前方浮浅之热稍减,阳明经热稍稳,但仍见口渴引饮症象,且小便频多,表现阴分亏虚,时久热束,现饮多、溲多,恐形成清病,即现所言上下二消,消渴病即糖尿病。

淋 证

罗老太太　冬月

湿热下注,膀胱不化,小溲下脓血,服前方症象已转,而血仍未止,坠痛未除,脉象仍弦数,再为变通前方。

方药:石决明六钱　　白蒺藜三钱　　鲜茅根一两

　　　川草薢四钱　　赤小豆六钱　　湖丹皮三钱

　　　黛蛤散一两　　蒲公英五钱　　瞿麦壳三钱

　　　滑石块四钱　　盐知柏各三钱　盐橘核二钱

川牛膝三钱　　　　　莲子心二钱　　　　　血余炭三钱

梅花点舌丹四粒　　　藕一两

方解：石决明育阴潜阳平肝，白蒺藜散风行血，鲜茅根凉血止血，川草薢清利下焦湿热，赤小豆和血排脓、消肿止痛，湖丹皮清热凉血，黛蛤散清热凉血、软坚散结，蒲公英清热解毒消痈肿，瞿麦壳清热利水，滑石块清热化湿利水，盐知柏清下焦湿热，盐橘核疏肝和胃、理气止痛，治子宫下垂，川牛膝散瘀血消肿痛，莲子心清热止血，血余炭止血消瘀，梅花点舌丹清热解毒、消肿散结，藕散残留之血、生肌止暴痛。

按：湿热下注尿脓血，方中已用点舌丹止血消肿。

刘太太　冬月二十三日

湿热注于下焦，膀胱热郁，兼以肝家阳盛，小溲下血涩痛，脉数兼弦，宜清化柔肝。

方药：石决明八钱　　　赤小豆六钱　　　车前子三钱

瞿麦三钱　　　　　血余炭三钱　　　焦栀子三钱

鲜茅根一两　　　　胆草炭五钱　　　益元散四钱

知母三钱　　　　　川柏三钱　　　　盐橘核四钱

莲子心二钱　　　　大小蓟三钱　　　白木通三钱

旋覆花三钱（包）　　代赭石三钱　　　川草薢四钱

海金砂四钱　　　　川牛膝三钱　　　萹蓄三钱

湖丹皮三钱　　　　西黄丸一钱（分吞）

方解：石决明平肝潜阳，赤小豆利水除湿、和血排脓，车前子利水清热治血尿，瞿麦清热利水、破血通经，血余炭止血行瘀，焦栀子清热泻火凉血，鲜茅根清湿热泻火，胆草炭疏肝理气止痛，益元散清湿热利小便，知母滋阴降火，川柏清热燥湿，盐橘核下气软坚行水，莲子心清心火安神，大小蓟凉血止血，白木通泻火利小便，旋覆花下气软坚行水，代赭石凉血止血，川草薢利小便治淋浊，海金砂清热解毒、利水通淋，川牛膝散瘀血消肿痛，萹蓄清热利尿，湖丹皮清热凉血和血，西黄丸清热解毒、消肿散毒。

按：湿热下注膀胱，尿血涩痛，实属淋证，用清热凉血止血法治之。

徐少爷　十月二十八日（复诊）

旧患心热下移，膀胱失司，小溲频数，近复痰咳频重，痰不易出，前方服后尚未效，停药便转增剧，再为加减前方。

方药：生石膏五钱　　　生牡蛎三钱　　　鲜石斛四钱

　　　黛蛤散六钱　　　甜葶苈三钱　　　青竹茹六钱

　　　旋覆花三钱（包）　代赭石三钱　　　天竺黄二钱

　　　杏仁泥三钱　　　板蓝根三钱　　　条黄芩三钱

　　　盐炒玄参三钱　　知母三钱　　　　鲜九菖蒲根三钱

　　　紫雪散四分（分冲）

方解：生石膏清气分郁热，生牡蛎软坚散结，鲜石斛养阴增液，黛蛤散清热化痰，甜葶苈止咳化痰，青竹茹清热和胃，旋覆花消痰降气、软坚行水，代赭石平肝镇逆，天竺黄清热化痰，杏仁泥宣肺利气止咳，板蓝根清热凉血，条黄芩清热止咳，盐炒玄参滋阴降火，知母滋阴润肺止咳，鲜九菖蒲根芳香达窍，紫雪散清热解毒。

按：旧病心火下移，膀胱功能失司，小便频数，近期出现咳嗽，有痰不易咯出，再与前方加减治之。

便　秘

张先生　冬月十三日

外感之后，热实于中，便结而不下，两肠并困，小溲短赤，脉滑实而数，亟宜和中调化。

方药：鲜苇根一两　　　生石膏五钱　　　冬桑叶三钱

　　　全栝蒌一两　　　肥知母三钱　　　郁李仁二钱

　　　旋覆花三钱（包）　代赭石三钱　　　大青叶三钱

　　　枳实二钱　　　　条黄芩三钱　　　甘草一钱

　　　风化硝八分　　　酒军二钱　　　　川草薢二钱

十六日复诊加石决明三钱、炒谷稻芽各三钱。

方解：鲜苇根清热疏解表邪，生石膏清肺胃实热，冬桑叶祛风清热，全栝蒌润肺化痰、散结滑肠，肥知母滋阴降火利便，郁李仁润燥滑肠、下气利水，旋覆花软坚行水消胁下胀满，代赭石下气降痰清火，大青叶入心胃散热解毒，枳实破气消胸腹胀满，条黄芩清热凉血，甘草健脾和中、协调诸药、解毒，风化硝软坚通便，酒军泻热毒破积滞，川草藓祛风利湿。

按：此方泻泄实火之力很大，其中酒军、枳实、芒硝、甘草为调胃承气汤，但方中郁李仁滑泻之力不小，加上栝蒌、知母下降之力也重，体弱者或非实热内聚者慎用。

李老太太　冬月初七日

肝胃实热，蒸腾上灼，牙龈肿痛颇剧，大便秘，脉大而数，亟宜泻热以平肝胃。

方药：生石膏八钱　　　龙胆草三钱　　　忍冬花五钱

　　　全栝蒌六钱　　　川牛膝六钱　　　青竹茹八钱

　　　蒲公英五钱　　　薄荷叶一钱半　　地骨皮三钱

　　　知母三钱　　　　川柏三钱　　　　枳实二钱

　　　石决明八钱　　　荷叶一个　　　　六神丸三十粒^{（分两次吞）}

方解：生石膏清胃泻火、消肿止痛，龙胆草苦寒泻肝经之热，忍冬花清热解毒消肿，全栝蒌平胃降气、润便泄热，川牛膝引药力下行，青竹茹清热和胃，蒲公英清热解毒、消肿止痛，薄荷叶芳香清凉散热，地骨皮清热凉血消肿，知母滋阴降热通便，川柏苦降护阴清热，枳实利气通降便秘，石决明育阴潜阳、平肝镇逆，荷叶清凉芳化消肿、疏气降浊热，六神丸清热消肿止痛。

按：肝郁实热，气逆上冲，加之胃家实热，两热上灼导致牙龈肿痛，胃家实热除上灼牙齿，还累及肠腑，令大便秘结，更加热无出处，上灼于齿肿，剧痛难忍，治亟需平肝热、泻胃肠之火。

高少爷　冬月初六日

肠胃热实，大便燥秘，甚则血下，手关纹色默黯大，亟宜调中润滑以清实邪。

方药：全栝蒌三钱　　　鸡内金二钱　　　桑白皮二钱

　　　焦麦芽二钱　　　旋覆花五分^{（包）}　代赭石五分

地榆一钱半　　　　　知母二钱　　　　　风化石五分
生白蜜一小勺（和入）

方解：全栝蒌润燥通便，鸡内金消积化滞，桑白皮降肺气行肠气，因其为表里之意，焦麦芽消食导滞，旋覆花旋转中气，代赭石运行下气助行大便之力，地榆治便血兼清燥热，知母清肺胃行大便，风化石泻下通便，生白蜜润肠行便。

十三日复诊加小川连一钱、血余炭二钱、莱菔子二钱、生槐实二钱、盐橘核二钱、小郁李仁二钱。

方解：小川连苦寒清胃肠之热，血余炭止便血，生槐实清热止便血，盐橘核消下散瘀，小郁李仁润肠通便微泻下。

按：肠胃实热引发便秘燥结难下，肛裂出血，唯恐肠出血而用血余炭止血、地榆炭凉血止血。

失　眠

张少爷　冬月十八日

肝胆心络均为热郁，腹中兼滞象，夜不能安寐，舌苔白腻，脉数而大，亟宜清化宣和。

方药：鲜苇根四钱　　　莲子心一钱半　　　冬桑叶三钱
　　　薄荷一钱　　　　知母三钱　　　　　栝蒌三钱
　　　滑石块三钱　　　桑白皮三钱　　　　地骨皮三钱
　　　大腹皮一钱　　　首乌藤五钱　　　　杏仁泥三钱
　　　太极丸一粒（研和）

方解：鲜苇根辛凉疏邪，莲子心清心安神，冬桑叶祛风清热，薄荷辛凉芳化疏邪，知母滋阴降火，栝蒌散结滑肠，滑石块清热渗湿利窍，桑白皮泻肺行水，地骨皮清除潮热，大腹皮除脘腹胀满，首乌藤养心安神、通络祛风，杏仁泥宣肺利气，太极丸现名"小儿清丸"，含大黄、僵蚕、胆星、竺黄，清热镇惊，祛风化痰。

按：肝热易惊，心热夜眠不安，舌苔白腻为腹中有积滞，俗话说"食火积滞，外易受邪"，治以清里宣外。

水 肿

鲍男　小扬二十二日

下部腿足肿，心胃疼，湿热入络，下焦较盛，周身面部浮肿，腿为重，舌滑，咳嗽无痰，脉弦滑而数，宜渗化疏湿。

方药：带皮茯苓四钱　　生海蛤一两　　猪苓三钱
　　　川牛膝二钱　　　生滑石块二钱　炒高粱米四钱
　　　苏子霜二钱　　　泽泻三钱　　　杜仲炭四钱
　　　盐炒橘核五钱　　法半夏二钱　　杏仁泥三钱
　　　陈皮二钱　　　　五加皮二钱　　鲜冬瓜皮一两

方解：带皮茯苓治水肿肤胀，生海蛤清热利水、软坚化痰，猪苓利尿渗湿消肿，川牛膝散瘀消肿，生滑石块渗湿利尿，炒高粱米益中燥湿，苏子霜润肺宽肠，泽泻渗湿利水消肿，杜仲炭治足膝痿软，盐炒橘核理气止痛，法半夏燥湿化痰，杏仁泥利肺止咳，陈皮开胃理气，五加皮祛风湿消水肿，鲜冬瓜皮利水消肿。

按：周身水肿，咳嗽无痰，有水气冲逆、肺气不降之象，当为水鼓证之类。

疝 气

柳男　小扬二十四日

肝热脾湿，注于经络，清窍蔽阻，耳鸣鼻衄，久患狐疝，舌苔厚腻，脉象弦滑而数，左关较盛，宜清平渗化。

方药：石决明八钱　　胆草炭钱半　　旋覆花三钱（包）
　　　地骨皮三钱　　滑石块四钱　　鲜茅根一两
　　　川郁金三钱　　代赭石三钱　　川牛膝三钱
　　　山楂根五钱　　白蒺藜三钱　　杏仁泥三钱

九菖蒲三钱　　　　生橘核五钱　　　　辛夷二钱

荷叶一个　　　　　当归龙荟丸八钱

方解：石决明平肝息风，胆草炭清平肝胆、聪耳止血，旋覆花下气软坚行水，地骨皮治潮热，滑石块清热利湿，鲜茅根凉血止血，川郁金行气解郁破瘀，代赭石平肝镇逆，川牛膝消肿散瘀，山楂根为生山楂根，功治消积祛风止血，治食积、痢疾、关节痛、咯血，白蒺藜散风明目聪耳，杏仁泥宣肺利气，九菖蒲芳香利窍，生橘核理气治睾丸肿胀，辛夷散风明目聪耳，荷叶升发清阳止血，当归龙荟丸泻肠胃三焦实火。

按：上焦风火致耳鸣鼻衄，湿气下注致狐疝及睾丸时下坠时回升之病证，实属上盛下虚。

项发结核

李太太　冬月二十五日

肝肺热郁，项发结核，颐肿牵及右半头部痛楚，脉象弦大而实，舌苔黄厚，宜清平内消。

方药：生石膏八钱　　　石决明一两　　　　龙胆草三钱

酒川军一钱　　　　蒲公英五钱　　　　忍冬花三钱

板蓝根四钱　　　　夏枯草三钱　　　　鲜茅苇根各一两

栀子炭三钱　　　　全栝蒌一两　　　　元明粉一钱

杜仲炭三钱　　　　青连翘三钱　　　　青竹茹三钱

川贝母三钱　　　　肥知母三钱　　　　郁李仁三钱

川牛膝三钱　　　　旋覆花(包)、代赭石各三钱

薄荷叶一钱半　　　梅花点舌丹四粒

二十六日复诊加嫩桑枝三钱、盐橘核四钱。

方解：生石膏清热解毒，石决明镇肝降逆，龙胆草泻肝实火消肿，酒川军泻热毒散积滞，蒲公英清热解毒散结，忍冬花清热解毒消肿，板蓝根清热解毒、消痄腮项肿，夏枯草消肿散结，鲜茅苇根清热解毒消肿，栀子炭清热解毒凉血，全栝蒌润肺

散结滑肠，元明粉软坚消肿，杜仲炭强腰脊益肝肾，青连翘、青竹茹、川贝母化痰消肿散结，肥知母滋阴降火，郁李仁润燥滑肠利二便，川牛膝散瘀血消痈肿，旋覆花、代赭石凉血下气、软坚消肿，薄荷叶辛凉祛风热，梅花点舌丹清热解毒、消肿散结。

按：肝肺郁热上项，项部结核，颐下肿颌及右半头部疼痛，郁热结毒，脉弦而有力，舌苔黄厚，热邪甚重，用清热内消法治之。

噎膈

刘先生　冬月十九日

闷伤津液，肝家气逆，噎膈已久，舌苔厚腻，脉弦而数，右寸关较盛，亟宜降逆豁痰，兼生津液。

方药：鲜苇根一两　　　青竹茹一两　　　鲜石斛四钱（先煎）

　　　旋覆花四钱（包）　代赭石四钱　　　川郁金三钱

　　　大腹皮三钱　　　生枳实三钱　　　法半夏三钱

　　　川厚朴一钱半　　川牛膝三钱　　　苏子霜二钱

　　　全栝蒌八钱　　　肥知母三钱　　　荸荠七枚

二十六日复诊：加鲜杷叶三钱、盐橘核四钱，改苏子霜为苏叶二钱。

方解：鲜苇根滋阴生津，青竹茹清热止呕，鲜石斛清热生津养液，旋覆花下气软坚抑呕逆反胃，代赭石消痰下气抑呕逆反胃，川郁金行气解郁、凉血破瘀，大腹皮下气宽中消脘腹痞满，生枳实破气散瘀、消痰消积，法半夏降逆止呕、消痞散结，川厚朴温中下气抑反胃呕吐，川牛膝散瘀血消痈肿，苏子霜下气消痰治胸膈痞闷，全栝蒌润肺化痰结消痈肿，肥知母滋阴降火、润燥滑肠，荸荠清热化痰消积，鲜杷叶清热和胃、降气化痰，盐橘核疏肝和胃治胸腹胀满。

按：此病为噎膈，即当今食道癌，属难治之证，由肝气郁逆时久而得，气逆使津液不得滋润，日久食水干涩，咽下不通，而上反干呕，宜用降肝逆滋津液之品。

口 干 症

傅女士　冬月初九日

湿热肝郁，运化不行，腕次失畅，津液为之敝，而口干亦甚，脉象弦滑而数，亟宜柔肝和化以复津液。

方药：黛蛤散八钱　　　鲜石斛四钱　　　川郁金三钱

石决明八钱　　　白蒺藜三钱　　　青竹茹五钱

旋覆花二钱（包）　代赭石二钱　　　谷稻芽各三钱

地骨皮三钱　　　焦大曲三钱　　　川厚朴一钱

广陈皮一钱半　　川牛膝三钱　　　仙露半夏二钱

方解：黛蛤散清热柔化，鲜石斛生津止渴，川郁金疏肝理气，石决明潜镇肝阳，白蒺藜平肝柔化，青竹茹清热和胃，旋覆花下气和胃，代赭石平肝镇逆，谷稻芽醒脾和胃助消化，地骨皮清热治消渴，焦大曲助消化畅胃气，川厚朴宽胸利气，广陈皮理气和胃，川牛膝引浮火下行，仙露半夏又名仙半夏，为生半夏用甘草、五味子、青陈皮、枳壳、枳实、川芎、沉香等中药煎汁浸泡，待药汁吸干，再烘干入药者，其用和胃降逆。

按：内蕴湿热，因肝气郁结致胃脘部运化不畅，津液不得施布，出现口干，治当柔肝和胃，恢复津液，以缓口干，即用舒肝和胃之法。

吴先生　冬月十七日

脾家湿热，津液被阻，外邪袭闭，解后燥气灼中，阳邪上犯致头不清爽，舌心脱苔，口干，脉滑数，宜清化之。

方药：鲜苇根一两　　　鲜石斛四钱　　　冬桑叶三钱

青竹茹五钱　　　清半夏一钱半　　杏仁泥三钱

薄荷梗一钱半　　桑白皮三钱　　　地骨皮三钱

肥玉竹三钱　　　莲子心一钱半　　肥知母三钱

杭菊花三钱　　　荷叶一个

方解：鲜苇根清热生津透邪，鲜石斛清热养阴增液，冬桑叶疏散表邪，青竹茹甘凉清热，清半夏醒脾和胃，杏仁泥宣肺利气疏表，薄荷梗辛凉疏表，桑白皮利肺降气，地骨皮清热凉血，肥玉竹养阴增液，莲子心清心治舌苔脱，肥知母滋阴降火，杭菊花清热疏邪、清头明目，荷叶芳香升发清阳利湿。

按：前曾感冒已疗，因脾经湿热，津液不得上润，口干为津伤之象，现复因感受外邪闭阻，热邪上犯致头不清爽，复现口干，舌中心无苔，口干舌燥，脉滑有湿，数有热，用清热化湿法治之。

奔 豚

刘先生　冬月十六日

久患奔豚，肾经湿积，夏令服药疗后，近又复发，势颇盛大，脉象弦滑有力，亟宜咸软滋化，佐以攻导。

方药：生牡蛎三钱　　　生海蛤八钱　　　盐橘核四钱

乌药二钱　　　旋覆花三钱（包）　川牛膝三钱

郁李仁二钱半　　元明粉二钱半　　代赭石三钱

盐泽泻三钱　　　川楝子三钱　　　蓬莪术二钱半

荆三棱二钱半　　炒盐知柏各三钱　西黄丸一钱（分吞）

方解：生牡蛎软坚散结，生海蛤清热利水、软坚化痰，盐橘核入肾软坚散结，乌药、旋覆花软坚行水除胁下胀满，川牛膝散瘀血消痈肿，郁李仁、元明粉润燥滑肠、下气利水，代赭石下气平肝镇逆，盐泽泻利水渗湿泻热，川楝子除湿热清肝火止痛，蓬莪术破血消积止痛，荆三棱破血行气、消积止痛，盐知柏清下焦湿热，西黄丸清热解毒消肿痛。

按：久患奔豚，肾经积湿，至夏季天气热服药见效，现天寒致复发，脉弦滑有力则其病势较重，采用咸味入肾，佐用攻坚之品软化之。

《金匮》中言奔豚病"从少腹起，上冲咽喉，发作欲死，复还止，皆从惊恐得之"。有奔豚、有吐脓、有惊怖、有火邪，此四部病皆从惊发得之，奔豚如豚之奔突之状。

月 经 病

姚妇　十月二十二日

肝热气逆，脾湿亦盛，头常晕疼，胞次不通，舌赤苔滑白，脉弦滑而数，左关数盛，宜清平抑化。

方药：石决明一两（生研先煎）　　旋覆花二钱（包）　　莲子心二钱

　　　清半夏一钱半　　荷叶一个　　白蒺藜二钱

　　　代赭石二钱　　竹茹五钱　　真川芎三钱

　　　知母三钱　　地骨皮三钱　　薄荷叶一钱

　　　龙胆草钱半　　紫雪丹三分（分冲）

方解：石决明平肝潜阳，旋覆花消痰下气，莲子心清心安神，清半夏化痰降逆止咳，荷叶升发清阳之气，白蒺藜治胸满咳逆，代赭石平肝镇逆，竹茹清热化痰止咳，真川芎活血止痛，知母滋阴降火，地骨皮清热治咳喘，薄荷叶升发清阳，龙胆草泻肝胆实热，紫雪丹清热除瘟开窍。

按：胞次不通是月经不调，闭经所致。

张女　十月二十六日

前方连晋，外邪未解，逼届经期，腰腹绞痛，形如未除，腿部尤重，脉尚弦滑而数，再为拟与前方。

方药：全当归三钱　　桑寄生五钱　　台乌药三钱

　　　薄荷一钱　　丝瓜络一钱　　真川芎一钱

　　　嫩茵陈钱半　　川黄柏一钱　　陈皮钱半

　　　大腹皮钱半　　杜仲炭三钱　　川草薢四钱

　　　川牛膝三钱　　甘草五分　　干藕节五枚

方解：全当归养血活血，桑寄生除风湿通经络，台乌药行气和血止痛，薄荷辛凉芳化疏解，丝瓜络通经络止肝腹痛，真川芎行气开郁、活血止痛，嫩茵陈利肝胆清湿热，川黄柏清热利湿，陈皮理气治腰腹痛，大腹皮治脘腹胀痛，杜仲炭补肝肾强筋骨，川草薢祛风湿治腰膝痛，川牛膝散瘀血消肿痛，甘草健脾和协诸药，干藕节散瘀血消肿。

按：连服药后外邪未解，又临近经期，血虚气滞，经络受阻，故腰腹疼痛，不通则痛，故而腿部尤重，再以前方治之，养血通经，行气止痛。

崔妇　小扬二十八日

肝家气郁，经瘀，左肋发为聚痛，旧患阴亏阳邪失潜，脉弦数熾於左关，宜清平和化。

方药：石决明八钱（先煎）　　代赭石三钱　　　川楝子三钱

　　　杭白芍二钱　　　　真血珀一钱　　　生牡蛎五钱（先煎）

　　　生龙齿四钱（先煎）　　旋覆花三钱（布包）　小青皮三钱

　　　首乌藤一两　　　　藕一两　　　　　川郁金二钱

　　　台乌药二钱　　　　生枳实钱半　　　肥知母三钱

方解：石决明平肝息风，代赭石平肝镇逆，川楝子清肝火止痛，杭白芍养血育阴柔肝，真血珀镇静安神，散瘀止血，利水通淋，治惊风癫痫、惊悸失眠、血淋血尿。生牡蛎、生龙齿育阴潜阳，旋覆花下气软坚，小青皮疏肝破气、散结消痰，首乌藤养心安神，藕升发清阳疏气，川郁金行气解郁，台乌药理气止痛，生枳实破气散瘀，肥知母滋阴降火。

按：肝郁气滞，月经不畅，肝气行于左肋，发为聚痛，旧患有阴分亏虚，肝阳上亢，头晕易怒，治用清平肝阳、利气化滞。

崔太太　冬月初二日

血虚为湿所乘，经渐短少，形冷自腹，晨间腹痛，兼失眠，脉象弦滑而数，亟宜清疏渗化、交通心肾。

方药：生牡蛎五钱　　　　生鳖甲一钱半　　赤小豆四钱

　　　湖丹皮一钱半　　　盐橘核各四钱　　嫩桑枝六钱

　　　炒常山一钱半　　　川草薢四钱　　　大腹皮一钱半

　　　川黄柏三钱　　　　盐泽泻一钱　　　莲子心一钱

　　　　首乌藤五钱　　　　　　滑石块四钱

　　方解：生牡蛎收涩软坚散结，生鳖甲化瘀软坚，赤小豆利水除湿消肿，湖丹皮凉血行瘀，盐橘核疏肝理气止痛，嫩桑枝祛风湿利关节，炒常山祛风行气利水，川萆薢祛风利湿止痛，大腹皮行气宽胸行水，川黄柏清热利湿，盐泽泻渗湿泻热，莲子心清心安神，首乌藤养肝安神，滑石块清化湿热利尿。

　　按：病案所述，至极清楚，血虚为湿所乘，呈现诸症，治亦清晰，宜清疏渗化、交通心肾。

刘女先生　冬月十九日

　　脾湿素盛，血分为湿所阻，临经期腹痛楚，经行黑色，白带下多，呃逆亦盛，舌苔厚腻，脉象弦滑，宜清滋和化，前方连晋，证象略减，脾家湿困，带下仍多，腹痛后重，脉象仍数，再为变通前方。

　　方药：赤小豆四钱　　　湖丹皮二钱　　　云苓皮五钱
　　　　　炒秫米五钱　　　川萆薢四钱　　　盐橘核四钱
　　　　　石决明八钱　　　莱菔子三钱　　　台乌药三钱
　　　　　大腹皮二钱　　　杜仲炭三钱（盐水炒）　滑石块四钱
　　　　　首乌藤一两　　　小川连一钱半　　肥知母三钱
　　　　　荷叶一个　　　　干藕节七枚

　　方解：赤小豆利水除湿、和血排脓，湖丹皮清热和血凉血，云苓皮利水消肿，炒秫米益中利气，川萆薢祛风利湿治顽痹，盐橘核疏肝和胃、理气止痛，石决明平肝潜阳，莱菔子下气治胸闷腹胀，台乌药顺气开郁散寒止痛，大腹皮下气宽胸行水，杜仲炭补肝肾除阴下湿浊，滑石块清热利湿，首乌藤养心安神、通络祛风，小川连泻火燥湿解毒，肥知母滋阴降火，荷叶升发清阳散瘀血留好血，干藕节助脾胃散瘀血。

　　按：此例较重，平素血分瘀滞，月经褐色并兼白带，湿浊瘀滞，下焦湿浊上犯，致胃气上逆，呃逆且腹痛，非一般清热化湿所能调，当年妇女避讳不多言述，如排出物有无恶味，如有当生岩，加西黄丸、土茯苓之类。

王太太　冬月十七日

右手麻胀，上身发木，天癸十四五日未止。湿痰入络，右半身麻痹较久，治法多用开窍达络之品，以至经不能止，而经络湿邪未减，脉象弦滑，治宜滋化。

方药：生牡蛎三钱　　　　黛蛤散一两　　　　血余炭三钱

芡实米三钱（盐炒）　　胆草炭二钱　　　　桑寄生六钱

忍冬藤五钱　　　　　　生侧柏三钱　　　　川草薢四钱

蒲黄炭三钱　　　　　　赤小豆四钱　　　　湖丹皮一钱

盐知柏各三钱　　　　　法半夏三钱　　　　广陈皮一钱半

藕一两（带节须）

方解：生牡蛎滋化软坚散结，黛蛤散育阴清热，血余炭化瘀止血，盐炒芡实米固肾益精止带下，胆草炭清化止血，桑寄生祛风湿通经络，忍冬藤清热祛风达络，生侧柏凉血止血、活血消瘀，川草薢清肝凉血止血除湿热，蒲黄炭止血除尿血，赤小豆利水除湿和血，湖丹皮凉血止血祛风湿，盐知柏育阴清化湿热，法半夏健脾化湿，广陈皮和胃利气，藕（带节须）散瘀凉血、止血活络。

按：湿痰入络，右半身麻痹日久，治法如多用开窍达络之品，则活血导致月经不止，且经络湿邪未减，脉尚弦为邪盛，当用滋养化解。

胎　中　病

胡太太　十一月初六日

肝胃两阳兼盛，经停两月余未行，呃逆，口渴喜饮，思食冷物，颇逞恶阻，脉象滑实而弦数，宜滋摄以安中。

方药：鲜石斛四钱　　　　鲜苇根一两　　　　生石膏八钱（先煎）

旋覆花三钱（包）　　代赭石三钱　　　　大腹皮一钱半

藿梗三钱　　　　　　板蓝根三钱　　　　生牡蛎三钱（先煎）

川柏三钱　　　　　　知母三钱　　　　　荷叶一个

丝瓜络一钱半　　　　桑寄生八钱　　　　藕一两

方解：鲜石斛滋养阴液，鲜苇根清滋胃中虚热止呃，生石膏清胃热，旋覆花旋转中气和胃止呃逆，代赭石降逆气止呃逆，大腹皮行气利胃安中，藿梗安中止呕，板蓝根清热凉营，生牡蛎固摄安胎，川柏降肾火缓冲逆，知母清热益阴止渴，荷叶芳香和胃、升清降浊，丝瓜络凉血解毒、利水通络，桑寄生益肾摄纳安胎，藕清滋畅中利气。

按：肝阳胃阳皆盛，肝藏血，胃主受纳，月经未来两月出现呃逆，是肝阳上冲，口渴喜饮、思食冷物是胃热，这是受孕之象，医名"妊娠恶阻"，一般在孕后 1～3 个月期间出现，有的时间久些，临床用滋养固摄安胎之法。

王太太　冬月初四日

肝郁脾湿，经停三月余，腹胀，肤肿而成子肿，脉象滑数，宜清疏化解柔肝。

方药：生海蛤一两（研细先煎）　桑寄生八钱　　生鳖甲一钱半（先煎）

　　　生石膏六钱（捣先煎）　生桑皮三钱　　大腹皮二钱

　　　杏仁泥三钱　　　　　栀子炭三钱　　旋覆花二钱（布包）

　　　代赭石三钱　　　　　云苓皮四钱　　茵陈蒿一钱半

　　　肥知母三钱　　　　　川黄柏三钱　　炒秫米四钱

　　　白蒺藜三钱　　　　　橘核四钱　　　乌药二钱

　　　地骨皮三钱　　　　　福泽泻三钱

方解：生海蛤软坚化解，桑寄生益肾安胎，生鳖甲柔肝化解，生石膏清疏化肿，生桑皮柔肝疏解，大腹皮行气消胀，杏仁泥利肺气降逆气，栀子炭清化湿热消肿，旋覆花旋转中气于上，代赭石潜镇降逆于下，云苓皮理脾化湿消胀，茵陈蒿疏肝祛湿除热，肥知母清热护阴，川黄柏清湿热护阴，炒秫米健脾燥湿消胀，白蒺藜疏肝散郁，橘核行气利水、散结消胀，乌药理气消胀，地骨皮护阴去热益肾以皮达皮，福泽泻疏泻分解湿浊、利尿。

按：肤肿为子肿，妊娠水肿。妊娠出现腹胀、浮肿为常象，多因中焦枢纽不利，疏理肝气、旋转中焦尤为重要。

陶太太　冬月初六日

孕已及产期，胎热过盛，肝家气逆，迫经络散行之血上出诸口，脉弦滑而数大，亟宜清滋柔肝。

方药：石决明一两　　　白蒺藜三钱　　　鲜茅根一两

血余炭三钱　　　生侧柏三钱　　　川牛膝二钱

旋覆花三钱（包）　代赭石三钱　　　地骨皮四钱

生知柏各三钱　　　胆草炭一钱半　　青竹茹一两

藕一两　　　　　　犀角羚羊镑各一分（另煎）

方解：石决明潜镇柔肝，白蒺藜平肝疏达，鲜茅根清热凉血止血，血余炭止血，生侧柏清柔止血，川牛膝引逆下行，旋覆花、代赭石旋转中气上下降逆，地骨皮清柔育阴，生知柏清热降逆，胆草炭平肝凉血止血，青竹茹清热和胃止呕，藕畅气凉血止血，犀角羚羊镑清热凉血。

按：孕产临近，胎热过盛，复因肝家气逆，迫经络散行之血上出，其脉弦而数大是肝气上逆之象，肝藏血，因肝气冲逆而上出吐血，治宜清热柔肝降逆以止吐血。

郝太太　冬月初七日

经停二月余，肝胃热盛，呃逆酸水，腹胀带下颇多，脉象滑数，宜化湿安胎。

方药：生牡蛎四钱　　　桑寄生八钱　　　芡实米三钱

川厚朴七分　　　大腹皮三钱　　　青竹茹一两

旋覆花三钱（包）　代赭石三钱　　　首乌藤一两

云苓皮三钱　　　炒秫米三钱　　　川萆薢三钱

谷稻芽各三钱　　广藿梗三钱　　　肥知母三钱

复诊：加橘核三钱、荷梗尺许。

方解：生牡蛎敛阴固涩安胎，桑寄生除湿热益血安胎、清热和胃止呃逆，芡实米固肾止带，川厚朴除湿利气消胀，大腹皮理气消腹胀，青竹茹清热治恶阻，旋覆花消胀祛呃逆，代赭石平肝镇逆止呃逆，首乌藤安神通络，云苓皮利水消肿胀，炒秫米温中和肠胃，川萆薢除湿热利小便，谷稻芽和胃助消化，广藿梗理气和胃，肥知母降火通便。复诊加橘核疏肝和胃，荷梗升发清阳畅气机。

按：怀孕两三个月一般皆出现呃逆不食的现象，称作恶阻，此孕妇是呃逆返酸，尚有腹胀，并兼白带多，似坠胎之险，多因肝气上逆，胃家失和，当和胃化湿以保胎平安。

籍太太　冬月初九日

经逾期半月，中满脘痛，呕吐不适，脉象弦滑而实，似属恶阻，热象较炽，亟宜清平安中。

方药：生牡蛎三钱　　　石决明八钱　　　桑寄生六钱

　　　青竹茹一两　　　旋覆花三钱（包）　代赭石三钱

　　　川厚朴一钱半　　紫苏子二钱　　　清半夏三钱

　　　条黄芩三钱　　　广藿梗三钱　　　大腹皮二钱

　　　台乌药三钱　　　知母三钱　　　　藕一两

方解：生牡蛎固敛安胎，石决明育阴潜阳，桑寄生益肾柔肝，青竹茹和胃止呕，旋覆花调理消胀满，代赭石除呃逆胀满，川厚朴宽中理气，紫苏子降气止呃逆，清半夏和胃止呕，条黄芩清热安胎，广藿梗理气和胃止呕，大腹皮治胃脘痞胀，台乌药行气止痛，知母滋阴降火，藕清气和中。

按：此为妊娠恶阻，中焦胀满胃痛呕吐，用清凉平和之药，安中消满止呕。

产 后 病

叶太太　冬月初三日

产后湿热郁久，阴分虚，气滞音失不适，大便滑泄，舌苔白腻，脉洪滑而数，宜滋柔化湿，兼调气机。

方药：生牡蛎三钱　　　珍珠母八钱　　　黛蛤粉六钱

　　　生槐实二钱　　　生地榆三钱　　　旋覆花二钱半（包）

　　　生代赭石三钱　　云苓皮四钱　　　炒秫米四钱

　　　板蓝根四钱　　　滑石块四钱　　　盐知柏各三钱

　　　青竹茹四钱　　　合欢皮四钱　　　血余炭三钱

　　　栀子炭三钱　　　桑寄生六钱　　　黄土水煎二两

方解：方中生牡蛎固敛阴分，珍珠母柔肝潜阳，黛蛤散清虚热护阴分，合欢皮柔润安神，生地榆、生槐实、血余炭、盐知柏清利湿浊止泻，竹茹、板蓝根清热利咽，旋覆花、代赭石旋转中气、畅上和下、调气机，云苓皮、炒秫米、黄土水煎健脾止泻，滑石块化湿清热、利尿除湿，栀子益炭清热止血，桑寄生益肾达络。

按：本病案为产后阴分血虚，精气不充，尚因内蓄湿热之邪郁结时久，气机失畅，导致上犯咽喉不利，而且精力疲乏，舌苔白腻，大便滑泄，脉弦滑数等为湿热之象，亟须扶产后之虚，更应滋益化湿，药宜柔和，化湿而不伤产后之虚。

叶太太　冬月初七日（复诊）

产后虚象，湿束肝家热郁，前方连晋，证象略转，湿热太盛，尚难即清，便血仍多，脉尚弦滑，再增减前方。

方药：生牡蛎四钱　　　珍珠母一两（先煎）　　黛蛤散八钱

　　　板蓝根四钱　　　小川连一钱半　　　　生槐实三钱

　　　生地榆三钱　　　川牛膝三钱　　　　　旋覆花二钱半（包）

　　　代赭石三钱半　　谷稻芽各三钱　　　　炒栀子三钱

　　　云苓皮四钱　　　炒秫米四钱　　　　　血余炭三钱

　　　藕一两　　　　　黄土一两煮水煎药　　炒枳实一钱半

　　　盐知柏各三钱

方解：生牡蛎育阴潜阳固敛，珍珠母育阴潜阳平肝，黛蛤散育阴清热凉血，板蓝根清热凉血，小川连清湿热厚肠胃止血，生槐实清肠热止便血，生地榆清阴分除湿热止便血，川牛膝治产后散瘀血消肿痛，旋覆花旋转中焦，代赭石运畅气机降逆，谷稻芽助消化和脾胃，炒栀子苦寒清热除湿，云苓皮健脾渗湿利小便，炒秫米健脾燥湿止泻，血余炭止便血，藕除湿畅气凉血，黄土入脾厚肠专治便血，现用者少，炒枳实平肝利气除湿，盐知柏育阴除热除湿。

按：产后一般多阴血亏虚，大肠湿邪未清，肝经郁热，经服前方症状略见好转，但因内郁湿热太重，不能除净，便血未减，其脉尚弦，肝家郁热未除，脉滑则为湿热仍盛象，再以前方加减治疗。按现时药典怀牛膝对子宫收缩、对肠管有抑制作用，生用可散瘀血、消痈肿及止产后瘀血腹痛。

淋巴管炎

苏先生　冬月初四日

肝家热郁，气机失畅，左际阻痛，脉象洪数，亟宜调气柔肝。

方药：石决明一两（研先煎）　白蒺藜三钱　桑寄生一两

旋覆花三钱（包）　代赭石三钱　丝瓜络一钱

台乌药三钱　川楝子三钱　小青皮一钱半

忍冬花藤各五钱　杏仁泥三钱　龙胆草三钱

知母三钱　藕一两　左金丸一钱半

紫雪丹四分（分冲）

方解：方中石决明平肝潜阳，青皮、川楝子、龙胆草清疏肝热、泻火消肿，白蒺藜、桑寄生、忍冬花藤、丝瓜络、知母平肝通络清热解毒消肿，旋覆花、代赭石、乌药疏气平肝，左金丸佐肝以制木火，鲜藕、杏仁泥畅气疏邪，紫雪丹清热解毒。

按：此例施今墨先生诊为淋巴管发炎。中医按肝主筋脉，肝经郁热，其脉弦为主证将本病归为经络郁热，治当调理肝经之气，柔化肝经之热。

皮　疹

郝先生　冬月初八日

湿疹愈后，湿热未清，阴分中伏邪尤存，午后潮热，汗出大便溏，脉象滑数，宜从阴分化之。

方药：生鳖甲一两（先煎）　地骨皮三钱　滑石块六钱

青蒿梗一两　小川连一钱半　旋覆花三钱（包）

代赭石三钱　枳实二钱　莱菔子四钱

合欢花八钱　大腹皮三钱　川郁金八钱

生知柏三钱　谷稻芽各三钱　淮小麦一两

杏仁泥三钱

方解：生鳖甲入阴分清除潮热，地骨皮治骨蒸潮热，滑石块清利湿热利尿，青蒿梗清透湿热伏邪，小川连清湿热厚肠胃止泻，旋覆花软坚行水，代赭石平肝镇逆清火，枳实破气消积，莱菔子消食化滞，合欢花疏郁理气，大腹皮理气消胀，川郁金利气散结，生知柏清热燥湿治午后潮热，谷稻芽调和脾胃，淮小麦止自汗，杏仁泥宣降利气。

按：诊前治湿疹，湿热未清而伏于阴分，出现午后潮热，有汗大便溏稀，脉滑为湿，数为热，湿热内存，蓄在阴分，当从阴分化解。

许太太　冬月十一日

脾湿注于血分，迫发于皮肤，头项发赤肿作痒，迁延较久，口渴喜饮，脉大而滑弦，亟宜从血分清凉之。

方药：生石膏八钱　　　生鳖甲五钱半　　　白僵蚕三钱
　　　桑白皮三钱　　　忍冬花三钱　　　　地肤子五钱
　　　地骨皮三钱　　　薄荷叶一钱　　　　鲜茅苇根各一两
　　　知母三钱　　　　川柏三钱　　　　　莲心二钱
　　　藕一两　　　　　西黄丸一钱，分两次吞

方解：生石膏清热凉血，生鳖甲入血化瘀，白僵蚕祛风止痒散结，桑白皮行水消肿，忍冬花清热消肿，地肤子祛风湿止痒，地骨皮清热凉血消肿，薄荷叶辛凉清热透表，鲜茅苇根清疏表里凉血，知母清热除湿，川柏清除湿热，莲子心清心安神，藕清凉利气，西黄丸清热解毒消肿。

按：湿热注在血分，迫发于头项红肿，皮肤发红作痒，延续时间很久，口渴喜饮，脉大为里热之象，脉弦滑为湿热之象，当用凉药清血分。

赤目生翳

田先生　冬月十三日

心肺肝脾并为热郁，上犯于目则目赤翳厚重，已十余日，大便燥秘，脉象盛数，两关尤大，亟宜凉化退翳。

方药：石决明一两　　　白蒺藜三钱　　　莲子心二钱
　　　蝉衣三钱　　　　蛇蜕三钱　　　　龙胆草二钱
　　　杭菊花三钱　　　木贼草三钱　　　密蒙花三钱
　　　全栝蒌六钱　　　郁李仁二钱　　　大青叶三钱
　　　生石膏六钱　　　辛夷二钱　　　　荷叶一个
　　　紫雪丹四分（分冲）

方解：石决明清肝明目，白蒺藜散风明目，莲子心清心除热，蝉衣治目赤肿痛，蛇蜕退翳消肿，龙胆草苦寒清肝火明目，杭菊花清热散风火明目，木贼草平肝退翳，密蒙花祛风润肝、退翳消肿，全栝蒌润肺燥、降火消肿，郁李仁泻热通便消肿，大青叶清热凉血，生石膏清平肺热，辛夷祛风通窍治鼻塞不通，荷叶升发清阳、散风消肿，紫雪丹清热降火。

按：心肺肝脾均有郁热，肺与大肠相表里，且脾热少津则大便秘结，肝开窍于目，肝火上充，见目赤翳厚，宜用凉药清热泻火。

卷之三　医理医案医话

医乃仁术，古为今用，洋为中用，继承创新，弘扬中医，造福儿童。

——宋祚民题

医 理 篇

伤寒温病对比解析

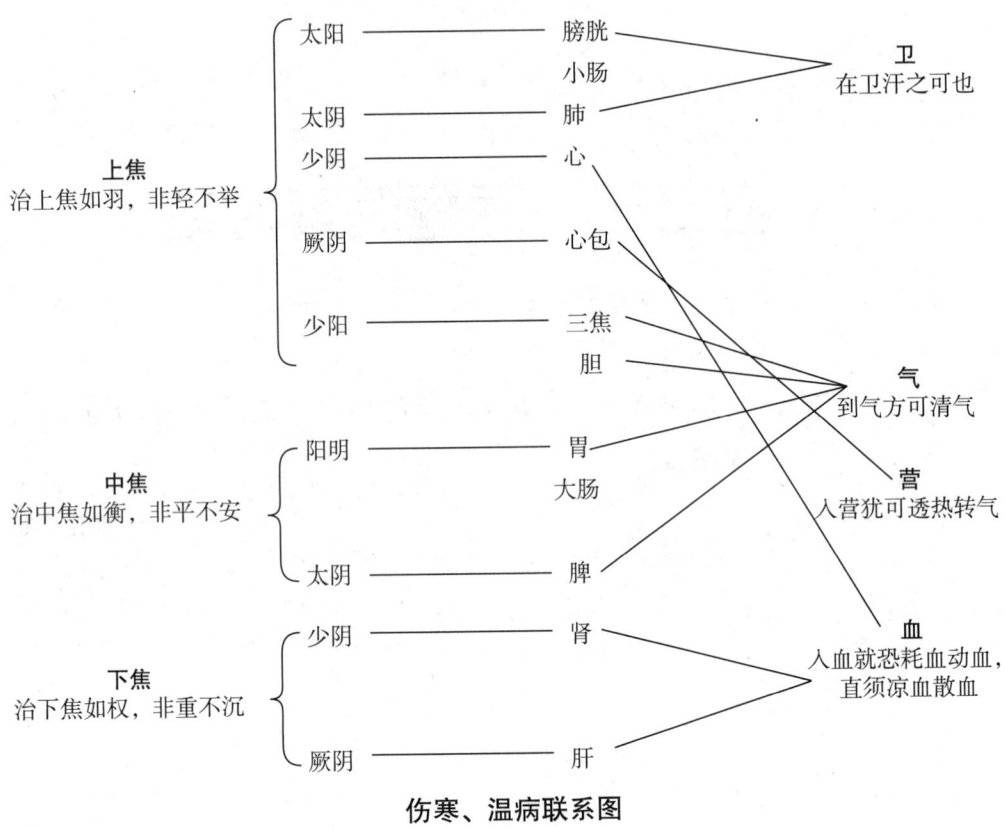

伤寒、温病联系图

　　伤寒、温病两部经典，宋老依据自己临床领悟，把温病三焦、卫气营血辨证和伤寒六经辨证进行对比、联系，列表于上。下为图表解析，以供参考。

　　温病的辨证纲领有三焦辨证、卫气营血辨证，都为纵向，而横向三焦辨证与卫气营血辨证也相对应。中间为伤寒六经辨证。

　　总体来看，上焦有心、肺、心包，是外感轻证。为什么把心包经放于上焦？因为疾病有逆传心包的变化，从表证直到里证。中焦，指的是脾和胃，合乎阳明经。下焦，与少阴、厥阴相关。

分而论之：

1. 上焦证与太阳证、卫分证相通，其都为表证，只是症状有所区别。比如太阳病，"头项强痛而恶寒"为主证，表重时"发热无汗"，宜麻黄汤；有汗，则用桂枝汤解肌。上焦证、卫分证为银翘散、桑菊饮。这个时候都是在表，上焦、卫分、太阳是相通的。六经当中的少阳证是往来寒热，也与上焦、卫分相联系。

2. 中焦，脾和胃，阳明经。按伤寒六经来说，阳明经相当于气分证，就有四大症，即身大热、汗大出、口大渴、脉洪大，用白虎汤。中焦证、气分证也是如此，也相通。

其中注意，阳明经里腑证，痞满燥实坚，用三承气汤，即大承气汤、小承气汤、调胃承气汤。中焦证、气分证里也用，但只用调胃承气汤，因调胃承气汤缓和不峻。腑证在《伤寒论》阳明经病中要峻下，下不厌早。温病相反，下不厌迟，下早易伤阴，泻阴的水分，加重病情，所以用调胃承气汤。

3. 下焦证，吴鞠通论为肝、肾之证，因热久伤阴致肾阴不足、肝阴不足，最后出现肝肾阴亏阴竭表现。而六经里的厥阴证为寒热胜复，为阴到极点，阳亏至极点，都是阴，所以此时阳复为生，阴厥而不反则死。伤寒的厥阴证跟下焦证不同。

卫气营血中营、血证与伤寒六经证也不同。因为营证可以出现神昏谵语的心包证，到血分证时又更重。由卫分，一直深入到气分，再重到营分，再到血分，这就是发病由浅入深、由表入里的一个过程。

4. 六经是伤寒，是寒邪，三焦和卫气营血是温邪，病邪不同，这里掌握相异。

"治上焦如羽，非轻不举"，就如羽毛很轻，因病轻、在表，银翘散、桑菊饮就可治疗，如药重，则药过病所。"中焦如衡，非平不安"，衡是秤杆，要平，胃燥、脾湿，燥盛而伤阴，湿盛则湿重，治时要燥湿相等，注意平衡，此即"非平不安"。"治下焦如权，非重不沉"，下焦如权，权是秤砣，秤砣得沉，下元空虚而不沉，得用秤砣，填补肝肾，这是治疗的法则。

卫气营血辨证与三焦辨证是相同的。卫分，"在卫汗之可也"，为表证，上焦，"非轻不举"，法用发散，用银翘散、桑菊饮。表重用银翘散解表、发散，用豆豉、荆芥穗；咳嗽重用桑菊饮，两方亦可合用。

气分，"到气方可清气"。病在上焦时，势未深入，不要用太寒的药。清气用白虎汤，有四大症，即身大热、口大渴、汗大出、脉洪大，才能用寒药。过早则卫分不解，表证不发散，表邪不出，遇寒则引邪入里。所以到气分，才清气，用石膏。

营分，"入营犹可透热转气"。营分时舌质红绛、午后高热，邪已入营，不可直接用太寒之品去清营，而应把营分之热从气分透出去。如何透发？营分有清营汤、清宫汤，如神昏用清宫汤，午后热重、舌质红绛、烦躁不安用清营汤。透热转气即加气分药，可加石膏、银花、连翘等，把营分之热从气分透出去，不用直接凉营。

血分，"入血就恐耗血动血，直须凉血散血"，其证与营分证不同，不是午后热重，而是夜热早凉，即夜里高烧，早上身凉。再有出血证，如鼻衄血、身上发斑。热在营分则发疹，热入血分就发斑，直须凉血、散血。用犀角地黄汤、化斑汤。

三焦辨证、卫气营血辨证、六经辨证，三个辨证方法，都是治疗急性、热性病必须掌握的，但是它们之间不能够代替，只能相通运用，各有各的特点，很简单，也很深奥。

撰写人：宋祚民

湿温疫临证思路

一、病机

疫邪初起,受自口鼻,行于咽肺,盘踞于中,表里阻隔。里气滞而为胸闷,表气滞而为身重痛;侵及肺络,则干咳咯血;湿浊蕴蒸,肺失清肃,清气不行,则气促生痰,阻隔上逆,导致肺气闷郁而呼吸急促,动则加剧;邪踞中焦,腐热蒸发,升降运化功能失调,中焦逆乱,浊气上逆则呕,下行则泻,携热下利,故色如败酱,或如藕泥,或如药水。

二、治则

《温病条辨》曰:"头痛恶寒,身重疼痛,舌白不渴,脉弦细而濡,面色淡黄,胸闷不饥,午后身热,状若阴虚,病难速已,名曰湿温。汗之则神昏耳聋,甚则目瞑不欲言,下之则洞泻,润之则病深不解,长夏深秋冬日同法,三仁汤主之。"指出湿温疫之治不同于伤寒,不可妄行汗下。

林之翰《温疫萃言》引喻嘉言说:"温疫之邪则直行中道,流布三焦,上焦为清阳,故清邪从之上入;下焦为浊阴,故浊邪从之下入;中焦为阴阳交界,凡清浊之邪必从此区分,甚则三焦相混,上行极而下,下行极而上。伤寒邪中外廓,故一表而散,疫邪行在中道,故表之不散(热退复热)。伤寒邪入胃府,则腹满便坚,故可攻下,疫邪布在中焦,散漫不收。"

又引吴鞠通说:"世多言寒疫者,究其病状,则憎寒壮热,头痛骨节烦疼,虽发热而不甚渴,时行则里巷之中,病俱相类,若疫使然者,非若湿病之不甚头痛骨痛而渴甚,故名曰寒疫耳。……其未化热而恶寒之时,则用辛温解肌,既化热之后,如风温证者,则用辛凉清热,无二理也。"此再论湿温疫之治不同于伤寒疫病。寒疫病之初,有恶寒可用辛温解肌,既化热,仍用辛凉清热。而湿温疫不宜过汗,更不宜用辛温燥热,以免助热伤津。

三、治法

疫病初起,多见寒战出汗,此属"战汗",乃正邪交争所致。一般多静待寒止而转热,因寒战时间短,其后发热时间长,宜多饮米汤以助其汗。如给药不宜过汗,更不宜用辛温燥热,可选用藿香、紫苏叶、佩兰叶、淡豆豉等辛散托邪之药。微恶寒高热时,可采用蒿芩清胆汤合白虎汤加减。

疫邪传变迅速,泄热为其首务。但寒战时又不宜寒遏,寒则易厥逆,寒战时汗不出亦易见厥逆,在治疗过程中,应抓住要症,求其内证,得其邪正相争病势转化机要,以如下之辨病法作为辨治之指导。

1. 辨湿温热互相转化之机

病程中有湿重于热、热重于湿或湿热并重,可从其属而调之。初期可能湿邪表现略重,中期可能湿热并重,后期亦可为热重于湿,甚而湿热未退,阴液见伤,此时较难调治,既须清化湿热,又须顾护气阴。可在芳化除邪的基础上,略加生津之品如花粉、石斛、沙参之类。

2. 辨战汗

疫邪先传表后传里,忽得战汗,经气输泄,随即脉静身凉,烦渴顿除。或有反复者,里邪未去,疫邪表里分传,里气壅闭。若战而不汗者危,乃中气亏微,但能降陷,不能升发也。次日当期复战,厥回汗出者生。若正当战振之时,阴阳分争,正邪交攻,姑且静以待之。《温疫萃言》曰:"汗后宜多饮米汤,充养胃气。"

如大汗后气促身热宜人参白虎汤加苍术,便溏者用生薏米代粳米;津液见伤,可用竹叶石膏汤,另酌加芳香化湿药如藿香、佩兰、六一散及清热解毒药如金银花、连翘等;热降后易见咳嗽,痰亦见增,此肺气得宣之象,热退津复后,即生痰咳,宜速用清肺化痰之药。

3. 辨气喘

似喘非喘,气促胸憋,鼻煽为实;少气不足以息,语言低微为虚。温疫弥漫上焦,肺为热灼,清肃之令不行,法当清肃宣降合清热解毒,可以麻杏石甘汤减甘草加菖蒲、郁金、桑白皮、苏子、葶苈子、佩兰、栀子等。气耗津伤,宜清固气阴,以沙参麦门冬汤加味,心气不足可予生脉散、独参汤,亦可独参汤送服羚羊粉。

4. 辨舌质舌苔

舌质淡白体略胖,苔薄白,多为湿浊郁遏,阳气被阻,疫疠之邪速伤人体真元之气(侵袭免疫功能,使之降低),伴见高热,午后为重,微畏寒身痛,头胀不清,干咳,胸闷憋气,黏汗,身倦乏力,行动维艰不稳,口苦,不思饮食,便溏色褐,日

3～4次，尿少，脉大缓。可以三焦分清宣化，宜青蒿、杏仁、黄芩、生苡仁、六一散、知母、石膏之属。

舌尖红苔白厚腻，为湿浊阻遏募原，伴胸腹闷胀，发热畏冷，困倦嗜睡，汗不为热衰，上法加厚朴、槟榔。

舌红苔黄厚腻干，持续高热，午夜较甚，汗出或大汗淋漓，不思饮食，尿少，大便干溏不定，此湿浊蕴郁三焦，清窍受蔽，气营两燔，上法合清营汤或白虎汤；如见湿热或黄疸，可用甘露消毒丹。

四、结语

总之，疫邪传变速、进展快，正气易衰败，须掌握病机，扶正祛邪，驱邪复正，分秒必争。

一般早期易疗，后期气阴太伤则预后差，及至邪灼肺络，见咳而带血，呼吸急迫，鼻孔煽张，汗多而脉大散无力等症时，肺气生化之功能欲绝，更加浊痰壅塞等危重之候，如尚能服药可用猴枣散、蛇胆陈皮面祛痰，甚而白矾1g亦可化痰，但不宜久用，易腹泻。腹泻可服用周氏回生丹，退热服用局方至宝丹，麻杏石甘煎剂冲服羚羊粉皆可。根据既往经验"三宝"及羚羊粉护正退热，疗效确切。辨之法如下，痰热神厥宜安宫牛黄；湿邪郁闭，神昏欲睡宜局方至宝丹；大便秘结高热不退，宜紫雪丹。以上"三宝"及羚羊粉可各期酌情而用。

附：中医治愈北京第一例"非典"患者医案

姓名：史某，女，37岁，某厂工人。

初诊：2003年1月13日

现病史：一周前感受外邪，适经期来潮，高热39℃，身痛畏冷，身出黏汗，头昏作痛，意识模糊，身倦乏力，行走不稳，干咳少痰，胸闷憋气，口干不欲饮。身形呈急性病容，精神差，大便溏，日4～5次，褐色如药水，尿少，舌淡苔灰，脉浮弦。

辨证：湿温疫邪，侵及卫气，势欲深入，弥漫三焦，治以清疏卫气，芳香化毒。

方药：芦茅根各20g，菊花10g，板蓝根15g，大青叶6g，生石膏25g，青蒿10g，地骨皮15g，丹皮10g，竹叶10g，生薏米20g，忍冬花、藤各15g，连翘10g，生知母10 g，生黄柏6 g，佩兰叶10 g，六一散10 g，送服羚羊粉0.3 g（分3次冲服）。水煎服6剂，每日一剂，分3次服。

二诊：2003年1月20日

药后身热渐退，服药第三日，热已退净，黏汗减少，精神转佳，来诊行走如常人，思纳食，大便已成形，日一次，尿可。舌苔见白舌质红，脉见弦滑，继清余邪后即痊愈。

撰写人：宋祚民

温病讲稿

《温病条辨》卷一中，吴鞠通提出温病有九种：风温、温热、温疫、温毒、暑温、温疟、冬温、湿温、秋燥。温病按三焦、卫气营血辨证论治。

《温热经纬》卷一《素问·生气通天论》曰："冬伤于寒，春必病温。"[按：属于伏邪受寒，郁而化热，与春阳升发之气而病为春温。感而即病者为新感。]

原文中曰："雄按：王孟英：伤而即病者为伤寒，不即病者为温热。

"章虚谷曰：冬寒伏于少阴，郁而化热，乘春阳上升而外发者为实证。

"《金匮真言论》曰：夫精者，身之本也。故藏于精者，春不病温。

"吴鞠通曰：不藏精非专主房劳说，一切人事之能动摇摆其精者皆是（如繁劳其身心、冬时汗出等因素）。即冬时天气应寒而阳不潜藏，至春日之发泄，甚至桃李反花之类亦是也（非其时而有其气）。

"章虚谷曰：经论温病，有内伏而发外者（伏邪）；有外感随时而成者（新感）。其由内伏发外者，又有虚实二证，上条为实证，此条为虚证也。（实证宜用苦寒清热，虚证当予清热兼顾护阴精；按实证冬寒化热即可，虚则阴液不足当育阴；大多病发初时热盛，时久则耗阴）。

"《热论篇》曰：凡病伤寒而成温者，先夏至日者为病温，后夏至日者为病暑。暑当与汗出，勿止（因季节气候、湿热差距、暑温含有偏暑和热盛与湿盛之别，治法不同，单纯热伤津耗，当芳香化湿祛暑；暑伤寒，亦称"中暍"，汗出可散热）。[按：温者，暑之渐见，先夏至为春季气候，春气温，阳气发越，阴精不足，故为温病。后夏至湿盛为热，热盛则湿动，热与湿转型成暑（即热加湿），勿止暑之汗是治暑之法。]

"《玉版论要》曰：温病虚甚，死。[按：病温之人精血虚甚，则无阴难胜温热耗伤。阴精枯涸，故形成不治之证（吴氏有三甲复脉汤、增液汤、定风珠等可加减治之）。]

"《伤寒论》曰：太阳病，发热而渴，不恶寒者为温病。"

太阳病或已发热，或未发热，必恶寒，且太阳病初起断无口渴症，今发热而渴尚无恶寒，这是区分伤寒与温病的早期诊断。

《温病条辨》吴氏论之：

1. 太阴之为病（手太阴肺），脉不缓（非太阳中风之邪）不紧（非太阳寒邪）而动数（风火相煽，热脉），或两寸独大（上焦受邪，火热灼金），尺肤热（火反克水，肾阴津液被耗），头痛（风阳上扰），微恶风寒（表为邪束），身热自汗（热迫津泄），口渴（气热），或不渴（热尚在卫分）而咳（邪侵及肺，肺主皮毛，行卫气主表），午后热重者（热陷入阴分），名曰温病。……但热不恶寒而渴者，辛凉平剂银翘散主之。

辛凉平剂银翘散方：连翘一两，银花一两，苦桔梗六钱，薄荷六钱，竹叶四钱，生甘草五钱，芥穗四钱，淡豆豉五钱，牛蒡子五钱。本药杵为散，每服六钱。

方论：按温病忌汗（不可辛温麻桂解肌透邪之法），汗之不惟不解，反生他患。……本方谨遵《内经》"风淫于内，治以辛凉，佐以苦甘"，"热淫于内，治以咸寒，佐以甘苦"之训。又宗喻嘉言"芳香逐秽"之说，用东垣"清心凉膈散"辛凉苦甘。病初起，且去掉入里之黄芩，勿犯中焦，加银花辛凉，芥穗芳香散热解毒，牛蒡子辛平，润肺解热散结，除风利咽，皆手太阴药也（入肺经）。合而论之，《经》谓"冬不藏精，春必病温"，又谓"藏于精者，春不病温"，又谓"病温，虚甚死"，可见病瘟者精气先虚。此方之妙，预护其虚，纯然清肃，上焦不犯，中下无开门揖盗之弊。有轻以去实之能（其法治上焦如羽，非轻不举；治中焦如衡，非平不安；治下焦如权，非重不沉。），用之得法，自然奏效。此叶氏立法所以迥出诸家也（表重用此方，里实重用桑菊饮）。

2. 太阴风温，但咳，身不甚热，微渴者，辛凉轻剂桑菊饮主之。咳，热伤肺络也。身不甚热，病不重也。渴而微，热不甚也。恐病轻药重，故另立轻剂方。

辛凉轻剂桑菊饮方：杏仁二钱，连翘一钱五分，薄荷八分，桑叶二钱五分，菊花一钱，苦梗二钱，甘草八分，苇根二钱。水二杯，煮取一杯，日二服。

二三日不解，气粗似喘，燥在气分者，加石膏、知母；舌绛，暮热甚燥，邪初入营，加元参二钱，犀角一钱；在血分者（舌红赤，衄血，夜热早凉）去薄荷、苇根，加细生地、麦冬、玉竹、丹皮各二钱；肺热甚加黄芩，渴甚加花粉。（入气即可加生石膏。）

方论：此辛甘化风，辛凉微苦之方也。盖肺为清虚之脏，微苦则降，辛凉则平，立此方所以避辛温也。今世咸用杏苏散，通治四时咳嗽，不知杏苏散辛温，只宜于风寒，不宜风温，且有不分表里之弊。此方独取桑叶、菊花者，桑得箕星（二十八星宿）之精，箕好风，风气通于肝，故桑叶善平肝风。……桑叶芳香有细毛，横纹最多，故亦走肺络，而宣肺气。菊花晚成，芳香味甘，能补金水二脏，故用之以补其不足。风温咳嗽，虽系小病，常见误用辛温重剂，消铄肺液，致久嗽成劳者，不一而足。

按：上述此二方表邪重的用银翘散，咳嗽重的用桑菊饮，现两方选药综合用者多，单一用者少，对高热、里热偏盛者可加生石膏。原文曰："圣人'不忽于细'，必谨于微，医者于此等处，尤当加意也。"

3. 太阴温病，脉浮洪，舌黄，渴甚，大汗，面赤，恶热者，辛凉重剂白虎汤主之（与伤寒阳明经四大症相同，温邪已陷至气分，但不同于腑证，即痞满燥实坚）。

脉浮洪，邪在肺经气分也。舌黄，热已深；渴甚，津已伤也；大汗，热遇津液也；面赤，火炎上也；恶热，邪欲出而未遂也。"辛凉平剂，焉能胜任？"非虎啸风生，金飚退热，而又能保津液不可，前贤医多用之。

辛凉重剂白虎汤方：生石膏一两，知母五钱，生甘草三钱，白粳米一合。水八杯煮取三杯，分温三服。病退减后服，不知再作服。

按：此温邪由卫分深入气分，相当于六经阳明经证。此方有加减，如过汗，气液大伤加人参，古为人参白虎汤；夹湿（身如裹头重）加苍术，名为苍术白虎汤，张寿甫以山药代人参益气护津液，亦可加银花、连翘清热解毒，可治早期流行性乙型脑炎，笔者称其为"银翘白虎汤"。

4. 太阴温病，寸脉大，舌绛而干，法当渴，今反不渴者，热在营中也，清营汤去黄连主之。

渴乃温病之本病，今反不渴，滋人疑惑，而舌绛且干，两寸脉大，的系温病。盖邪热入营蒸腾，荣气上升，故不渴（不欲饮水），"不可疑不渴非温病也。"

按：是温邪深入营分，因其舌色绛且干，干是津液被耗，热灼营阴，进一步即入血耗血动血，更须从临床观察，一般午后热重，如输液者，其舌可不绛，但神气渐馁，去黄连不欲其邪深入。

咸寒苦甘法清营汤方：犀角三钱，生地五钱，元参三钱，竹叶心一钱，麦冬三钱，丹参二钱，黄连一钱五分，银花三钱，连翘二钱。水八杯，煮取三杯，日三服。

按：此方亦可加用生石膏；治气营两燔，合安宫等。

5. 太阴温病，不可发汗，发汗而汗不出者，必发斑疹，汗出过多者，必神昏谵语，发斑者，化斑汤主之。发疹者，银翘散去豆豉，加细生地、丹皮、大青叶，倍元参主之。禁升麻、柴胡、当归、防风、羌活、白芷、葛根、三春柳。神昏谵语者，清宫汤主之，牛黄丸、紫雪丹、局方至宝丹亦主之（对高热昏迷者用安宫牛黄丸；对阳明腑实者兼便秘用紫雪丹；局方至宝丹芳香开窍，适合湿温发热不剧，38℃左右，神志朦胧，半昏迷状态者）。

温病忌汗者，病由口鼻而入，邪不在足太阳之表，故不得伤太阳经也。时医不知，而误发之：若其人热盛血燥，血燥不能蒸汗，温邪郁于肌表血分（迫血妄行），故必发斑疹也。若其人表疏，一发而汗出不止，汗为心液，误汗亡阳，心阳伤而神明乱，中无所主，故神昏，心液伤而心血虚，心以阴为体，心阴不能济阳，则心阳独亢，心主言，故谵语不休也。且手经逆传，世罕知之，手太阴病不解，本有必传手厥阴心包之理，况且又伤其气血乎（导致气营两燔，则当慎之）。

清宫汤方：元参心三钱，莲子心五分，竹叶卷心二钱，连翘心二钱，连心麦冬三钱，犀角尖二钱，磨冲。

热痰盛，加竹沥、梨汁各五匙；咳痰不清，加栝蒌皮一钱五分；热毒盛加金汁，人中黄；渐欲神昏，加银花三钱，荷叶二钱，石菖蒲一钱，川郁金三钱。

方论：此咸寒甘苦法，清膻中之方（心包）也。谓之清宫者，以膻中为心主之宫城也。俱用心者，凡心有生生不已之意，心能入心，即以清秽浊之品，使补心中生生不已之生气，救性命于微茫也。火能令人昏，水能令人清，神昏谵语，水不足而火有余，又有秽浊也。且离以坎为体，元参味苦（咸寒）属水（为主药，可代犀角用），补离中之虚。犀角灵异味咸，辟秽解毒，所谓"灵犀一点通"，善通心气，色黑补水，亦能补离中之虚（可用玳瑁粉代替），故以二物为君。莲心甘苦咸，倒生根由心走肾，使心火下通于肾，又回环上升，能使肾水上潮于心，故以为使。连翘象心，心能退心热，竹叶心锐而中空，能通窍清火，故以之为佐。"麦冬"之所以用心（即连心用），《本经》称其主心腹结气，伤中伤饱，胃脉络绝，……独取其心，以散心中秽浊之结气，故以之为臣。

安宫牛黄丸方：牛黄一两，郁金一两，犀角一两，黄连一两，朱砂一两，梅片二钱五分，麝香二钱五分，珍珠五钱，山栀一两，雄黄一两，金箔衣、黄芩一两，共为极细末，炼老蜜为丸，每丸一钱，脉虚者人参汤下，脉实者银花薄荷汤下。（小儿时瘛风、厥逆昏迷，可用西洋参配羚羊镑同煎水，频频徐服）。

按：本方主用于开窍避秽醒神。兼治飞尸卒厥、五痫中恶，每服一丸，日二次

（流行性乙型脑炎）。多次少饮，小儿减半。

方论：此芳香化秽浊而利诸窍，咸寒保肾水而安心体（神），苦寒通火腑而泻心用之方也。牛黄（化浊痰）得日月之精，通心主之神，犀角主治百毒，邪鬼瘴气（以羚羊角代用）；珍珠得太阴之精而通神明，合犀角补水救火；郁金草之香、梅片木之香、雄黄石之香（雄黄有开窍避秽之能，鲜花遇之则萎）、麝香乃精血之香，合四香以为用，使闭锢之邪热、温毒深在厥阴之分者，一齐从内透出，而邪秽自消，神明可复也。黄连泻心火，栀子泻心与三焦之火，黄芩泄胆肺之火，使邪火随诸香俱散也，朱砂补心体，泻心用，合金箔坠痰而镇固，再合珍珠、犀角为督战之主帅也。（进而达邪。）

紫雪丹（从本事方去黄金）方：滑石一斤，石膏一斤，寒水石一斤，磁石水煮二斤捣煎去渣入后药，羚羊角五两，木香五两，犀角五两，沉香五两，丁香一两，升麻一两，元参一斤，炙甘草半斤。以上八味，并捣到入前药汁中煎，去渣入后药。朴硝、硝石各二斤，提净，入前药汁中，微火煎，不住手将柳木搅，候汁欲凝，再加入后二味，辰砂三两研细，麝香一两二钱，研细入前药拌匀，合成，退火气，冷水调服一二钱。

方论：诸石利火水而通下窍，磁石、元参补肝肾之阴，而上济君火，犀角、羚羊泻心胆之火，甘草和诸药而败毒，且缓肝急。诸药皆降，独用一味升麻，盖欲降先升也。诸香化秽浊，或开上窍，或开下窍，使神明不致生困于浊邪而终不克复其明也。丹砂色赤，补心而通心火，内含汞而补心体，为坐镇之用。诸药用气，硝石用质者，以其水卤结成，性峻而易消，泻火而散结也。

局方至宝丹方：犀角二两^镑，朱砂一两^飞，琥珀一两^研，玳瑁一两^镑，牛黄五钱，麝香五钱，以安息重汤炖化，和诸药为丸一百丸，蜡护。

方论：此方荟萃各种灵异，皆能补心体，通心用，除邪秽，解热结，共成拨乱反正之功。

大抵安宫牛黄丸最凉，紫雪次之，至宝又次之。主治略同，而各有所长，时对证斟酌可也。

按：方中琥珀尚能潜阳定风，小儿有琥珀抱龙丸，因犀角禁用可用玳瑁代用，亦可治心体、安心神（脉数，心肌炎），目前已不售此药。在预防治疗温病中对湿温最佳，以其清而不凉，对将进入昏迷状态（所谓朦胧状态）、所问非于所答者，可保护心体（对川崎病动脉瘤有作用）。

犀角地黄汤方（甘咸微苦法）：犀角三钱，干地黄一两，生白芍三钱，丹皮三钱。治温邪入营，亦为凉血止血之用，如阳络伤则衄血，阴络伤则便血，亦见于热盛发斑。

增液汤方（咸寒苦甘法）：元参一两，麦冬八钱（连心），细生地八钱。治阴液为热所耗伤，大便不通，为无水行舟之证，滋阴养液以通便，经研究有增强免疫功用（胸腺肽）。

一甲汤（咸寒兼涩法）：生牡蛎二两。一甲复脉治下焦劫，便溏，防泻阴伤液。其咸寒入肾兼固涩，更能软坚收涩。

二甲汤（加龟板为三甲复脉）治邪热深入下焦，脉沉数，舌干齿黑，手指但觉蠕动，急防痉厥。温热耗伤气阴，阴液欲涸，扰动肝木，失于涵养，动风手颤，气阴虚亏无力，龟板镇肾气补任脉，通阴维之潜镇，滋补肝肾之阴，如痉厥神昏，舌短烦躁，手少阴心神被扰，仍先与牛黄、紫雪开窍搜邪，再予复脉。仍有热邪闭窍，当先除邪以免留邪，虚实之间当分清。其症或有热邪未败，高烧之象暂不可用。温病22条："脉法当数今反不数而濡小者，热撤里虚也。"这也是辨邪之多寡、证之虚实的要点。但温热后期，亦讲热退脉静身安，如脉仍数兼细，即阴虚气亦耗，多余邪未尽之象，可有高热，但亦不可用青蒿鳖甲汤，午后低热可参考用。脉两至者亦可用三甲复脉汤。

撰写人：宋祚民

注：此篇根据作者部分温病授课讲稿整理，"（ ）"中内容为作者旁注。

论 津 液

一、津液概论

津可化气，液能增营生血，因之津液是气血的先驱物质，气血亏虚，津液减少，气血受损，津液先伤。外邪先伤卫，伤卫津气病；里病先伤营，营伤液先耗。气血的盛衰可直接影响脏腑正常功能活动与转输。

津液淖泽全身，外至肌肤腠理，内至骨骼、肌腱、脏腑、经络、精液、脑髓，调节内分泌与精神，增加免疫功能，防御疾病，抵抗病邪，同时能调节脏腑的生化功能与转输。因此，津液是人体维持生命的重要组成部分，是补充气血精髓的主要来源，是循行周身器宇，无处不有、无处不可缺少的精微物质。

津液的作用，如同水上之舟，可以浮舟，亦可以覆舟。其既是维护人体生命的源泉，亦可受邪导致疾病，在疾病的发生发展过程中起到极为重要的作用。津液同时也是吸收运化饮食及药物的途径，如舌下的金津、玉液穴是津液汇聚之处，称为"水之上源"，此处可含噙药物（如六神丸、梅花点舌丹、壬水金丹、清音丸等），经过津液的分解可直接从其经水之道，运入经络、血脉、营血，深入脏腑、筋骨、脑髓，在局部临近的头面七窍咽喉，令药力迅速达于病所（如心肺），可不通过胃的消化吸收。唾液除可噙服，尚可用唾液浸化药物后外敷局部及腹脐之法，作为代液水药用。

津液是中医学理论中的重要概念。传统的定义是：人体内一切正常水液的总称，包括各脏腑器官所分泌的液体，肺津、肾水、胃液、涕、泪、涎以及水液代谢的各类产物（如汗、尿）。

这一认识明显带有现代医学的意味，把具有丰富内涵的津液概念简单化，而未能揭示津液的实质及其在人体内形成、输布、排出的过程，尤其是在津液与气血、阴阳、精神诸概念的探讨方面有极大的不足，长期以来，"津液就是水液"这一狭隘认识，模糊了津液在中医学理论体系中的地位，影响了对人体生理功能的深入探讨，也带来了许多概念的混乱。

为明晰津液之概念，深入探讨中医学理论中对津液的认识，兹将《内经》中有关津液的认识作一整理，归纳如下：

（一）津液的生成与化生、输布

1. 津液的生成

津液来源于饮食水谷，经过胃、大肠、小肠、脾的作用而生成。《素问·六节藏象论》曰："五味入口，藏于肠胃，味有所藏，以养五气，气和而生，津液相成，神乃自生。"《灵枢·邪客》曰："五谷入于胃也，其糟粕、津液、宗气分为三隧。"可见，津液源于五谷。五谷入胃之后，分别为糟粕、津液、宗气三隧。"宗气积于胸中，出于喉咙，以贯心肺而行呼吸"，故曰"上焦如雾"；糟粕循六腑而下，是谓"下焦如渎"；津液居于中焦，化生变化其他精微物质而传输于周身，是谓"中焦如沤"。这里的津液概念是广义的，意指水谷入胃后化生的精微物质，不同于狭义的水液或狭义的津与液。

总之，五谷（五味）为津液的来源。

2. 津液的化生方式

（1）化生营卫　《灵枢·五味》曰："胃者，五脏六腑之海也，水谷皆入胃，五脏六腑皆禀气于胃，……谷气津液已行，营卫大通，乃化糟粕，以次传下。"指出津液形成运行之后，方化生营卫。

《灵枢·邪客》曰："营气者，泌其津液，注之于脉，化以为血，以荣四末，内注五脏六腑，以应刻数焉。卫气者，出其悍气之慓疾，而先行于四末、分肉、皮肤之间，而不休也。"

正如姚谷庵所言："五谷入于胃也，其糟粕、津液、宗气分为三隧，故其大数常出三入一，盖所入者谷，所出者乃化糟粕，以次传下，其津液溉五脏而生营卫，其宗气积于胸中以司呼吸，其所出有三者之隧道。"

这些论述都说明，营卫是谷气津液形成之后的产物，可见化生为营卫之气是津液的第一个化生途径。

（2）作为精气，渗入骨空，补益脑髓　《灵枢·五癃津液别论》曰："五谷之津液和合而为膏者，内渗于骨空，补益脑髓，而下流于阴股，阴阳不和，则使液溢而下流于阴，髓液皆减而下，下过度则虚，虚故腰背痛而胫酸。"

这段文字说明，津液，尤其是液，是精与髓的来源。张景岳也认为津液与精关系紧密，《景岳全书·真阴论》曰："五液皆归于精，而五精皆统于肾"。《灵枢·卫气失常》指出："骨之属者，骨空所以受液而益脑髓者也。"

（3）上承舌下 《灵枢·胀论》："廉泉玉液者，津液之道也。"这一输布通道实际上是通过经脉和经别的功能实现的。《灵枢·经脉》："脾足太阴之脉……上膈，挟咽，连舌本，散舌下……肾足少阴之脉，……入肺中，循喉咙，夹舌本。"《灵枢·经别》中指出，十二经别皆与舌相连。李时珍《本草纲目·津液》："人舌下有四窍，两窍通心气，两窍通肾液。"

（4）为溺与气、汗、泣、唾、津、液 水谷皆入于口，津液各走其道，为溺与气、汗、泣、唾、津、液。《灵枢·五癃津液别论》曰：

"水谷入于口，输于肠胃，其液别为五。天寒衣薄则为溺与气，天热衣厚则为汗，悲哀气并则为泣，中热胃缓则为唾，邪气内逆，则气为之闭塞而不行，不行则水胀。

"歧伯曰：水谷皆入于口，其味有五，各注其海。津液各走其道，故三焦出气，以温肌肉，充皮肤，为其津，其流而不行者为液。天暑衣厚则腠理开，故汗出，寒留于分肉之间，聚沫则为痛。天寒则腠理闭，气湿不行，水下留于膀胱，则为溺与气。

……

"五脏六腑之津液，尽上渗于目，心悲气并则心系急。心系急则肺举，肺举则液上溢。夫心系与肺，不能常举，乍上乍下，故咳而泣出矣。……肠胃充郭，故胃缓，胃缓则气逆，故唾出。"

3. 津液的输布途径

（1）三焦 这是目前最通行的观点，教材《中医基础理论》认为："三焦是津液在体内流注、输布的通道。"《灵枢·五癃津液别论》曰："水谷皆入于口，其味有五，各注其海，津液各走其道，故三焦出气，以温肌肉，充皮肤，为其津。"但是，三焦并非唯一的输布通道。

（2）经络 《灵枢·邪客》曰："营气者，泌其津液，注之于脉，化以为血，以荣四末，内注五脏六腑。"说明津液的精华部分（营气）可注之于脉，化为血。《灵枢·邪气脏腑病形》："十二经脉，三百六十五络，其血气皆上于头而走空窍……其气之津液，皆上熏于面。"也指出津液运行于经脉中，可随气血运行上注于头面。《灵枢·经脉》："小肠手太阳之脉……是主液所生病者，……大肠手阳明之脉……是主津所生病者。"

（3）经别 《灵枢·经别》中指出，十二经别皆与舌相连。正如《灵枢·胀论》所指出："廉泉玉液者，津液之道也。"

（二）津液相关概念辨析

1. 广义之津液与狭义之津液

广义之津液，即指水谷入胃后化生的精微物质。狭义之津液，其意有二：一为《灵枢·决气》："腠理发泄，汗出溱溱，是谓津；……谷入气满，淖泽注于骨，骨属屈伸，泄泽，补益脑髓，皮肤润泽，是谓液。"二为教材《中医基础理论》的观点，即将津液等同于水液。此概念过于局限，且造成一定的概念混乱。

2. 津液与血

正如《灵枢·营卫生会》所指出："蒸津液，化其精微，上注于肺脉乃化而为血，以奉生身，莫贵于此，故独得行于经隧，名曰营气。"

所以血即是营气，从功能言曰营气，从物质言曰血，皆源于津液，故津液为血之母，血行脉中，津液则分布广泛。由于血与津液皆有濡润滋养的作用，作为二者之鉴别，一言以蔽之，凡无血液运行之处，皆是津液所濡润之处。

3. 津液与水

传统的认识，多认为津液即是水，这可能是受现代医学"体液"概念的影响。《素问·逆调论》："夫不得卧，卧则喘者，是水气之客也。夫水者，循津液而流也，肾者水藏，主津液，主卧与喘也。"说明《内经》认为，水与津液不是一物，津液中包含有水，但津液重在濡润滋养，并可化生营卫等其他精微物质。

《素问·经脉别论》："饮入于胃，游溢精气，上输于脾，脾气散精，上归于肺，通调水道，下输膀胱，水津四布，五经并行。"这段文字说明的只是饮水的输布过程，比之津液的输布要相对简单。

二、津液与气化学说

（一）津液

津液是人体一切正常液体的总称，是维持机体生存活动的重要物质。

津液具有滋润濡养作用。津能滋润毫毛肌肤，液可濡养内脏营心血；两者可滑润关节，充肾精，养骨髓，补脑。《灵枢·决气》有精气、津液血脉的论述。精，两神相搏，合而成形，常先身生，是谓精。气，上焦开发，宣五谷味，熏肤充身泽毛，若雾露之溉，是谓气。

津：腠理发泄，汗出溱溱，是谓津。

液：谷入气满，淖泽注于骨，骨属屈伸，泄泽补益脑髓，皮肤润泽，是谓液。液者，所以灌精濡空窍者也。人体内凡有空隙之处都有液的存在。津者清轻，多与气并、与阳和而蓄于腑，主充卫护表，行于皮肤毫毛、腠理肌膜之间。

两者区别如下表：

津液对照表

	津	液
性状	清轻稀薄，流动性较大	浊重稠黏，流动性小
分布	随气输布出于表，渗透浸润于皮肤、肌肉、九窍	入脉化血入于里，流行灌注于关节、脏腑、脑窍
作用	滋润肌肉，充养皮肤，濡养孔窍	滑利关节，濡养脏腑，补益脑髓
属性	阳气	阴气

液者其质重浊，多与营并而蓄于脏，主于肺生于胃运于脾，濡润于筋骨，入肾充精，补脑生髓。因之五脏藏精微气液，六腑所以化水谷而行津液者也。谷气津液已行，营卫大通乃化糟粕，以次传下。

（二）上焦宗气

上焦指肺，宗气为肺所主。《黄帝内经·灵枢》中有三隧，即宗气、津液、糟粕。饮入于胃，游溢精气，上输于脾，脾气散精，上归于肺，肺主气主治节，肺朝百脉，把脾供与的精微津液及吸纳的天气结合化为宗气，若雾露之溉，宗气积于胸中，出于喉咙，以贯心脉，而行呼吸。营气泌其津液，注之于脉以化为血，以荣四末，内注五脏六腑。其卫气出其悍气，慓疾而行于四末分肉皮肤腠理之间，熏肤充身泽毛。营行脉中，卫行脉外，循环代谢如环无端而无休止。津液在上焦宗气若雾露的状态下实施其功能与作用。

（三）中焦中气

中焦多指脾胃，中气为脾胃所主。脾属脏与营和，为阴土，主运化升清，主液与营并，为胃行其津液。胃为阳土，属腑与气，枢机以降浊为和顺。

胃主受纳，脾主运化；脾可升清气，胃可降浊气，阴升阳降，枢机运化，中焦受气如沤，腐熟水谷，泌精微，别糟粕，化津液。脾气散精，取汁奉心化而为赤。谷入气满液充，中气旺盛，游溢三焦，淖泽注于骨，屈伸泄泽，补益肾元、脑髓，为后天之本。此为后天补益先天。

胃与津并，脾与液合。胃为阳土，主燥主津，喜湿恶燥。脾为阴土，主湿主液，喜燥恶湿。因此脾胃所产生的与蓄存的津液必须保持均衡，否则胃阳燥胜则津少液亏，脾阴湿盛则液滞运呆。看来中焦脾胃除化生、运输津液外，尚须维持津液的均衡。因为肝藏血，血由饮食精微的津液充化，津液充足和均衡，则血液旺盛，阴平阳秘。液少则营亏，营虚则血脉见弱。因之肝在调节血量时也须调节津液与营阴，因此对津液的余缺起着间接的调节作用。

心主血脉，属君火，火生脾土，心阳下宣，中焦温蕴，脾胃得以运化水谷之精微津液，充养营气。营行脉中，充养血液。君火旺则脾土运化功能强盛，从而小肠受承、大肠传导均须津液的充养方能正常地新陈代谢。

脾胃运化精微，津液充足，营气旺盛，可奉心化赤行血，是人体生命的基础，并可荣养五脏六腑、四肢百骸及血脉经络筋骨，可见津液充营养心，心养脾胃的相互依存关系。肺主气而朝百脉，为水之上源。脾气散精，上输于肺，上焦开发，宣五谷味，在三隧津液宗气的灌溉下，若雾露之溉，在治节肃降的作用下传导大肠，回收津液，排出糟粕，输布津液，通调三焦水道，下输膀胱。

（四）下焦元气

下焦指肾。肾藏精，主水主津液，司开阖，可调节全身之津液，受五脏六腑之精华而藏之，以后天水谷之精与先天真元之精相合化生下焦肾元之气，运化荫蕴煦养之气以养脏腑；以后天脾胃运化之精微，谷入气满液充，淖泽注于骨，屈伸曳泽，补脑充髓。其气化下焦及膀胱所藏津液，经膀胱气化泌津排浊，其慓悍滑利之气经上焦行全身网膜腠理，形成卫气，去实腠理，充肌肤，泽毫毛。

王清任曾做过解剖，认为下焦网油如水铃铛。从而可以看出脂肪是蓄水津、温蕴阳气的处所，可以产生下焦温煦之气，与肾之元气形成命门相火上济与心君之火下宣。中焦受气，肾元命门交会共同蒸蕴如沤，腐熟水谷，化生精微，分清别浊，产生津液。看来网膜脂肪是蓄存水津之所，由肾阳蒸化之气与水津、肺气施布雾露之津气，外则去肌腠网脂，去充身泽毛，内则淖泽脏腑，外可充卫护表，散积游溢，过热则开玄府为汗以泄通透，遇内阳气不充，或遇外寒冷则津气内敛。下焦如渎，下行膀胱聚多而溺，以便维持体内气津的平衡与协调。其为质重而略浊稠之液体，与营气并行脉中以充血液、营血脉，经奉心化赤，其流溢之气内溉脏腑，外濡腠理，淖泽脏腑，濡润肌腱、骨、关节，滋养骨髓，益精液，充脑髓，化元气，旺心神。即精化气，气化神。气即是火，津液为水，水火互济促成心肾相交，滋阴壮水，令龙雷之火不得上潜，达到阴平阳秘，阴阳平衡，以充实元阴元阳、真元之气、生命动力，地气上为云，天气下为雨，为生化之源泉。

宗气、中气、元气是依据上中下部位、脏腑功能、其作用不同而分的三气，实质在人体是一个统一体。它们川流不息、循环无端、周而复始，维持人的生命。因其存在多少、大小施用的不同，"上焦如雾，中焦如沤，下焦如渎"，形象地阐明津液在体内的流动情况及其功用。

肺吸大自然之气与水津合化宗气，若雾露之溉漫散上焦，天气下为雨。脾胃运化水谷，化生津液精微之中气，泽润中焦。肾经先天真元之气与后天水谷津液精华化生肾气，温煦膀胱气化为下焦决渎功能，并相火温润中焦，上交济心阳，地气上为云，水火互济，经三焦之通路升腾施布于全身各脏腑。津液滋溉三焦、周身脏腑、皮肌脉筋骨，周而复始，循环无端，新陈代谢充养人体，其川流不息，流水不腐，户枢不蠹，如调剂失常、失衡即可为病。津液量少则为燥为热，津液滞留则为湿为寒、为胀为肿，过盛充溢为肿，过少而肌腠少脂则肉瘦肤干。

《灵枢·邪客》："五谷入于胃也，其糟粕、津液、宗气分为三隧。故宗气积于胸中，出于喉咙，以贯心脉，而行呼吸焉。营气者，泌其津液，注之于脉，化以为血，以荣四末，内注五脏六腑，以应刻数焉。卫气者，出其悍气慓疾，而先行于四末、分肉、皮肤之间而不休者。"

《灵枢·天年》："五脏坚固，血脉和调，肌肉解利，皮肤致密，营卫之行，不失其常，呼吸微徐，气以度行，六府化谷，津液布扬，各如其常，故能长久。"

（五）津液循行，遍布全身

津与卫气并走，外可卫表，内行走腑；液与营和入脉走脏，在人体器宇之间无孔不有、无处不至，是填充空窍的实体，因此循行经道中的津液有多有少，有大有小，有长有短，有浅有深，有宽有窄，用取类比象的方法，以湖海江河来形容其经水运行状况，如《灵枢·经水》中言："足太阳外合于清水，内属于膀胱，而通水道焉。足少阳外合于渭水，内属于胆。足阳明外合于海水，内属于胃。足太阴外合于湖水，内属于脾。足少阴外合于汝水，内属于肾。足厥阴外合于渑水，内属于肝。手太阳外合于淮水，内属于小肠。手少阳外合于漯水，内属于三焦。手阳明外合于江水，内属于大肠。手太阴外合于河水，内属于肺。手少阴外合于济水，内属于心。手厥阴外合于漳水，内属于心包。经脉十二者外合于十二经水，内属于五脏六腑。夫十二经水者，有其大小、深浅、广狭、远近各不相同。五脏六腑高下、大小、受谷之多少亦不等。夫经水者，受水而行之，五脏者，合神气魂魄而藏之，经脉者，受血而营之，合而以治。凡此五脏六腑十二经水者，外有源泉，内有所禀，此皆内外相贯，如环无端，说明津液在经水脉道循行有如江河湖海一样流行着，而外有源泉，内联脏腑，往复循环，淖泽全身。"

（六）津液会聚之处

津液通过经脉可循行头面喉咙等处，津液在上焦宗气、中焦中气、下焦元气的气化作用下通贯全身，下注藏津液之府蓄藏，并可通过经脉上聚廉泉及舌本舌下之左金津、右玉液、中海泉等处。

《灵枢·经筋》提出："手少阳之筋，其支者当曲颊入系舌本。"

《灵枢·经脉》云："足少阴肾经，其直者，循喉咙，挟舌本。"

《经枢·经别》云："足阳明之正，上至髀，入于腹里，散于脾，上遍于心，上循咽出于口……足太阴之正，上至髀，合于阳明，与别俱行；上结于咽，贯舌中。"

手少阴上走喉咙。

手阳明循膺乳，别肩骨髃入柱骨，下走大肠属于肺，上循咽喉出缺盆，合于阳明。

手太阴正别入渊腋，少阴之前入走肺，散之太阳上缺盆循喉咙。

十二经大多循行咽喉舌本，不难看出津液的循行通达脉道，会聚于口腔咽喉舌下，此为廉泉、金津、玉液等处，为津液在上部聚会的涌路，为水之上源。如口干津液少，经叩动牙齿或搅动舌体，则津液即可涌出，它亦为唾、泪、涕的供应之所。

三、津液与五味

津液在人体内的产生，由脾胃从饮食物中提取化生，食物的结构粗细、所含的养分以及味道，对体内的津液系统有着直接的影响，如五味的苦酸甘辛咸，味苦对津液有分解、浓缩作用；味酸有生津敛液及促进消化作用；味甘有益津液、健脾胃、黏固作用；味辛对津液有促运化及挥发作用；味咸对津液起到稀薄作用。辛甘发散为阳，酸苦涌泄为阴。

五味的摄入，在适当的情况下是对津液及脏腑起到有益于生活生化的作用，如果过量吸取，则对津液在体内产生的变化有不良或致病的影响。如过苦则败伤胃气，从而降低津液的产生；过酸则损齿、消耗脂肪、降低消化功能；过甘则壅滞脾的运化功能，液稠聚而生痰，增脂垒肥；过辛则伤肺津，迫汗外出，进而损液，肌肤毫毛失于润泽；过咸则伤肾，津液稀薄，影响濡筋淖骨充髓。

因此，前人在药食同源的实践中分出可使人生存、长期服用的五谷杂粮，可医治疾病的百草中药；因此中药通过不同性味，达到治疗疾病的目的。中药性味在配伍与协同的作用下发挥其独特的功能：如酸味与甘味药，临床应用为甘酸化阴，促生津液，同时药液也须通过胃的吸收，并通过津液的物化分解与运化施布而达病所，起到医治功效。

因此，津液是人体生存的第一要素，它的量多寡、运作、施布、流通、功能情况等，对人体健康时时刻刻起着非常重要的作用。

《素问·生气通天论》曰："阴之所生，本在五味；阴之五宫，伤在五味。"所谓阴者，五神藏也，宫者，五神之合也，言五神所生本资于五味，五味宣化各奏于本官，虽因五味以生，亦因五味以损，正为好而过节，乃见伤也。

王冰注："是故味过于酸，肝气以津，脾气乃绝。"酸多食之令人癃，小便不利，则肝多津液内溢则肝叶举，肝叶举则脾经之气绝而不行。何者？木制土也。

"味过于咸，大骨气劳，短肌，心气抑。"咸多食之，令人肌肤缩短，又令心气抑滞而不行。何也？咸走血也。大骨气劳，咸归肾也。

"味过于甘，心气喘满，色黑，肾气不衡。"甘多食之，令人心闷。甘性滞缓，故令气喘满，而肾不平。何者？土抑木也。衡，平也。

"味过于苦，脾气不濡，胃气乃厚。"苦性坚燥，又养脾胃，故脾气不濡，胃气强厚。

"味过于辛，筋脉沮弛，精神乃央。"沮，润也；弛，缓也；央，久也。辛性润泽，散养于筋，故令筋缓脉润、精神长久，何者？辛补肝也，《藏气法时论》曰："肝欲散，急食辛以散之，用辛补之。央乃殃也。味过所伤，难以精神长久。"

是故谨和五味，骨正筋柔，气血以流，腠理以容，如是则气骨以精。谨道如法，长有天命。

四、津液与情志、寒热

百病生于气也！大气为用，虚实逆顺缓急皆能为病。气之机在血，气之用以津液为依托，气之行由津液之运作。气至津液至，气上津液升，气缓津液滞，气消津液散，气下津液降，气收津液敛，气泄津液外渗，气乱津液不循经，气结则津液聚，因之气在体内运行，则津液随荣血同循行。

《素问·举痛论》中云："怒则气上，喜则气缓，悲则气消，恐则气下，寒则气收，炅则气泄，惊则气乱，劳则气耗，思则气结。"九气不同，皆可生病，令津液荣血功能不得如常运作。因之怒则气逆，甚则呕血及飧泄，故气上致使营血与津液俱上浮，待怒气消散后，而上行之营血及津液多聚于上，轻则头晕头痛，重则中风偏枯，或颈项痰核累累，囊肿。喜则气和志达，荣卫通利，故气缓。悲则心系急，肺布叶举，而上焦不通，荣卫不散，热气在中，故气消。恐则精却，却则上焦闭，闭则气还，还则下焦胀，故气不行。寒则腠理闭，气不行，故气收。腠理，津液渗泄之所，纹理谓文理逢会之中。闭谓密闭，气谓卫气，行谓流行，收谓收敛也。身寒则卫气沉，故皮肤文理及渗泄之处，皆闭密而气不流行，卫气收敛于中而不发散也。炅则腠理开，荣卫通，汗大泄，故气泄。惊则心无所倚，神无所归，虑无所定，故气乱。劳则喘息汗出，外内皆越，故气耗。劳则气奔，故喘息，阳外发，故汗出。思则心有所存，神有所归，正气留而不行，故气结，系心不散，故气亦停留。

人的情志虽然分合五脏，其所发之喜、怒、忧、思、悲、恐、惊表现各异，五脏各藏其精，各有其情志，但皆由神志所表达，而神气皆生于精，精气生于水谷之精华，水谷化生精微，水谷入胃，分为三隧：宗气、津液、糟粕，津液各走其道。五味其酸先入肝，苦先入心，甘先入脾，辛先入肺，咸先入肾，五脏主藏水谷之精气、津液，而精归于神，神生于精，故神志产生情志意念，情志意念在正常生理范围内表达时，则不伤神；过则伤神，神伤则精伤，精伤则先伤液，液耗则影响生理的正常运作，影响其施布淖泽功用，进而机体脏腑四肢百骸失去正常功能而出现病态。《灵枢·本神》如怵惕思虑者则伤神，神伤则恐惧流淫而不止；因悲哀动中者，竭绝而失生；喜乐者，神惮散而不藏；愁忧者，气闭塞而不行；盛怒者，迷惑而不治；恐惧者，神荡惮而不收，这皆说明情志上的思虑、喜、怒、悲、忧、恐（惊）表现不同，但皆伤其心脏之神，神伤则精伤液耗。

综上所述，情志所伤，除其相关之脏病而影响其正常生理功能导致疾病外，也影响人体生存活动的气血津液的正常循行滋养，由于失去正常的循行而导致疾病的产生。

五、津液与三焦

《内经》提出"三焦者，决渎之官，水道出焉"。

三焦外至皮肤腠理，内联脏腑、筋骨、骨髓、脑髓，三焦是津液的通道。津液较之血液，淖泽周身更为广泛，经络，筋脉，血脉，现今之淋巴系统、内分泌及对体内免疫的协调与产生皆有关联。其多储存于网油脂膜，通行于三焦腠理，可以说周身无一处不到，无一处不有，可以说不是有名无形，在人生活状态下，确有其形，亦有其功能存在。

吴鞠通著《温病条辨》，按三焦分治温病。他提出"治上焦如羽，非轻不举；治中焦如衡，非平不安；治下焦如权，非重不沉"。这体现了温热病的发展过程和治疗法则，初期邪伤上焦肺卫；中期邪踞中焦，多属脾胃病证，脾主湿，胃主燥，当平衡燥湿相等，调整脾胃，因脾胃是后天之本，产生津液的源泉，温热之邪多耗伤津液，暑湿多瘀滞津液，中焦气化失常，脾胃运化功能降低，皆影响津液的化生，津液亏少则热盛便秘，津液不化则水湿内停，因此须平衡使其津液不伤与不停滞；到后期伤及下焦，多因耗伤津液以致气阴不足，肝肾阴亏液少，伤及脏真，治须滋填培补，此时虚多邪少，扶正即是祛邪，药多重坠，滋填阴液，因之非重不沉。大凡伤气多伤津伤阳，伤营多耗液，及至伤于阴血。此法虽为治温热而设，治表不犯其里，安里必须均衡适宜，治下焦已专于内虚；此法亦适合于急性热性病的治疗。但此等病皆须注重津液的调整，上焦中焦下焦皆病津液，伤津耗液及至伤阴，只是轻重程度不同而已，因此津液复则血气和，病可终止。

六、津液与经络

津液系统由于在人体内存在的部位不同、功能各异而名称有别,不同于血脉,但与血脉关系密切,在微细循环中可以渗透,皆为人体生理组织的一个整体。

经络在人体大气运托、津液输布下循经达络而周于全身,大之为经,小之为络,更小为孙络,或纵者为经,横者为络。气运津液,行者为津,注者为液;浅表行津,深里注液。人体气血、脏腑、经脉、经络、筋骨、腠理都是在津液与气化作用下,作用于全身各个部分,因之,在生理或病理上,它都起到决定性作用。经络是通过针灸治疗体现的,完人*可自行体验循环情况,循经达络表现疾病病态及治疗法则。

《灵枢·九针十二原》:"以微针通其经脉,调其血气,营其逆顺出入之会","所言节者,神气之所游行出入也,非皮肉筋骨也","经脉十二,络脉十五,凡二十七气以上下,所出为井,所溜为荥,所注为俞,所行为经,所入为合",说明经络是神气之所游行出入的径道。"凡将用针,必先诊脉,视气之剧易,乃可以治也。"

《灵枢·小针解》:"空中之机清静以微者,针以得气,密意守气勿失也。其来不可逢者,气盛不可补也,其往不可追者,气虚不可泻也,不可挂以发者,言气易失也,扣之不发者,言不知补泻之意也。气血已尽而气不下也。知其往来者,知气之逆顺盛虚也,要与之期者,知气之可取之时也。"因此,临床针刺入后,需"候气",知得气或失气。得气者治,失气者不治。入针后,往来无阻是气散、津液已脱,入针往来不畅是气滞液凝,针入有酸麻胀的感觉是得气,针入如扎豆腐是气散。针穴大多无疼痛感觉,因此非是神经系统。有病痛处,定点取穴为阿是穴。痛则不通,通则不痛。痛,除瘀血外,多因气滞、津液不行瘀滞所引起。

因此,在论血液病当中的血友病时,其肿痛多因出血不凝,而不可用活血化瘀之法,恐其更加出血,增重病情。"益气法可以止痛"是气充而运血,血行肿消则痛止,此非活血化瘀所能治。针穴是通畅气机而运血行瘀止痛。因此,气与津液起主要作用。

进一步探索经络的实质,津液与气血的运行是推动经络运行的途径。津液稀少,入针往来无滞,是正气已虚;津液凝滞,入针往来滞涩,是邪气实。

因此,人体在气化正常运作时,津液气血存在,即有经络的运行;生命停止,津

---

* 完人:指《内经》说的"至人",锻炼身体达到清灵境界,能感觉经络周身运行的情况。

液气血消亡，经络的运作亦随之消失，其功能作用已不存在。

七、津液病的治疗法则

（一）提壶揭盖法

提壶揭盖法是朱丹溪创制之法，是"以升为降"之意，是以宣肺或升提之法通利小便的一种借喻。肺与脾、肾、三焦、膀胱等脏器分司水液代谢，维持水道的通调。肺主气，为水道的上源，在肺气闭阻，肃降失职，影响其他脏器气化失司的情况下，可出现喘促胸满、小便不利、浮肿等症，治疗应先宣发肺气，肺气得宣，小便得利，故喻为"提壶揭盖"。

◇病案一则

刘某，男，60岁。

素患哮喘，逢冬即发，时轻时重。近一周因偶感外邪即咳嗽，白痰，胸闷气喘，微热无汗，纳食不香，大便日行一次，小便色黄而少，舌质淡红，舌尖略红，苔白稍见厚腻，脉弦滑数。曾在某医院治疗，输液及服消炎药后，咳嗽见缓，仍咳痰作喘，并觉胸闷憋气、脘腹胀满，两腿浮肿，小便不利，遂来求治。

辨证：肺失宣降，三焦失利。

治法：宣肺利气，畅达三焦。

方药：芦根、茅根、麻黄、细辛、杏仁、生石膏、桑白皮、葶苈子、苏子、苏梗、石菖蒲、川郁金、地龙、黄柏、五味子、鱼腥草、茯苓、车前子。水煎服7剂。

二诊：咳喘已平，痰减少，胸腹胀满已除，已思饮食，大便日行一次，尤以小便畅行且多，两腿浮肿已消，自觉身体轻松，精神畅快，舌苔薄白，脉见滑不数。

再拟予二陈汤调治而愈。

病机：肺主气，通于卫表，外邪侵袭皮毛，首先犯肺，肺气失于宣达而发咳嗽，肺气不降则上逆作喘；肺主治节，为水之上源，治节失调则聚液为痰，津液可以气化，润肤泽毛，肺气不利，肺气不得宣降，清肃之令不行，则中焦升降气机受抑，脾为生痰之源，肺为贮痰之器，痰壅于上，水注于下，"气上郁者必无小便，气闭阻者亦无小便"，痰湿阻滞，三焦膀胱气化不行，津液输布运行失常，水道不利，小便短少，泛渗下注，两腿浮肿。单纯渗利于下，则肺郁痰喘，肺气受郁不行，治节水津之力难施，因之开宣利肺，痰喘见平，肺气施布水津，脾之气机输运升降恢复，下焦膀胱气化、三焦气化水道通畅，小便见多，浮肿亦随之即消。此为下病上治，见肿不单消肿利尿，而是开宣利肺得效，故名之为提壶揭盖法。

（二）逆流挽舟法

此法为清代喻嘉言提出，为痢疾初起，有发烧表热，又有里急后重的症状者而设，方用人参败毒散，今用其法而未采用其方。此法正适合于当前所谓的胃肠型感冒。此病宜治其表，表解里自和，而泻利自止，不必治泻利，因谓之"逆流挽舟"。

适应证：外感时邪，发热便溏，恶心呕吐，或腹痛便下臭，尿黄少，舌红苔白厚腻或薄黄，脉浮滑数。

病机：此为外感风寒湿邪，内因饮食不洁，导致表郁不宣，肺气布津受抑，汗津不泻，邪热内迫，脾失健运，清气不升，协热下利，并入大肠作泻。外不宣通，里气失和，因之以疏表为主，肺主皮毛，肺与大肠相表里，表气宣通，汗津出，外邪得于宣越，使其下注之邪由津气运卫达表，汗出热退，里气见调，其泻亦止，此即逆流挽舟之法。

治法：清邪疏表，佐以芳香化浊。

方药：芦根、茅根、菊花、蝉衣、生石膏、双花、连翘、淡豆豉、荆芥、佩兰叶、败酱草、六一散。

（三）增水行舟法

此法主证为由于阳明气热灼津，津液枯耗，津液减少以至大便闭结不通，如无水船舶，不能行驶，无水舟停。

治宜滋养津液使大便通行，服增液汤，便通即可。服后仍不排便，应在增液汤的基础上加用荡涤秘结之品，用增液承气汤。

方药：

增液汤：玄参、麦冬、细生地。

增液承气汤：增液汤加大黄、芒硝。

（四）釜底抽薪法

《灵枢·阴阳清浊》"气之清者上注于肺，浊者下注于胃"。由于肺热炼液为痰，而痰涎壅滞，出现喘促不宁；因肺热痰壅而肺失清肃，肺气不降，肺与大肠相表里，大肠传导转输不利，胃肠实热，腑气不通，腹部胀满，大便秘结；胃肠实热上蒸，势必使肺气更为壅滞。

治宜泻胃腑，清肺痰，护津液，除积化滞，消胀定喘。

方药：

一捻金：黑丑、白丑、大黄、人参、槟榔、朱砂。

五虎汤：麻杏石甘汤加茶叶、麻杏石甘汤加三子养亲汤。

◇**病案一则：新生儿肺炎**

1989年随诊，一男性患儿出生弥月后十天发病。

此前其母在弥月中为补养而过食辛热羊脊鱼肉，因之乳汁浓盛，每喂乳儿必至上漾后方停。即至发病时，患儿壮热，面赤，气促，手心热，痰涎壅盛，脘腹胀满，大便秘结，二日未行，尿黄短少，舌红质糙，苔白厚根黄，指纹紫青。

辨证：胃腑实盛，其热上蒸于肺，肺受热灼，炼液为痰。

治法：清肠胃，除实满，降肺气，化痰涎。

方药：五虎汤：麻杏石甘汤加茶叶、麻杏石甘汤加三子养亲汤。

二诊：身热已退，咳喘已平，大便通畅，病愈。

（五）截流固源法

此法用治多汗。一般汗出分为：昼日汗出为阳虚，夜间汗出为阴虚。白天汗出称自汗，夜间汗出称盗汗，因此治疗时自汗当益气固表，盗汗当养营敛阴。同时还有邪居膜原、正邪交争之战汗；病五脏精气外泻，液脱阳脱津散汗流如珠之油汗，此皆属于常法。在临床则见证汗出超于寻常，头身见汗，胸背潮湿，或双手汗出甚至汗滴如水洗，自汗淋漓，劳则汗剧，日更衣数次，双脚发凉，舌质淡红，舌体胖大，脉大虚弱。

营行脉中，卫行脉外。此系营卫失调，营弱卫强，卫气慓悍，卫阳外越，迫津汗出。

治宜协调营卫，先截外泄迫津之汗，以免久伤津气，过多而耗液；复敛阴液；再固脾益胃，生化津液之源。

方药：调卫和营截汗汤或桂枝龙骨牡蛎汤。生牡蛎、浮小麦、生白芍、五味子、诃子、白术、泽泻、甘草、麻黄根、生黄芪。

◇ **病案一则：汗证**

何某，男，34岁。

初诊：2001年7月7日。

主述：一年来汗出过多，昼夜不停，白日动则汗出周身，静则汗及头面，夜间常常汗湿衣裳，伴疲倦乏力，头疼胀晕，烦躁，腰酸，纳差诸症。舌淡体胖，苔白灰，脉寸大尺细。

辨证：气阴两虚，津液亏损。患者过汗年余，久汗耗气伤津，损及阴液，其症疲倦乏力，头疼胀晕，烦躁，腰酸，其脉寸大尺细，是为明证。

治法：急以固敛截汗，辅以益气养阴。

方药：生黄芪、浮小麦、防风、生牡蛎先煎、白芍、生山楂、甘草、川牛膝、泽泻、金樱子、白术、五味子。7付，水煎服。

方解：生黄芪、白术、防风，固本之法，升脾气，健脾止汗，盖津液之生成，水津之输布，皆依脾气之运输协调，三药共奏固汗源，求根本之功。生牡蛎、浮小麦、金樱子、白芍、五味子，截流之法，用以固摄津液，和阴敛阳而止汗，使阳气外散得收，是谓截汗出之源。泽泻，《神农本草经》记载其味甘寒，主风寒湿痹，乳难，消水，养五藏，益气力，肥健。久服，耳目聪明，不饥，延年，轻身，面生光。泽泻行水，选择而泻，有水湿则泻，无水湿则有补益作用。生山楂，化饮食，健胃，行结气，消痰化瘀。甘草，益气和中，调和诸药，是为佐使药。

二诊：2001年7月31日。服上药，身汗止，头不痛，唯时头汗出，觉胸闷，心前区痛，恶风寒，尿多，夜寐安，舌淡苔中厚，右脉浮弦，左脉细，查咽颊红肿，心率正常。此汗源渐固，津液得收之象，宗原法继进，佐以交通心肾，益肾化精，而求汗之源头。

方药：上方增白术、五味子之量，去生山楂、泽泻，加首乌藤、川断。7付，水煎服。

三诊：2001年8月25日。近期汗出正常，唯因公干饮酒，后觉身热，伴手足心热，腰酸，头汗多，夜寐不安，精神好转，时手指麻，大便不调。脉右氘大软，重取无力，左弦细，舌淡苔白，中厚腻。

此因于酒，盖酒之为物，味苦甘辛，性大热，有小毒，有宣散药力，温通气血，舒经活络之效，患者久病汗证，腠理开泄，汗多则津多，易于伤气伤液，而致津与液同时外泄，导致气阴两伤，日久已伤及五脏精气。今遇酒气剽悍之力，阳气上浮，精气外散，下元不足，故见身热，手足心热，腰酸，头汗多，夜寐不安诸症，其脉右芤大软，重取无力，左弦细，是为精气外散之确证。舌苔厚腻，乃酒毒湿热上蒸之象。治之法，宗原法继进，加强益肾化精、清化湿热之力。

方药：上方去白术，加生山楂、山萸肉、杜仲、川断、滑石、茯苓、泽泻、川牛膝、鸡内金。7付，水煎服。

按：今有汗证，未见阴虚、阳虚之证，亦非湿热交蒸或正邪交争之证，更无阴阳离绝、阳气暴脱之象，唯动则汗出，劳则汗剧，静则自汗，大汗淋漓，遍及周身，甚则汗出如洗，浸衣湿裳，日更数衣，何以辨证？

盖汗源在于胃与肾，泄之于表者，实乃胃之津液及肾之精气，故汗证病浅者，多伤胃之津液，而有耗气伤津之症；病久者，伤肾之精气，恐有损精耗液之弊。

本病迁延日久，观其脉证，邪正交争之象不显，非外邪所致，实内伤之病，当此之时，宜急治以截流之法，先止其汗，后调其津液之源，以固汗源，求根本，是谓截流固源。

张仲景著《伤寒杂病论》立"保胃气，存津液"之大纲，叶天士作《温热病论》发"留一分津液，则有一分生机"之感悟，历代前贤不仅在外感病辨证中重视津液，在各种内伤杂病的施治中更是以此为重。

外感六淫，邪在肌表，汗之可也，但审其津液之有无。有津液者，但汗无妨，得絷絷汗出，脉静身凉即可；或邪气留连，汗出不彻，再汗无碍。无津液者，当滋化源，故仲景有啜粥取汗之法，鞠通有甘润增液之术。

（六）滋胃津、益肾液、降虚火法

本治法由以下病案说明。

◇病案一则

张某，女，59岁。

初诊：1997年6月。

主诉：半年前曾因进食后呃逆，胃脘痞闷不适，大便调，舌边有齿痕，脉弦细诸症就诊，经服用悦脾和胃之剂已愈。近因口腔溃疡，口干已近6月余，时好时发，经久不愈，逐渐加重等症复诊。

现证：面色晦暗失泽，发枯目涩，腕肘皮肤干皱粗糙，并有白屑，口腔及两颊内侧溃疡，舌尖边裂口，疼痛难忍，不敢进食，食则更加剧痛，口干频饮，唇干焦，唇皮翘起，大便干结不畅，三四日一行，小便深黄短少，舌质鲜红而干，无苔，脉弦细弱。

辨证：年老气血虚衰，津液匮乏，不得上乘，上源失布，故头面失濡；胃燥津伤，脾为胃行其津液不足，致虚火上炎，反反复复，时久不愈，津液亏少，液损及阴，有胃津肾液告竭之虞。

治法：清降虚热，滋养津液。

方药：天花粉、乌梅、麦冬、石斛、生石膏、知母、细生地、赤芍、生甘草、竹叶、川牛膝、荷叶。

方解：花粉、乌梅酸甘化阴，石斛、麦冬生津养液，共奏敛阴液，生津液之功用。生石膏、知母、细生地、川牛膝为玉女煎方参其中，以益胃津，补肾液，滋阴降火，清疮止痛，引火下行。赤芍、生甘草、竹叶导赤散意，清小肠、利小便，导热外出。荷叶清凉芳化，清利头目。

再诊：口腔溃疡之疮面肿消痛止，舌裂见小见浅，舌质见有津液，舌色略红，已有薄白之苔，尿略黄而较前为多，脉弦见缓仍细。再予前方减荷叶加玄参，清上焦浮游之热，而增养阴液。继服六剂，大便已行，上结之热已见清降，脾为胃行津液，胃中津液见复。诸症随之而愈。

按：近时老年人患津液不足者见多，此例半年前由胃家津气不充，运化不畅，而病胃脘痞闷不舒，进食后即打嗝，气机上逆，进而胃家燥而津伤，脾供胃之津液不足，导致燥气化火，而口腔溃疡作痛，津液匮乏而大便秘结，小便短少，津液失于上济头面，清窍失濡，津液不能充肤泽毛，故发枯而肌肤甲错，因而病之本在于津液的匮乏，失于淖泽而产生虚火，经滋养胃津肾液降虚火，既治本又治标，标本兼顾而获效。

（七）育阴潜阳，补脑充髓法

育阴潜阳，补脑充髓法由以下病案说明。

◇病案一则

刘某某，女，21岁。

初诊：2001年12月1日门诊。

主症：心慌气短，面色萎黄失泽，肌肤干燥。自述近因学习紧张，每日使用电脑时间很长，并即将出国留学，因时觉头昏、记忆力减退，尤以脱发较重，洗头后头发成把脱落，深恐影响美观，近日兼有失眠多梦，精神不振，身倦乏力，月事衍期，时见带下、腰酸腿软、心烦易怒、肌肤干燥、纳食减少、口干思饮尤喜冷饮，并大便秘结，隔二三日甚至一周一行，小便时频时数。舌质淡红，苔色薄白，脉沉弦细。

辨证：此因烦劳过度，先伤津后耗液，时久则肝阴虚、肾精亏，津液匮乏，失于淖泽。

治法：育阴潜阳，益肾充髓，调奇经八脉。

方药：生龙牡、生石决明、杭菊、杭芍、北沙参、麦冬、五味子、何首乌、桑椹、石斛、龙眼肉、黄精。14付，水煎服。

二诊：头昏失眠见减轻，仍腰酸腿软。

上方加桑寄生、女贞子、菟丝子、泽兰叶，继服2周，面见红润，精神舒畅，纳食、睡眠、心慌、心烦等症皆见好转。药后病除，出国留学。

按：目得血而能视，手得血而能摄。久视则伤血，用脑过度则耗神伤精，精亏则液少，液少则脑髓不充，导致精神不振，头昏健忘，液少则津气先乏，面失泽而萎黄，肤失润而干枯，发失濡而脱落，津液不上充而口干舌燥，心慌气短，失眠多梦，腰酸腿软，不耐久劳，纳食不香，大便不调、时干或溏干不定，饮水多则尿多或尿频，饮水少则尿黄短少，冲任带经脉失调，月事衍期，时见带下。进而心肾不交，水火失济，心液肾精两亏，脾胃运化不畅，此由于眼、手、脑极劳而消耗过多，劳神伤精，消耗津液，液少失于淖泽，脑髓空虚所致。

《灵枢·决气》："液脱者，骨属屈伸不利，色夭，脑髓消，胫酸，耳数鸣。"非补充心血及肝肾之脏所能及，急需育阴潜阳，补脑充髓，还津充液，调理奇经八脉为治。

（八）开鬼门——暑月伤寒证治

鬼门即"汗孔"，又名"玄府"、"气门"，《素问·汤液醪醴论》首论："开鬼门，洁净府"。王冰注曰："开鬼门，是启玄府遣气也；洁净府，谓泻膀胱水去也。"张介宾《类经十二卷·论治类十五》曰："鬼门，汗孔也，肺主皮毛，其藏魄，阴之属也，故曰鬼门。净府，膀胱也，上无入孔而下有出窍，滓秽所不能入，故曰净府。"

◇病案一则

王某，女，43岁。

初诊日期：2001年10月9日。

主诉：患者咳嗽失音3月余。自今年8月入夏以来，酷暑气温升高之时，因避其热而长时间在空调环境中工作，致发暑月伤寒，初起咽喉作痛，声音发哑，语声重浊，不欲讲话，发声即咳嗽频作，不得不停止发言，咳后咽中作痒，痒则复咳，十分痛苦。伴自觉胸闷，气自胸上逆至喉间呛咳作痛，低烧37℃～37.6℃，畏冷。反复发作2月余，经服多种中西药未效，遂来就诊。

现证：干咳少痰，夜间2～3点尤甚，咽喉干痛，夜卧不安，不欲多言，但因其工作日繁，且必须讲话为苦。背部畏冷无汗，身形拘紧不舒，四肢不温，胃纳一般，时胃气上逆，恶心，口干欲多饮，大便日行或隔一日行，偏干，小便黄少。脉弦细微数。视其咽峡部红赤，舌质红苔白略厚。此系内蕴暑湿，外受寒袭，首先犯肺，肺气失宣，内热外寒，表里闭郁。

治法：先予宣肺利气，降逆止咳，再以清化利咽。

方药：芦根、白茅根、麻黄、细辛、杏仁、苏子、苏叶、桑皮、前胡、枳壳、生石膏、佩兰、丝瓜络。6付，水煎服。

方解：芦茅根清肺卫表里，麻黄、细辛、苏叶行表里之寒，杏仁、桑皮、苏子利肺降气，前胡、枳壳畅胸利气，石膏、佩兰叶、丝瓜络清热祛暑。

二诊：2001年10月16日。药后咳频之象略减，仍咽哑干痛，咳后胸闷气喘，痰少，畏冷见缓，手足见温，仍无汗，纳食尚可，大便二日一次，偏干，尿黄少，舌红苔薄黄，脉弦滑数。听诊肺呼吸音粗。余症同前。

证系肺气见宣，表气欠通，邪尚未解，里热未清，上克会咽。

治法：再拟清肺利咽，宣越卫表。

方药：芦茅根、菊花、蝉衣、板蓝根、忍冬花、杏仁、玄参、连翘、生石膏、藿香、香薷、六一散。

三诊：药后身见汗出，咳嗽减少，自觉已达近三月来咳嗽最轻，而且夜内能眠的佳境。咽已不痛，语言明显豁亮，略有音哑，咽红见减。舌红苔薄淡黄，脉滑。因其领导觉其病久体虚，给予纯羊肉食用，食后即觉颈部肿痛，淋巴结见大。继以上方减香薷、藿香祛暑湿透表之品，加蒲公英、橘叶清热解毒之品，继服6剂而愈。

按：大凡夏季暑与热皆地气上蒸之气，因吸受致病，必伤人气分，气结则上焦不行，有升无降，肺气愤郁，其气上逆，肺司清肃，气津闭郁，失肃化之权，发为气逆、胸闷、作咳诸症，此复因久居空调寒冷之处，卫气久受寒袭，卫阳不得宣越。肺主皮毛，肺气亦不得宣达，施布津气，故而畏冷无汗。暑病当汗出勿止，此无汗而闭郁于内，蕴热上蒸于咽喉，喉痹失音而作痛，形成内郁暑热而外寒闭阻。俗说暑月伤寒，内热外寒，属于外寒包内火。

表里皆郁而不达，治之法，欲先宣利肺气，令肺施肃降之权，继清肺利咽透表，卫气见行，肺气宣达，表气得越，因汗而解。后因饮食不节，胃助其余邪而颈项淋巴肿痛，经清热解毒而愈。

此案例虽为个案，但安装空调过用者众，遇此暑月伤寒者将多，此抛砖引玉，医者当为时而病者注重之。因而患关节炎作痛者，此为得病之因，当谓之为空调病。俗云："冬不用石膏，夏不用麻黄"，此例因有是病而用是药，不应以季节而定论之。

《灵枢·邪气藏府病形论》曰：形寒饮冷则伤肺。冰浸食物，乘其寒凉之气以解暑，久服则令脾胃虚寒；空调降温，昼夜居于寒室，汗液不出，卫气不宣，肺气郁闭。

暑月本南方心火当令，腠理宣蒸，玄府开泄，阳气发于外，身内阳气不足。当今之时，空调冷食大行于世，内外皆夺。人群体质改变，面黑色斑，皮肤少汗是为外观，中焦寒、上焦闭，阳气不足或郁闭是为内质。长此以往，阳气损于内，中上二焦运化宣降失常，渐至伤及下焦阳气，三焦枢机不利，而致肩背拘紧不舒，头项强痛，身体困重，胸闷气短，咽中不利，脾胃不调，甚则发为心悸心痛，头痛眩冒，男子腹胀腰脊酸痛，女子月经不调诸症。见症处方之时，当辨其是否为空调冷食之应也。

（九）洁净府

洁净府之"府"指膀胱。《素问·灵兰秘典论》曰："膀胱者，州都之官，津液藏焉，气化则能出矣。"林亿注："位当孤府，故谓都官。居内内空，故藏津液。"若得气海之气施化，则溲便注泄；气海之气不及，则闷隐不通，故曰气化则能出矣，说明下元肾气对膀胱所藏津液起到施化注泄功能，下元之气肾气司开阖，主全身之水液，通过膀胱可泌津排浊。

肺为水之上源，肺气施布受抑和气机受阻，脾运输津液不畅，三焦气化失利，气不化液，膀胱注泄，闭隐不通，不得泌津排浊，则水湿内停，留蓄净府，则见浮肿，少腹胀满，小便不利。

此应温阳化气，畅利三焦，行膀胱之气淡渗水湿，通利小便，清涤膀胱，洁净其腑。

治宜温阳化水，通利小便，恢复其正常注泻功能，蓄藏津液。

方药（五苓散）：猪苓、苍术、茯苓、泽泻、桂枝。淡渗利湿，行水消肿。加减：萹蓄、瞿麦、抽葫芦、冬瓜皮、地肤子、路路通、防己、细辛、大腹皮、茯苓、车前子、泽泻。

撰写人：宋祚民

津液经文选录

闲来读书之时，多有经典、医家著作中有关津液的论述，但其内容多夹杂于他论之中，易为忽视。余觉津液之论很有意义，特此摘录整理如下，与同道共勉。

一、燥伤津液选论

参考《温病学》整理秋燥。

秋燥是秋季感受燥热病邪而引起的外感热病。秋燥初起，首犯肺卫，见明显表燥证，肺卫之邪不解，化热入里，更伤津液，病变重心在肺，肺燥阴伤，可发展为肺胃阴伤，影响胃肠而肠燥便秘、阴伤腹实；后期邪少虚多，一般为肺胃阴伤或肺燥肠闭，少数传入营血，络伤咯血甚至气血两燔，或传入下焦，肝肾阴伤。

秋燥为病，外因是感受秋季燥热病邪，若遇人体肺卫不固，或素体阴虚，或夏季汗多津气受伤，则易感而发。本病病机特点为：以津液受损为主，临床燥象、阴伤表现突出。故治疗上以甘润法贯穿始终，"上燥治气，中燥增液，下燥治血"就是针对不同阶段确立的治疗大法。

（一）卫分证治

	燥伤肺卫		燥干清窍
	温燥伤表	凉燥伤表	燥干清窍
证候	发热，微恶风寒，头痛，少汗，咳嗽少痰或吐黏痰，咽干鼻燥，口渴，舌边尖红，苔薄白欠润，脉右寸数大	发热，恶寒，头痛无汗，鼻塞，咽干唇燥，咳嗽无痰或咳吐稀痰，皮肤干燥，苔薄白欠润	耳鸣，目赤，龈肿，咽痛，苔薄黄而干，脉数
病机	温燥初起，邪袭肺卫	凉燥初起，邪袭卫表	上焦燥热化火，干扰清窍
治法	辛凉透邪，甘润养津	辛开温润，祛邪润燥	轻清宣透
方药	桑杏汤：桑叶、杏仁、沙参、象贝、豆豉、栀皮、梨皮	杏苏散：杏仁、紫苏、半夏、陈皮、前胡、甘草、桔梗、枳壳、茯苓、生姜、大枣	翘荷汤：薄荷、连翘、生甘草、黑栀子、桔梗、绿豆衣

（二）气分证治

	燥伤肺卫	肺燥肠闭	腹实阴伤	肺胃阴伤
证候	身热，干咳无痰或咳唾少量泡沫痰，气逆而喘，乏力，咽喉干燥、鼻齿燥、胸闷胁痛，心烦口渴，苔薄白干燥或薄黄而干，舌边尖红赤	咳嗽不爽，痰多，脘腹胀满，大便秘结，苔白而干	身热，腹胀满，便秘，口干唇燥，或见谵语，苔黑干燥，脉沉细	身热不甚，干咳不已，口舌干燥而渴，舌红少苔，脉细
病机	肺经燥热化火，灼伤津液	肺燥伤津，影响及肠	燥热结于阳明，阴液大伤	秋燥后期，燥热已退，肺胃阴液未复
治法	辛凉透热，甘润养阴	肃肺化痰，润肠通便	滋阴润燥，通腹泄热	甘凉滋润，清养肺胃
方药	清燥救肺汤：冬桑叶、石膏、甘草、人参、胡麻仁、阿胶、麦冬、杏仁、枇杷叶	五仁橘皮汤：甜杏仁、松子仁、郁李仁、桃仁、柏子仁、橘皮	调胃承气汤加鲜首乌、鲜生地、鲜石斛	沙参麦冬汤：沙参、玉竹、生甘草、冬桑叶、麦冬、生扁豆、花粉（或五汁饮）

（三）燥热迫营血

	肺燥肠热，络伤咳血	阳明热炽，迫血发斑
证候	喉痒干咳甚至痰黏带血，胸胁牵痛，腹部灼热，大便泄泻，苔薄白干燥，舌红，脉数	壮热汗出，口渴，烦躁不安，肌肤发斑，舌红赤或绛，脉数
病机	肺中燥热移肠，肺与大肠同病	气分燥热化火，迫入营血
治法	清热止血，润肺清肠	气血两清，养阴化斑
方药	阿胶黄芩汤：阿胶、黄芩、甜杏仁、生白芍、生桑皮、生甘草、鲜车前草、甘蔗梢、生糯米	玉女煎去牛膝、熟地，加细生地、元参（即石膏、知母、元参、生地、麦冬）

（四）燥伤真阴

燥邪深入下焦，灼伤真阴，而至亡阴失水。

二、津停液潴，水湿不行

《金匮要略》所论水气病指水不化气，气不化津而又不行，聚而为肿的病证。根据水肿部位及症状不同分为风水、里水、皮水、正水、石水；亦有五脏水及水分、血分、气分之别，此皆同源异流。

水气病治疗原则："腰以下肿，当利小便；腰以上肿，当发汗乃愈"。又有温阳化气、健脾化湿、调和营卫、益气固表、行气散结、温经通阳等法。

（一）风水

因机主证： 风邪→侵袭肌表→正邪相争→卫外不固→脉浮恶风
　　　　　　　↓
　　　　　肺气不宣→不能通调水道→水气停滞→留于肌表→头面浮肿
　　　　　　　　　　　　　　　　　　　　↓
　　　　　　　　　　　　湿邪流注关节→寒湿凝滞→骨节疼

治疗：

风水表实证，以汗法治之。

风水表虚证，治宜防己黄芪汤（防己、黄芪、白术、甘草），疏风益卫，利湿健脾。肝脾不和腹痛者，加芍药。

风水挟热证，治宜越婢汤（麻黄、石膏、生姜、大枣、甘草），发散风湿，清解郁热。

杏子汤系麻杏石甘汤，适于风水兼肺有郁热；或甘草麻黄汤加杏仁，适于肺无郁热。

（二）里水

因机主证：脾胃虚弱→不能运化水湿→水停于内→脉沉
　　　　　肺气不宣→不能通调水道、下输膀胱→小便不利
　　　　　湿邪瘀滞化热→泛于肌肤→一身面目黄肿

治疗：

越婢加术汤（麻黄、石膏、白术、甘草、生姜、大枣），宣肺健脾，利水清热。

甘草麻黄汤（甘草、麻黄），内助脾气，外散水湿。

（三）皮水

因机主证：肺气虚→不能通调水道→水湿停滞皮中→四肢肌表浮肿，按之没指
　　　　　脾阳虚→不能运化水湿→湿邪阻滞中焦→腹满如鼓状
　　　　　↓
　　　　　不甚→阳气尚能鼓动津液上承→口不渴，脉浮

治疗：

防己茯苓汤（防己、黄芪、桂枝、茯苓、甘草），健脾益肺，行水利湿。

皮水见手足厥冷者，蒲灰散主之，利水通阳。

（四）正水

因机主证：脾肾阳虚→不能气化蒸发水湿之邪→水停于内→腹满，脉沉迟
　　　　　　　　↓
　　　　　　水停于下，膀胱气化不利→小便不利

　　　　水气上逆，壅塞于肺→肺失宣畅→喘

治疗：麻黄附子汤（麻黄、甘草、附子），温阳祛水平喘。

（五）石水

因机主证：肾阳虚→不能蒸化水湿→水气结于少腹→腹满如实，脉沉

治疗：温暖脾肾，疏通肝络。宜理中、四逆辈，旋覆花汤，逍遥散等。

（六）黄汗

因机主证：　　脾阳虚→不能运化水湿→水湿内瘀→脉沉迟

　　　　　湿邪瘀滞化热→湿热流于肌肤→身热，四肢头面肿

　　　　　　　湿热入营，邪热郁蒸，汗出色黄，故名"黄汗"

　　　　　　湿热上蒸→肺气不畅→胸中满闷

　　　　　日久不愈，湿热外蒸→瘀滞不透，腐肉化脓→痈脓

治疗：
芪芍桂酒汤（黄芪、芍药、桂枝、苦酒），调和营卫，畅达气机。
桂枝加黄芪汤（桂枝、芍药、甘草、生姜、大枣、黄芪），调和营卫，宣阳祛湿。
又有：
心水：寒水内停，上凌于心，心阳被郁，耗伤心气，则身重少气，不得卧，烦躁，阴肿。
肝水：寒水内侵肝络，肝失疏泄，肝病及脾，则腹大，不能自转侧，胁下腹痛，时时津液微生，小便续通。
肺水：寒水内迫于肺，肺气不行，大肠传化失调，则身肿，小便难，时时便溏。
脾水：寒水内困于脾，脾失转输化生之能，则腹大，四肢苦重，津液不生，但苦少气，小便难。
肾水：水寒内盛于下，肾阳衰微，不能温煦，则腹大，脐肿腰痛，不得溺，阴下

湿如牛鼻上汗，足逆冷，面反瘦。

三、汗论选录

（一）吴鞠通论汗

《温病条辨·卷四·杂说》：汗也者，合阳气阴精蒸化而出者也。《内经》云：人之汗，以天地之雨名之。盖汗之为物，以阳气为运用，以阴精为材料。阴精有余，阳气不足，则汗不能自出，不出则死；阳气有余，阴精不足，多能自出，再发则痉，痉亦死；或熏灼而不出，不出亦死也。其有阴精有余，阳气不足，又为寒邪肃杀之气所抟，不能自出者，必用辛温味薄急走之药，以运用其阳气，仲景之治伤寒是也。伤寒一书，始终以救阳气为主，其有阳气有余，阴精不足，又为温热升发之气所铄，而汗自出，或不出者，必用辛凉以止其自出之汗，用甘凉甘润，培养其阴精为材料，以为正汗之地，本论之治温热是也。本论始终以救阴精为主，此伤寒所以不可不发汗，温热病断不可发汗之大较也。唐宋以来，多昧于此，是以人各着一伤寒书，而温热之祸及矣，呜呼！天道欤？抑人事欤？

（二）何梦瑶论汗

《医碥·汗》：汗者，水也，肾之所主也。内藏则为液，上升则为津，下降则为尿，外泄则为汗，而所以外泄，则火之所蒸发也。火属心，故谓汗为心之液。火盛者，虽表固亦出；不盛者，必表疏乃出。自汗者，非因发表而汗自出也，其出无时，火退乃已。伤风伤寒，皆热蒸汗出，中暑病湿亦然。五志过极则生火，亦汗出（如惊则心神浮动飞越，汗随出可见）。劳动则生火，饮食则长气（《经》云：食入于阴，长气于阳。气属于阳，气有余是火也）。房事则精泄于下，火散于上，故皆汗出。火在里，则汗随藏府出，火在表，则汗从经脉出（如太阳伤风，热在皮肤，则翕翕汗出，乃肌表之汗也。阳明胃实，则蒸蒸汗出，乃胃府之汗也。翕翕、蒸蒸，皆热貌，翕字为合羽，其身如合羽所覆，扪之自温。蒸蒸则如炊笼腾越，扪之热气透手也）。春夏气浮，汗出肌肤，秋冬气沉，汗出骨髓，故筋骨之疾宜汗者，常于冬至后发之。自汗，旧云表虚。然不可概论，如伤寒其始无汗，后传阳明即自汗，岂前者表实，后者表虚乎（前之无汗，则阴邪凝固使然，无论其人平素表实无汗，即表虚亦无汗。后传阳明，热盛蒸越，无论其人平素表虚有汗，即表实亦有汗。问：太阳伤风有汗，用桂枝汤，非表虚乎？曰：伤风有汗，有汗则表疏，故谓之虚。是因有汗而表虚，非因表虚而有汗也。因表虚而有汗，则重实表；因有汗而表虚，则重散热。其用桂枝，是发散风邪，非固表也，固表乃其兼能耳）有实火，有虚火，阳虚（即东垣补中益气证）、阴虚（即血虚）、肾阳虚、肾阴虚皆发热，皆虚火也。火炎则身温汗热而肤涩，阳虚则身凉汗冷而肤滑（阳衰则卫气不固，又阳虚则不能内守，而易于浮越也。然亦有热极而反出冷汗者，盖热聚于内，肌肤反冷，肤冷故汗亦冷也。或汗过多，阳从汗脱所致。然热甚汗多而脱者，其汗必先热，后乃冷耳。丹溪谓热极反汗冷，乃火盛兼水化，其说牵强）。盗汗者，寤时无汗，寐时汗出，如盗乘人睡熟而出也。人寤则气行于阳，寐则气行于阴，若其人表阳虚者，遇寐而气行于里之时，则表更失所护而益疏，即使内火不盛，而阳气团聚于里，与其微火相触发，亦必汗出。若内火素盛，两阳相搏，阴液被扰，虽表固者，亦必溃围而出矣（其人阴虚尤易动）。及其醒觉，则阳气还出于表，而汗自止。伤寒之盗汗亦然。盖邪在半表半里时，寤则气挟邪还于表，阴得安静不扰，故无汗。寐则气挟邪入于表，阴被扰而不宁，故汗出也（丹溪谓杂证之盗汗，有阳虚，有阴虚，大病后阴气未复，遗热未清，或劳逸、七情、色欲之火，或饮食积热，皆足耗损精血。阴气既伤，阳火独旺，内蒸成汗也）。

心孔汗，别处无汗，独心孔一处有汗，由思虑过多，心神浮越使然。头汗，别处无汗，热不得外越，但上蒸也。或因黄郁未发，或因湿家误下，或因水结胸证，或因火劫热迫，或因阳明蓄血，或因热入血室，并详《伤寒论》。

手足汗，别处无汗，脾胃之热达于四肢也（脾胃主肌肉、四肢，热达于肌肉则体汗，若达于四肢，则手足汗尔）。冬月足多汗，气降也。又有手足汗，汗属脾胃虚寒，不能营运津液，乘虚阳外越（虚阳被寒所逼外越），而横溢于四肢者，如阴盛而淫雨滂沱，其汗必冷，与实热之汗（其汗必热）不同。

脱汗。阴盛格阳，汗从阳脱，味淡不咸（久藏之液则咸，若才经气化之液则淡，咸者已经出尽，并新化之液亦出，则津随气脱可知也）。如珠不流（无继故也为汗绝），不治。（淋漓如雨，拭揩不及，及液涸而火上炎，熬煎如胶之黏者，皆难治。）

治法：自汗属热者，宜清火；胃实者宜下，凉膈散、白虎汤（并见发热）、承气汤（见大便不通）酌用。气虚者，生脉散（见中暑）、补中益气汤（见气），加麻黄根、浮小麦。血虚者，当归六黄汤加地骨皮。血气并虚者，黄芪建中汤（见劳倦）。自汗畏冷，虽炎天必棉衣，乃火郁伏于内，不达于表，故外畏寒而内实热也，防风汤。湿痰自汗，虽去痰导湿，每饮食即汗出，益胃散。不论冬夏，额上常有汗出，因醉后当风致之，名曰漏风，漏风汤。病后汗常出，察其人精神饮食日增，是余邪欲散也，不须治之。若阴气未复，邪热尚存，须与清理。阳虚阴乘（阴寒之气一逼，则虚阳浮越，而汗随出矣），因自汗而厥者，黄芪建中汤（见劳倦），加附子，或芪附汤。盗汗，当归六黄汤主之。无内热者（表虚者，即内无火，而寐时阳气入里，久亦扰阴汗出），防风汤、白术散。肝火，当归龙荟丸（见胁痛）。有身热，加地骨皮、柴胡、黄芪、秦艽。肝虚加酸枣仁，实加龙胆草。右尺实大，黄柏、知母。脾虚，参、术、白芍、山药、白扁豆、浮小麦。经霜桑叶末，茶调服。心虚热而阴气不敛者，睡则多惊，酸枣仁汤。心实热者，多烦，当归六黄汤加连翘、丹皮、竹茹。虚劳盗汗，青蒿散。

（三）《中国医学大辞典》论汗

汗，人体肤孔中排出之水也。《素问·宣明五气》："心为汗。"《阴阳别论》："阳加于阴谓之汗。"《评热病论》："阴虚者，阳必凑之，故少气时热而汗出也。"（又）人所以汗出者，皆生于谷，谷生于精。《经脉别论》："饮食饱甚，汗出于胃，惊而夺精，汗出于心，持重远行，汗出于肾，疾走恐惧，汗出于肝，摇体劳苦。"《灵枢·五癃津液别论》："天热衣厚则为汗。"天暑衣厚，则腠理开，故汗出。

按：汗为人体流质之一，因暑热或劳动而排泄于皮肤之外，含有臭气及咸味，食之令人生疔毒。至于头汗、额汗、胸汗、腋汗、阴汗、半身汗、手足汗、脚心汗、自汗、多汗、盗汗、黄汗、血汗、心汗、绝汗、经络汗、肝虚汗、脾虚汗、肺虚汗、肾虚汗、胃虚汗、阳虚汗、阴虚汗、产后血汗、阴盛格阳汗、亡阳、酒风、漏风、漏泄、无汗诸证，各祥本条。

用药使身体发汗也，若应汗而不汗，则肤孔闭塞，邪无出路。不应汗而汗，则重伤其液，而津脱体枯矣，与旱通。《灵枢·九宫八风》："先之则多雨，后之则多汗。"

1. 头汗

汗液但出于头也。此证由湿热上蒸，或蓄血结于胃口，迫其津液上逆所致。治法如下：蓄血头汗出，齐头而还者，宜犀角地黄汤；头汗小便不利，渴不能饮者，此瘀蓄膀胱也，宜桃核承气汤；胃热上蒸，额汗发黄，水气不利者，宜五苓散加茵陈，甚则茵陈蒿汤微利之，或用调胃承气汤；食滞中宫，热气上炎而头汗者，宜生料保和丸，倍用姜汁炒川连；头汗出，胸胁满，小便不利，往来寒热，心烦呕而不渴者，宜柴胡姜桂汤；身微热表虚，头汗出不已，或因医者发汗以至表虚者，宜黄芪汤；湿邪搏阳，汗出头额者，宜用胜湿汤，或调卫汤；水结胸无大热，汗出头额者，宜小半夏汤加茯苓；病后产后头汗出者，属阳虚，误治必死，伤湿额上汗出，下之微喘者死，下后小便不利者亦死。凡头汗服和营卫、逐湿豁痰、理气散瘀药，或发寒热，下体得汗者，为营卫气通，日渐向愈之机也。

2. 额汗

不论冬夏，额常有汗也。此系醉后当风所致，治法与酒风同。或用丹参、当归、茯神、地黄、枣仁、黄芪、白芍、圆眼，水煎服。并参看自汗条。

3. 胸汗

胸部多汗也。此因思虑过度所致，其病在心，宜天王补心丹或生脉散加当归、枣仁。

4. 腋汗

汗出于两腋之中，甚则延及于胁下。此系少阳挟热，为半表半里之证，治宜小柴胡汤、逍遥散、牡矾丹之属。

5. 阴汗

前阴处常有湿汗，甚则延及于两股，此皆湿热下注所致。治法如下：因肾虚阳衰者，宜安肾丸或小安肾丸。面色萎黄，脚软无力，阴汗常湿，阴茎有秃色者，宜温肾汤、补肝汤之属。阴囊汗出，久而生疮，其痒甚苦，搔之不已，后复痛者，宜龙胆泄肝汤加风药一二味，余如当归龙荟丸、二妙散、牡矾丹之属。溺黄臊臭淋沥，睾丸如冰，阴汗浸两股，阴头亦冷者，宜清震汤。阴汗不止，内服青娥丸，外用炉甘石一分，蛤粉五厘，干扑，或用密陀僧和蛇床子研末扑之。阴汗湿痒，用大蒜煨，剥去皮，研烂，同淡豆豉和丸，如梧桐子大，朱砂为衣，每服30丸，用大枣二枚，灯心数茎，煎汤空腹时送下。肾囊湿烂，先以吴茱萸煎汤洗净，再用吴茱萸、樟脑、蛇床子各五钱，黄檗二钱五分，轻粉一钱，硫黄二钱，寒水石、白矾、槟榔、白芷各三钱，共研细末，掺于患处；牡蛎、蛇床子、干荷叶、破故纸、宫桂、紫梢花各等分，葱白数茎，煎汤，去渣熏洗；飞盐、皂角、苦参、川椒、蛇床子、苍术煎汤熏洗，数次除根；全蝎一钱（酒洗，焙），玄胡索五钱，日久腰痛者，加杜仲一钱，共为细末，作一服，空腹时无灰酒调下（或糊丸亦可），三服痊愈；银粉、腊茶、五倍子各等分，研细，先以葱椒汤洗患处，然后用香油调敷；抱鸡卵（连壳焙）一钱，冰片五厘，儿茶（烧灰，存性）一分，研细掺之；炉甘石二钱五分，蛤粉一钱二分五厘，研为粉，扑敷之；苋菜根茎叶，烧存性，研末，抓破敷之，再以蛇床子、苍耳草煎汤洗。

6. 半身汗

夏月汗出，止于半身也。此由气血不充，内挟寒饮，为偏枯及夭亡之征兆。宜十全大补、人参养荣、大建中汤等，加行经豁痰药治之。若元气稍充，即兼用小续命汤一剂，以开发其表，或防己黄芪汤加川乌，以散其湿。此证虽属血虚，慎不可用四物阴药，以其闭滞经络故也。

7. 手足汗

此证由脾胃湿蒸，旁达于四肢所致，治法如下：胃中热聚，逼汗外出者，宜大柴胡汤；阴阳不和，经络不调，手足汗出，诸药不效者，宜八物汤加半夏、茯苓为君，川乌、白附子为佐使；因热者宜二陈汤加川连、白芍，因寒者宜理中汤加乌梅，因虚者宜十全大补汤去芎加五味子；洗手汗用黄芪、葛根各一两，荆芥、防风各三钱，煎成先熏后洗，三次即效；洗足汗用白矾、干葛各等分，为末，每五钱，煎十数沸，洗之，数日即效。

8. 脚心汗

汗出于脚心也，由湿热流注所致，宜牡矾丹；或用白矾、干葛各五钱，煎汤连洗五日，其汗自止；或用萝蔔煎水，洗数次自愈。

9. 自汗

不因天热衣厚劳动，而肤孔中频频汗出也。此证多始于胃热，继则成为表虚，体肥腠理疏者多患之。治宜玉屏风散、凉膈散、玉泉散之属，内清肠胃荣卫之热，外固腠理之气。若久延不治，则津亏液耗，易成损证。

10. 多汗

《素问·平人气象论》："尺涩脉滑，谓之多汗。"《灵枢·邪气藏腑病形》："肺脉缓甚为多汗。"《灵决气》："腠理发泄，汗出溱溱，是谓津，津脱者，腠理开，汗大泄"。

按：藏于内者为血，发于外者为汗，汗多有由于卫气疏者，有由于营气热者，有由于荣卫不和者，有由于痰滞者，大抵腠理疏豁之人，其脉必缓，兼浮则为风，兼滑则为痰，兼大则为热，兼弱则卫虚，兼迟为气虚，兼细为阴虚，兼芤为失血。治法如下：多汗以玉屏风散为主方，挟风者宜桂枝汤之属，挟痰者宜二陈汤之属，挟湿者宜羌活胜湿汤之属，因阳明热者宜凉膈承气之属。健猪肚一个，洗净，以糯米装满，用线缝口，放沙锅内，水煮极烂，将肚与汤食尽，糯米晒干为末，每用一小盏，空腹时米汤调服；五倍子、枯矾等分，为末，口水调匀，填脐中，用布缚定；郁金研末，卧时蜜调涂两乳；何首乌末，口水调封脐中，用布缚定；旧蒲扇烧灰和粉扑之，或用酒调服一钱；牡蛎研末，绢袋扑之，最效。自汗服诸止汗药不应，药愈涩而汗愈不收者，宜理心血，用大补黄芪汤加酸枣仁，有微热者更加石斛，兼下灵砂丹；病后气血俱虚而汗，服诸止汗药不应者，宜十全大补汤半剂加炒枣仁五钱；若胸膈烦闷不能盛阴药者，宜生脉散加黄芪二钱、当归一钱、炒枣仁三钱，服即效；凡病人脉紧数、浮沉有力，汗出不止，呼吸有声者，以及汗出而喘（肺绝）或脉脱身痛甚（血竭）发润至巅，或如油如珠如胶，淋漓如雨者，均死不治。

11. 盗汗

寐时出汗，醒则无也。《素问·经脉知别论》："肾病者，寝汗出，憎风"。《六元正纪大论》："太阳所致为寝汗痉。"《气交变大论》："岁水太过，甚则寝汗出，憎风。"《金匮·血痹虚劳病脉证篇》："男子平人脉虚弱细微者，善盗汗也"。

按：此证在平时则由卫虚不能鼓其脉气于外，不能约束津液，当目瞑之时，卫气行阴，血气无以固其表，故腠理开则汗出。醒则行阳之气，复散于表，则汗止矣。有外感则属于少阳阳明两经之郁热。治法如下：宜当归六黄汤，体虚者减芩连，多加参芪，身热者加地骨皮、柴胡、黄芩、秦艽，肝虚者加酸枣仁，肝实者加龙胆草，右尺实大者加黄柏、知母，烦心者加黄连、生地黄、当归、辰砂、麦门冬，脾虚者去芩连加白术、芍药、山药、白扁豆、浮小麦，余如四制白术散、牡蛎散之属，亦可酌用。宜润剂者用六黄汤，宜燥剂者用正气汤，无内热者宜防风散、白术散，因肝火者用当归龙荟丸，虚者宜黄芪连翘汤，实者用三黄连翘汤。盗汗不已，则①用经霜桑叶为末，茶调服（一作米汤调服）；②豆豉微炒酒渍服；③五倍子或何首乌为末，津唾调填脐中以帛缚定；④山药一味为末，临卧酒调下三钱；⑤人参、苦参、龙胆草、麻黄根各三钱，为末，炼蜜和丸，如梧桐子大，每服30丸，烧麸麦汤送下，服至数日断根，真神方也；⑥鸡蛋5个，将壳轻轻敲破，勿破内之白皮，浸童便内一昼夜，用冷水渐渐细火煮熟食之，数日即愈；⑦莲子、黑枣各7个，浮小麦、马料豆各一合，水煎服，数次痊愈。

12. 黄汗

汗出黏衣作黄色也。《金匮·水气病脉证篇》："身肿而冷，状如周痹，胸中塞，不能食，反聚痛，暮躁不得眠，此为黄汗"。又"黄汗之为病，身体肿，发黄，汗出而渴状如风水，汗沾衣，色正黄如柏汁，脉自沉。得之汗出入水中，浴水从汗孔入得之，宜黄芪芍药桂枝苦酒汤"。又"黄汗之病，两胫自冷，假令发热，此属历节。食已汗出，又身常暮卧，盗汗出者，此劳气也。若汗出已反发热者，久久其身必甲错，发热不止者，必生恶疮。若身重汗出已辄轻者，久久必身瞤瞤，即胸中痛。又从腰以上必汗出，下无汗，腰髋弛痛，如有物在皮中状，剧者不能食，身疼重，烦躁，小便不利，此为黄汗。桂枝加黄芪汤主之"。

按：此证因脾热汗出，用水浸浴，水入毛孔而成。治法如下：宜芪芍桂酒汤，化热者加防风；夜热甚者加当归；食少者加白术、茯苓；若挟表者，其脉必浮，宜汗之，用桂枝加黄芪汤；挟里者，腹必胀，宜下之，用大黄硝石汤。用蔓荆子为末，平旦以井华水服一匙，逐日渐加至两匙，以知为度；每夜小便时，浸少许帛于内，加以记号，其黄色必渐淡，至色白则瘥。不过五升即愈。或用加味玉屏风散。

13. 血汗

汗出如血也。治法如下：由胆经受热，血遂妄行，又与手少阴气相并而成者，宜定命散；由大喜伤心，血随气行者，宜黄芪建中汤，兼用小麦、麦冬，金锡器中煎汤，调服妙香散。

14. 心汗

此证别处无汗，独当心一处汗出津津，由思虑太过，心血不足所致。治法如下：用当归六黄汤、当归补血汤、天王补心丹之属；归脾汤倍黄芪，或生脉散加当归、枣仁，猪心汤煎服，或艾煎汤调茯苓末一钱；用豮猪心一个，剖开，带血纳入人参、当归各一两，煮熟去药食，仍以艾汤调茯苓末服之。

15. 绝汗

《素问·诊要经终论》："太阳之脉，其终也，戴眼，反折，瘛疭，其色白，绝汗乃出，出则死矣"。《灵枢·经脉篇》："六阳气绝，则阴与阳相离，离则腠理发泄，绝汗乃出，故旦占夕死、夕占旦死。"

按：此证由胃中阳衰不能温养分肉，营卫失职所致。伤寒环口黧黑，柔汗发黄者，为脾绝。阴毒面青黑，额上手背冷汗不止者，为营卫绝。又如气绝则汗出如珠，着身不流，气散则汗出如油，喘而不休，皆为死证。若虚极冷汗淡汗不止，亦非吉兆。

16. 经络汗

汗从经络出也。此由邪气在表，腠理不闭所致。宜用调荣活络饮。

17. 肝虚汗

肝气不足而汗也。宜禁其疏泄。用白芍散、逍遥散，余如白芍、枣仁、乌梅之属，均可酌用。

18. 脾虚汗

脾气不足而汗也。宜壮其中气，用补中益气汤之属。

19. 肺虚汗

肺气虚而自汗也。盖肺虚则表不能卫，法宜固其皮毛，用黄芪六一汤，或玉屏风散。

20. 肾虚汗

肾气不足而汗也。宜助其封藏。用都气丸或五味子汤。

21. 胃虚汗

胃气虚弱，水谷气散而汗出也。宜补气运脾丸。

22. 阳虚汗

阳气虚而自汗也。盖阳虚者阴必乘，故身体倦怠，发厥自汗，宜黄芪建中汤。卫外之阳不固自汗者，宜芪附汤。脾中之阳衰而自汗者，宜术附汤。肾中之阳浮而自汗者，宜参附汤。

23. 阴虚汗

阴血虚而自汗也。盖阴虚者阳必凑，故肌肤涩而尺脉滑，发热自汗，宜当归六黄汤。甚者用黄芪建中汤加当归、熟地。

24. 产后血汗

产后汗出如血也。由气血亏耗所致。宜猥皮散。

25. 阴盛格阳汗

此证身冷自汗，阴躁欲坐泥水中，脉浮而数，按之如无。宜用真武汤冷服。

26. 亡阳

此证因汗出不止，阴气上竭，肾中龙雷之火，随水而上，必见身恶寒，手足冷，肌凉，汗冷而味淡微黏，口不渴而喜热饮，气微，脉浮数而空，真阳亡脱在顷刻，若用寒凉药折之，则其火愈炽，宜附子理中汤，或大剂参附而佐以童便牡蛎等咸降之品，煎成冷饮一碗，直达下焦，引其真阳下降，则雷龙之火，反乎其位，而汗随止。此与亡阴之汗，大相悬绝，治法截然不同，而转机在顷刻之间，界限不清，则死生反掌，又有阳虚亡阳、阴寒亡阳之别，各详本条。

27. 酒风

《素问·病能论》："有病身热解堕，汗出如浴，恶风少气，名曰酒风。"治以泽泻、术各十分，麋衔五分，合以三指撮，为后饭。

28. 漏风

《素问·风论》："饮酒中风，则为漏风。"又"漏风之状，或多汗，常不可单衣，食则汗出，甚则身汗喘息，恶风，衣常濡，口干，善渴，不能劳事。"

按：此证由风邪挟酒，阳气散越，故多汗，阳盛则身热不恶寒，故不可单衣，食长阳气，故食则汗，宜白术散，或葛根解酲汤，或先以五苓散热服取汗，后用黄芪建中汤加白术、泽泻。

29. 漏泄

《灵枢·营卫生会篇》："人有热饮食下胃，其气未定，汗则出，或出于面，或出于背，或出于身半，此外伤于风，内开腠理，毛蒸理泄，卫气走之，固不得循其道，此气剽悍滑疾，见开而出，故不得从其道，故名曰漏泄。"

按：此证当作胃热治。

30. 无汗

盛夏浴食无汗者，为表实，宜先服三拗汤三帖，因阴阳俱衰，真气已竭。四时无汗者，其形必不久。

撰写人：宋祚民

"奇经八脉"谈

奇经八脉是经络系统的重要组成部分,与十二正经、经别、络脉有广泛的联系,对全身气血的运行发挥着重要的作用。奇经八脉的内容最早见于《黄帝内经》,但由于零散于各篇中,未形成系统。《难经》中虽提出了"奇经八脉"的名称,但论述太简略,将奇经比作"深湖",把十二正经比喻为"沟渠",对人体气血的调节关系概括为"沟渠满溢,流于深湖……人脉隆盛,入于八脉而不环周";《针灸甲乙经》补充了奇经的腧穴;《脉经》对奇经的病候结合脉象着力论述,但不够完整;《十四经发挥》虽然设专篇系统讨论了奇经八脉的内容,但只详细阐述了任、督二脉的循行路线及其重要解剖部位和腧穴的名称,对其余六经仍沿旧说。

奇经病历代虽有述及,多只言片语,无法指导临床。至明·李时珍撰有《奇经八脉考》,认为:"盖正经犹夫沟渠,奇经犹如湖泽,正经之脉隆盛,则溢于奇经。"李时珍还详细论述每一条经脉,一一注明腧穴,使八脉的循行路线详尽而精确,易于学习掌握。如对阳跷脉的论述,"阳跷者,足太阳之别脉,其脉起于跟中,出于外踝下足太阳申脉穴。当踝后绕跟,以仆参为本,上外踝上三寸,以跗阳为郄,直上循股外廉,循胁后髆,上会手三阳、阳维于臑腧。上行肩髆外廉,会手阳明于巨骨,会手阳明、少阳于肩髃,上人迎,夹口吻,会手足阳明、任脉于地仓,同足阳明上而行巨髎,复会任脉于承泣,至目内眦与手足太阳、足阳明、阴跷,五脉会于睛明穴,从睛明上行入发际,下耳后,入风池而终。"由此可见,李氏阐述的经脉循行路线详细、精确,通过他的整理、归纳,奇经八脉和腧穴有机地结合起来了,补充和完善了奇经八脉的理论和重要内容。

迨至清代叶天士、王孟英辈,其治法与方药得以发展。《得配本草》更有奇经药考四十三种。十二经脉溢满而充盛奇经,十二经脉衰则奇经不盛。故凡补肝肾、补脑充髓之品皆可荣养奇经八脉。

《奇经八脉考》中云:"阴脉营于五脏,阳脉营于六腑,阴阳相贯,如环无端,莫知其纪,周而复始。其流溢之气,入于奇经,转相灌溉,内温脏腑,外濡腠理。奇经凡八脉,不拘制于十二正经,无表里配合,故谓之奇……正经之脉隆盛,则溢于奇经。奇经八脉是十二经脉之外的经脉，即督、任、冲、带、阴跷、阳跷、阴维、阳维。阳维起于诸阳之会，由外踝而上行于卫分；阴维起于诸阴之交，由内踝而上行于营分；所以为一身之纲维。阳跷起于跟中，循外踝上行于身之左右，阴跷起于跟中，循内踝上行于身之左右，所以使机关之跷捷也……"

阳维阴维者，维络于身，溢蓄不能环流，灌溉诸经者也，故阳维起于诸阳之会，阴维起于诸阴之交。阳维维于阳，阴维维于阴，阴阳不能自相维，则怅然失志，溶溶不能自收持。故阳维为病苦寒热，阴维为病苦心痛。

二跷为病，阴络者，阴跷之络，阳络者，阳跷之络。阴跷为病，阳缓而阴急，阳跷为病，阴缓而阳急，共主男子阴疝，女子漏下不止，癫痫、瘛疭，不知所苦，两跷之下，男阳女阴。

冲脉又称"血海"，冲脉为病，逆气而里急，气上冲咽不得息，胸闷满，脑转耳鸣，胫痠痿。

任脉为病，男子内结七疝，女子带下瘕聚；苦腹中有气如指，上抢心不得仰卧，拘急。

督脉为病，督脉生疾，从少腹上冲心而痛，不得前后，为冲疝，女子为不孕、癃痔、遗溺、嗌干；实则脊强反折，虚则头重高摇之，挟脊之有过者，取之所别也。

带脉为病，腹满，腰溶溶（缓慢貌）如坐水中，妇人少腹痛，里急后重，瘛疭，月事不调，赤白带下，筋痿。

1. 督脉

督脉总督诸阳经，维系人身元气，称为"阳脉之海"。它有调整、振奋全身阳气的重要作用。督脉循行由下向上，贯脊属肾，其别络从上而下，循臀络肾。肾为人体先天之本，藏精纳气，为性命始生之门。督脉络于两肾，联系命门，命门为元气之根，受督脉统辖，督脉盛，则元气充实而温煦全身。

督脉为病，则见"脊柱强直，角弓反张"，"大人癫病，小儿风痫"，"实则脊强，虚则头重"。此为邪侵督脉，经气阻塞，清阳不升，浊阴不降，阴阳经气乖错所致。由于督脉出于会阴，上至脑户，联络阴阳诸经，统辖一身阳气，又通达一身之阴气，故其发生病变，便涉及全身五脏、六腑、四肢、百骸、筋骨、皮毛、血脉等各个方面。

2. 任脉

任脉总任一身之阴经。足三阴经与冲脉均会合于任脉，手三阴经于膻中处通过手厥阴经亦与之联系。任脉称为"阴脉之海"。王冰说："任主胞胎"。滑伯仁说："任脉为妇女生养之本"。二者都说明任脉孕育胎儿，同时与冲脉互相为用。《素问·上古天真论》说："女子七岁，肾气盛，齿更发长，二七天癸至，任脉通，太冲脉盛，月事以时下，故有子……丈夫八岁肾气实，发长齿更，二八肾气盛，天癸至，精气溢泻，阴阳和，故能有子。"这说明男女两性有别，天癸成熟则一，可知精气来源于肾气，促成于天癸，为人类生殖繁衍的基础。王冰说："男女有阴阳之质不同，天癸则精血之形亦异，阴静海满而去血，阳动应合而泄精，二者通和，故能有子。"《易·系辞》曰："男女构精，万物化生，此之谓也。"这样，我们可以理解，女子的任脉指的是"子宫"部分，而男子的任脉则是"精室"部分。正如唐容川所说："女子之胞名血海，名子宫，以其行经孕子也。男子之胞名丹田，名气海，名精室，以其为呼吸之根，藏精之所也。"《中西汇通医经精义》中唐氏的论述，填补了《内经》的不足，也说明了任脉在男女两性中不同的实质。

"任脉为病，男子内结七疝，女子带下瘕聚"，七疝除小肠疝（狐疝）外，如睾丸炎症（㿗疝），阴囊水肿（水疝）等，都是男子生殖器官特有的病症，而女子带下瘕聚，"带下"即赤白带下，多由子宫炎症引起的"瘕聚"是少腹部肿块，多是子宫肿瘤的特征，这样从病理上说明任脉是子宫的生殖腺。在祖国医学中，论述生殖功能常将任脉和冲脉相提并论，又与督脉、带脉联系在一起，如奇经八脉考张子和说："十二经与奇经七脉，皆上下周流，惟带脉起于腹之侧，季胁之下，环身一周，络腰而过，如束带之状，……冲、任、督三脉，同起而异行，一源而三岐，皆络带脉"，因此，"调理任冲"是治疗生殖功能减退的主要方法之一。而带脉发病之"白带"、"子宫下垂"，都能累及督、任、冲三脉不固，是以四者在生殖繁衍中是互为作用的。

3. 冲脉

"冲"有冲要的含义，冲脉自下而上，位当十二经要冲之处，故为"十二经之海"，《灵枢·逆顺肥瘦篇》记载冲脉上行"渗诸阳"，下行"渗诸阴"，能涵蓄经脉、脏腑气血，同时冲脉循行与足阳明经和足少阴经的联系最为密切，冲脉与足阳明"合于宗筋，会于气街"，又"注少阴之大络"。足少阴肾经是人体先天之本，为五脏六腑之所系，足阳明胃经是人体后天之本，为中气之所出。冲脉与胃肾二经密切相连，因此它涵蓄了人体先天与后天之真气，为人之生长之本。《灵枢·五音五味篇》说："冲脉、任脉……会于咽喉，别而络唇口，血气盛则充肤热肉，血独盛则淡渗皮肤，生毫毛。今妇人之生，有余于气，不足于血，以其数脱血也。冲任之脉，不荣口唇，故须不生焉。"又说："宦者去其宗筋，伤其冲脉，血泻不复，皮肉内结，唇口不荣，故须不生"。这说明人之生长发育以至成熟，与冲脉的关系极为密切，表现于男女的性生理上，更为明显。冲脉发病，气从少腹上冲，腹中胀急疼痛。在妇女则为月经不调，或崩漏、流产、不孕、乳少、痛经、经闭等。陈自明《妇人大全良方》论"漏胎"说："妊娠经水时下，此由冲任气虚不能约制。"《张氏医通》论治不育症说："冲任虚损，少腹有寒，月经过期，不能受孕。"《中医妇科纲要》说："经前腹痛，由于下焦寒湿，侵袭冲任二经，冲为血海，任主胞宫为血室，邪正搏，则发生疼痛。"这从病证上，说明了冲任二脉为生殖之本，从而指导临床辨证。

4. 带脉

带脉总束诸脉，使不妄行。人体的经脉、络脉遍布全身，直行为经，旁行为络，而带脉绕身一周，络腰而过，犹如束带之状。十二经脉和其他通过躯干之脉，无不经过本脉而上下循行。因此说它能总束诸脉，使诸脉协调、循环畅达，行于常道。

带脉发病，则腹部胀满，腰髋酸疼，纵缓重垂，如坐水中，正如《难经·二十九难》说："带之为病，腹满，腰溶溶若坐水中。"带脉失去了总束诸经的作用，便发生下肢痿软不能行走的痿证。带脉不约，还可致子宫下垂和带下之症。如张子和说："诸经上下往来，遗热于带脉之间，寒热郁抑，白物满溢，随溲而下，绵绵不绝。"至于痿证还涉及督脉。《素问·痿论》说："阳明者，五脏六腑之海也，主润宗筋，宗筋主束骨而利机关也。冲脉者，经脉之海也，主渗灌豀谷，与阳明合于宗筋……，会于气街，而阳明为之长，皆属于带脉，而络于督脉，故阳明虚而宗筋纵，带脉不引，故足痿不用也。"这指出胃气虚衰，经脉空虚，则宗筋失养而弛缓，带脉不能约束，督脉失于支配，以致两足痿废。

5. 跷脉

"跷"有轻健、跷捷的含义。两跷脉均起于足跟，自内踝上行者为阴跷，自外踝上行者为阳跷，二者共同主持人体运动，同时又都行至目内眦而司眼睑的开合。李时珍说："阳跷起于跟中，循外踝上行于身之左右，阴跷起于跟中，循内踝上行于身之左右，所以使机关之跷捷也"，《灵枢·寒热病》说："……阴跷、阳跷，阴阳相交，阳入阴出，阴阳交于目锐眦，阳气盛则瞋目，阴气盛则瞑目"，都说明跷脉主持肢体运动和眼睑开合的作用。

　　跷脉为病，阴跷脉纵缓，可形成足外翻；阳跷脉纵缓，可形成足内翻，并又多发癫痫、瘛疭等症。王叔和论跷脉病说："癫痫僵仆羊鸣，恶风偏枯顽痹，身体强。"张洁古论治说："癫痫昼发灸阳跷，夜发灸阴跷。"这是因为癫痫、瘛疭发作，都有手足抽搐、筋脉牵引的症状，其机制乃跷脉失去平衡所致。阳跷脉与足太阳经有密切联系，故其为病，还可以出现腰背疼痛，身体强直；阴跷脉则与足少阴经有密切联系，故又可发生少腹痛，腰髋连阴中痛，男子阴疝，女子漏下等症。因此，许多躯体疾患都与跷脉有关。临床上见到的眼睑开合异常、癫痫、抽搐、偏枯等症，历来多以风邪袭经、肝风、风痰立论，而略于跷脉失调之机。眼睑开合失常，多见于"中风"病，突然昏倒，口眼㖞斜，半身不遂，不省人事等。其证是由于患者经络空虚，风邪中之，挟痰阻滞阴阳之络，依次传于脏腑而发。这个"络"就是指跷脉而言。《难经·二十六难》说："阳络者，阳跷之络，阴络者，阴跷之络……"已充分说明这一问题，因此，中风一证，除肝风内动的基本病机外，而口眼㖞斜、半身不遂的症状，则是跷脉失调所致。

　　6. 维脉

　　维脉维络于身，为诸脉之纲维，阴维脉维系三阴经，阳维脉维系三阳经。李时珍说："阳维起于诸阳之会，由外踝而上行于卫分，阴维起于诸阴之交，由内踝而上行于营分，所以为一身之纲维也。"这说明维脉行于阴阳诸经之间，起到维持、联系、调节的作用。

　　维脉发病，涉及各经。阳维脉与足太阳、足少阳二经，始终相联附。太阳主表，少阳主半表半里，两经受邪，则发生恶寒发热的证候，进一步可发生肌肉痹痒，皮肤痛，下部不仁，汗出而寒，癫仆羊鸣，手足相引，甚者失音不能言。阴维脉交于足三阴经与任脉同归，故其发病多心痛、胁痛、腰痛、阴中痛等，甚者，亦可发生癫痫，失音，肌肉痹痒，汗出恶风等症。故《难经·二十九难》说："阴阳不能自相维，则怅然失志，溶溶不能自收持，阳维为病苦寒热，阴维为病苦心痛。"这说明阴维、阳维二脉失去调节作用而出现一系列的病变。二者对神志、肌肉、皮肤、汗孔、营卫等都有一定的维系、调节作用，能维持机体内外和谐。张洁古说："阴阳相维，则营卫和谐矣。"二维脉和二跷脉是相互作用的。李时珍说："邪在阴维阴跷则发癫，邪在阳维阳跷则痫。"这从病理上阐明了二者的关系。神志发病，发热恶寒，自汗，盗汗，阴阳虚实，多与维脉失调有关，而且是其中的重要一环。因为人体是一个有机整体，维脉行于营卫之分，阴阳之会，机体动作，内外交通，皆关系到维脉。临床上经常见到夜寐汗多、心烦、失眠、手足心热、神疲无力、头晕、耳鸣、头皮发麻、情绪紧张、便干、尿黄、舌质红、苔少、脉弦细而数等证，多属维脉失调，不能维系阴阳诸脉，导致阴虚阳亢，心神不宁。

临床以任脉理全身之阴，督脉理全身之阳，冲任、带脉多显示妇科疾病，督脉多显示肾功能疾病，维跷多依附于十二经中的阴经、阳经。另外，除以上所述之病外，临床上发现当前流行治未病之病理征象与奇经八脉之脉证相符，即病患自觉身体状况不良，按现实检查，疾病指标多未达标，未显病态，而患者自觉头昏、胸闷、心慌气短、疲乏无力，或两胁胀痛、记忆力减退、脱发、腰酸腿软、男子遗精、女子赤白带下等等。其病因时属现实工作生活节奏较快，工作生活压力较大，而劳逸结合较少，脏腑虽未至器质受病，且检查未见病理指征，但其生理功能渐见衰退，以致缺乏支撑实质之力，从而呈现脏腑功能衰退之象。此病亦可以调理奇经八脉之法治之。

7. 常用补养奇经八脉之药物

补阴药：首选龟板，补肝肾填肾阴充精气，益精填髓补脑，实任脉。另有龙骨、牡蛎、紫河车、何首乌、桑椹、鸡血藤、黑芝麻、鳖甲、女贞子、玄参、金樱子、沙苑子、白芍、生熟地、麦冬、天冬。

补阳药：首选鹿茸、鹿角胶，补肾元阳，益精髓，实督脉。另有巴戟天（纲目：补血海）、锁阳、大芸、枸杞子、菟丝子、桑螵蛸、益智仁、紫石英、狗脊、海马、温朒脐、蛤蚧、小茴香、仙灵脾、仙茅。次之可选用人参、生芪、肉桂、附子补肾阳，充命火。

阴阳双补：川断、杜仲，及滋阴养血，益气补阳的药物，如当归、生地、附子、肉桂等皆可调十二经之阴阳。

总之，调养奇经八脉之药须具有超越之力，直达奇经，方能调整其病。

撰写人：宋祚民

小儿疾病与免疫功能的关系

祖国医学源远流长，内容丰富。免疫作为一门自然科学仅有一百多年的历史，但在祖国医学的著作中，早就有与免疫理论有关的记载，邪正盛衰，"正气存内，邪不可干"等就是免疫的中医描述，中国人接种人痘，预防天花，是世界人工免疫法的先驱。

一、正气与免疫功能

免疫是机体识别和排除抗原性异物，维护自身生理平衡和稳定的一种功能，即防御、自稳和监视三大功能。机体的免疫功能是在长期的生物进化过程中产生的，免疫应答是在机体的免疫系统中进行的，免疫系统又是由免疫器官、免疫细胞和免疫分子所组成的，分别是由先天性免疫（非特异性免疫）和获得性免疫（特异性免疫）来执行的。其中获得性免疫是由细胞性免疫和体液性免疫密切配合来完成的。简言之，免疫的概念就是识别"非己"，排斥"异己"，保存"自己"的意思，这与祖国医学所说的"正气"的作用基本一致。

1. 正气

正气指人体的功能活动和对外界环境的适应能力，抵御疾病及康复能力，是集体识别和排除抗原性异物，维持自身生理平衡与稳定的重要功能。正气是全方位的，包括卫、气、营、血、精、神、津、液以及脏腑经络的功能活动等，其功能相似于免疫学的生理屏障，各种免疫细胞和多种免疫分子等抗病因子。临床气阳虚的病人，其免疫球蛋白 IgG、IgA、IgM 低于正常人，B 淋巴细胞转化率、T 淋巴细胞转化率、补体等均较正常人低下。有报道补益扶正的方药大多可激活或抑制 T 淋巴细胞、巨噬细胞、白细胞介素等细胞因子以及抗体水平，以增强或调节免疫功能，具有抗感染、抗病毒及防治自身免疫的作用。

免疫系统无形无声，若隐若现，维护人体的健康，它与机体其他系统（如内分泌系统、神经系统、血循环系统等）之间存在着密切联系并相互影响。它是漂浮游动循环的系统，如同血液循行周身，我们的一分血就是一分完整的免疫系统，包括绝大多数功能，如血中的白细胞对消灭入侵的病原体起着重要的作用。

正气具备抗御病邪的功能，现在认为有很多因素可使免疫功能降低，如情绪恐惧、过劳等。中医讲七情喜、怒、忧、思、悲、恐、惊都会对正气正常运行有影响，也是致病的因素，如恐则气下，怒则气上，思则气结等。正气抗御病邪的作用较免疫为广，是人生存的物质基础。

2. 正气的分类

正气在人体因功能不同以及相关脏腑部位不同而分上、中、下（三焦），在上（心肺）称之为"宗气"，居中（脾胃）称之为"中气"，在下（肝肾）称之为"元气"。虽分为三气，实质在人体是一个统一的整体，它们川流不息、循环无端、周而复始地维持机体生命功能活动，并随时抗御病邪的侵袭。正气存内，邪不可干，正气不足，抗御病邪能力就弱，在免疫功能方面也就会下降。因此，正气是人体极为重要的生存与防病根本。

（1）宗气：宗气为肺所主。肺主气，主治节，肺朝百脉，把脾胃运化的精微津液及吸纳的大自然的清气结合化为宗气。若雾露之溉，积于胸中以贯心脉而行呼吸。主卫气，主皮毛。卫气与营气同行，营行脉中，以荣四末，内注脏腑；卫行脉外，行于四末分肉腠理，熏肤充身泽毛。

（2）中气：由脾胃所主，脾阴和营，主运化升清，为胃行其津液。胃属阳与气并，主受纳运化降浊，气机以降为顺。胃受纳脾运化，腐熟水谷，泌精微，别糟粕，化津液，脾气散精取汁奉心化赤，谷入气满液充，中气旺盛，游溢三焦，淖泽注于骨，补益肾元，充实脑髓。脾为后之天，此为后天补益先天。中气不足营卫必不充，肌肤腠理不固密，易受外邪乘虚而入。吴鞠通说："藩篱疏易为邪侵"。有外邪又易引发里不和，脾胃不和，消化吸收功能低下甚至因里不和不思饮食，或食纳减少，或呕吐腹泻，素质不健壮，因此，中气不足引起脾胃化生的精微供给肾元亦少，影响后天补益先天的正气。正气虚抗御病邪能力也就差。"邪之所凑，其气必虚"。

（3）元气：此元气为先天之气，肾所主，肾藏精主津液，司开阖，可调节全身之体液，受五脏六腑之精华而藏之，阴中含阳，化生元气，以后天水谷之精与先天真元之精相结合，化生下焦元气，运化氤氲，煦养脏腑，脾胃运化之精微，谷入气满液充，淖泽于骨，屈伸泄泽，补脑充髓，其气化下焦膀胱所藏津液，产生慓悍滑利之卫气，循环全身网膜腠理，充肌肤，泽毫毛，而具有护表之功能，防御外邪的侵袭并在元气的运作下维持体内温度的均衡，遇热为汗泻热，遇冷蓄液为尿。

综合宗气、中气、元气形成"正气"充养人体生机、抗御病邪之理，正气盛则免疫功能正常，正气衰则免疫功能低下。

二、正气对中医儿科疾病的影响

笔者在中医临床工作中，接触大量小儿患者，体会中医儿科疾患与人体免疫功能有很大关联，现从以下几个方面进行说明。

1. 小儿免疫缺陷的中医病因、病理

小儿为稚阴稚阳之体，脏腑娇嫩，形气未充，且阳常有余，易患热病；阴常不足，易耗津伤阴；肝常有余，易于惊厥；脾常不足，消化吸收功能低下；肾常虚，易伤元气。协调平衡这些方面也对正气的盛衰有着直接或间接的影响。小儿免疫缺陷现象从临床上看大体有一下几个病因：

（1）先天不足。因父母体质差或带病而禀赋薄弱、肾元不充，防御疾病能力差。

（2）早产逆产，生后患病。

（3）后天失于调养，脾胃消化功能低下，吸收营养不足，生理脆弱。

2. 小儿免疫缺陷的临床表现

根据小儿免疫缺陷的病因病理，其临床症状多有以下三类：

（1）先天不足（肾）：面色白嫩，皮肤薄，脂肪少，头发稀疏，骨软，囟门开裂，太阳穴及山根青筋暴露，血脉脆弱，发育迟缓。

（2）后天失调（脾）：面色萎黄，形体消瘦，头发失泽，肌肉松弛，腹部青筋暴露，舌中心少苔，大便溏或者先干后溏，消化吸收功能下降。

（3）其他：易于感冒或者反复感冒，经久不愈，时常汗出，较一般为多，易于感染流行病。

3. 与小儿免疫有关的临床常见病

临床上小儿疾病与免疫功能有关的疾病很多，如过敏性紫癜、IgA肾病、过敏性鼻炎、哮喘，等等。在这里，笔者从小儿体质着眼，认为小儿疾病与免疫功能相关的有两大方面，一类是外感疾患，一类是脾胃疾病。

外感与脾胃病都与先天不足或者后天失调造成小儿正气不足有关。小儿外感疾患与脾胃病往往又有很大相关性，由于脾胃不足，消化不良，精微物质难以吸收，造成体质下降，易于感邪而反复外感；长期反复感冒，也会影响脾胃，造成大便干燥。两者互相影响，都对小儿正气的强弱有影响，而与小儿免疫功能相关。

4. 调节免疫功能的中药举例

中药补益肝肾、益精血的药物多有补益奇经八脉的功能，奇经与人体元气的调整抗病功能有着密切的关系，也就和免疫功能有着密切的联系。如龟鹿二仙汤中龟板、鹿角有调整内分泌功能，二至丸中女贞子、旱莲草可增生白细胞、T细胞、胸腺肽抗病免疫功能。现把调节奇经八脉的药物简述如下：

（1）补阴药：干地黄，补阴养血。女贞子，补肝肾，强腰脊。旱莲草，补肾益阴。何首乌，补肝肾，益精血。龟板，育阴潜阳，补肾健骨。桑椹，补肝益肾。桑寄生，补肝肾，强筋骨。龟板胶，滋阴补血。玄参，滋阴降火，除烦解毒。北沙参，养阴清肺。麦门冬，养阴润肺，益胃生津。天门冬，滋阴润燥。百合，润肺清心安神。燕窝，养阴润燥，益气补中。

（2）益阳药：肉苁蓉，补肾益精，润燥滑肠。枸杞子，补肾润肺，补肝明目。菟丝子，补肝肾，益精髓。柏子仁，养心安神，补肾。胡桃仁，补肾固精，通经脉润血脉，黑须发。仙灵脾，补肾壮阳，益精气。仙茅，补肾阳，壮筋骨。葫芦巴，补肾阳，治阳痿。骨碎补，补肾活血止血。鹿茸，壮元阳，补气血，益精髓，强筋骨。鹿角胶，补血益精。海马，补肾壮阳，调气活血。海参，补肾益精，养血润燥。蛤蟆油，补肾益精，化精添髓。紫河车，补气养血，治虚劳。灵芝草，保神益精，强筋骨。

（3）补气药：人参，大补元气，固脱生津。党参，补中益气，治气血两亏。太子参，补肺健脾，治疗心悸自汗。黄芪，益卫固表，利水消肿。黄精，补中气，润心肺，强筋骨。

撰写人：宋祚民

调理脾胃十法

脾胃是产生津液的源泉，是维持人体生命之根本，谓其为后天之本，因此注重它的功能作用应是首要的。

它的功能运化出现障碍或功能降低，不但影响机体生理，而且显现出病理症状，产生疾病。笔者从大量临床常见的病例中总结出调整脾胃、恢复功能、祛除病痛的十法。

一、基础方：悦脾汤

悦脾汤，为笔者 50 年临床经验方，用以调理小儿脾胃而创制。悦者，喜也。悦脾者，使脾悦，即令呆滞之脾土喜悦而行正常之升清、运化、统血等功能。悦脾汤专为调理中焦脾胃而设，是调脾之基础方剂。本方加减可治疗多种脾胃疾患。脾为后天之本，胃为水谷之海。胃气盛则受纳如意，脾气旺则运枢自如。脾胃协调，则清气得升，水谷精微津液输布五脏六腑、淖泽四肢百骸；浊气得降，糟粕下行大肠，浊液下输膀胱。诸多病因损伤脾胃，脾胃失调，枢机不利，百疾顿生。悦脾汤，即为调理中焦脾胃，消除诸疾而设。胃为阳腑，喜燥，脾阴藏，喜湿，两者相协为秘泻。降浊，不降则上逆作吐，升清，清气不升则下陷作泻。脾胃协调则后天得养，先天得济，燥湿平衡，津液相等，阴平阳秘，精神乃治。

组成：藿香、苏梗、竹茹、佛手、焦四仙、天花粉、乌梅、砂仁。

功用：调脾和胃，升清降浊。

主治：脾胃失调，津液失衡之厌食、呕吐、腹痛腹泻、便秘等病。

方解：本方以藿香醒脾和胃；苏梗畅气和胃，升降枢机；竹茹清胃中虚热；佛手醒脾和胃，行气止痛；焦四仙消食导滞（消不同乳肉谷类），增进食欲；天花粉清虚热生津液，乌梅敛津健胃，二药合用，酸甘化阴；砂仁芳香醒脾，行气开胃。全方具有调理脾胃，升降枢机，促进脾胃运化功能的作用。

加减：厌食者，加玉竹、内金、莲肉。呕吐者，加半夏、刀豆子、橘皮等，竹茹加量先煎。腹痛者，加木香、丁香、高良姜、炒白芍等。腹泻者，加苍术、炒薏米、茯苓等。便秘者，加决明子、生何首乌、大芸、鲜藕等。腹胀者，加大腹皮、厚朴、枳实或枳壳等。夜啼者，加钩藤、蝉衣、乌药、高良姜等。衄血者，加藕节、乌梅炭、荷叶炭、棕榈炭、仙鹤草等。感冒余热不净者，加金银花、连翘、荷叶、内金等。汗证者，加生黄芪、牡蛎、浮小麦、五味子、麻黄根。

二、临床应用十法

（一）运脾开胃法

本法主要用治厌食症。症见厌食，或不思纳食，甚则拒食。强迫进食可引起恶心呕吐，面黄消瘦，倦怠乏力，手足心热，舌红，苔白或见剥苔，脉弱或细。厌食患儿多以运化功能失调为主，故其治疗"贵在运，而不在补"。

选方药：藿香、苏梗、竹茹、佛手、焦四仙、天花粉、乌梅、砂仁、内金、玉竹、莲子肉。

◇**典型病例**

靳某，女，4～5岁。

1992年4月1日初诊。

患儿纳少，无食欲一年半，伴见消瘦，面黄发稀，时有腹痛，大便干燥，1～2日一行，患儿易感冒，平均每月1～2次。查指纹淡红色，呈鱼骨形，舌淡，苔少，脉细弱。

辨证：脾胃失调，治以运脾开胃。

方药：藿香10g　　苏梗10g　　竹茹10g　　佛手10g
　　　焦四仙10g　花粉10g　　乌梅6g　　 砂仁5g
　　　鸡内金6g　 玉竹10g　　黄精10g　　决明子10g
　　　　　　　　　　　　　　　　　　 7剂，水煎服

服前药后，纳食增加，患儿食欲较前明显增强，大便转软，一日一行，继以上方，再服7剂，并同时配制丸药继服。来复诊时，小儿明显见胖，体重增加，纳食正常。自服药后，一直未见感冒及腹痛。

按：脾胃为后天之本，亦为人体中焦运化之枢纽。脾胃失调，则人之受纳（即饮食入胃）功能、腐熟（即消化）功能、分清降浊（即吸收、排泄）功能必受影响，故而出现厌食，无食欲，消瘦等。治疗的根本大法在于运化调理脾胃，使脾胃功能恢复，则必见成效。此外，平素的饮食亦十分重要。因饮食入胃，若多饮寒凉则必伤脾胃，于脾胃功能恢复不利，且易引起病情反复，故对患儿家长宜叮嘱忌寒凉。

（二）醒脾和胃法

本法适用于呕吐患者。症见呕吐，纳差，腹痛隐隐，二便不畅，面色苍黄，鼻头青暗，舌质淡红，苔白厚腻，脉象弦滑。呕吐为脾湿不运，胃气上逆。

选方药：藿香、苏梗、竹茹、佛手、焦槟榔、姜半夏、砂仁、刀豆子、柿蒂。

◇ **典型病例**

于某，女，10岁。

1992年7月17日初诊。

呕吐半月。患儿半月前，一次食入雪糕5支，此后，便胃脘不适，呕吐，初为胃内容物，后为清涎，日吐3～5次，一般食后约12小时后便吐。食欲不振，时有头晕发沉，倦怠乏力，大便量少，3～4日一行。曾到附近医院服胃复安、维生素 B_6、乳酶生等，效果不佳，故求诊中医。观其舌苔：舌淡红而润，苔白腻，查其脉象滑中微弦。

辨证：脾湿胃反，中气上逆，治以降逆和胃，醒脾化湿。

方药：藿香 10g　　佩兰 10g　　竹茹 30g（先煎）　　苏梗 10g

佛手 10g　　焦槟 6g　　砂仁 3g　　刀豆子 10g

橘皮 6g　　生姜 2片

3剂，水煎服

嘱其先煎竹茹半小时，再以竹茹水煎群药，服时宜少量频服，不拘时辰。

患儿服药半日，自觉心中见舒。第二日起未再呕吐，第三日恶心消失，似有食欲，头晕减轻，以前方再服4剂后，诸症皆消。为巩固前效，前方减竹茹为10g，去刀豆子，再予五剂，调理善后，痊愈。

按：呕吐为脾胃失调之常见病证，多见于饮食不洁或不节之后，又以夏季多见。脾为湿脏而喜燥，夏季炎热多湿，病邪易犯脾经。此患儿惧炎热而一次食入雪糕5支，寒凉之物入腹而伤及脾胃之气，脾湿不运，津液呆滞，化为涎液，胃气上逆而反，故见呕吐，胃脘不适等症。湿浊上扰清阳而见头晕，头部发沉，舌润而苔腻，故以降逆和胃、醒脾、化浊为大法，以悦脾汤为底方，加入刀豆子、姜半夏、橘皮降逆行气止呕，以佩兰佐藿香芳香化湿，以生姜温中燥湿。再加以特殊的煎服法，而迅速收效。

（三）温脾止痛法

本法主要应用于脾胃虚寒之腹痛证，如肠痉挛、胃溃疡等疾病。症见腹痛，可以脐周、脐上、脐下部位为主，不欲进食，食则痛甚，喜按，得温则舒，面色萎黄，便溏，舌淡红苔白，脉沉弦。

选方药：藿香、苏梗、竹茹、佛手、焦槟榔、砂仁、木香、丁香、高良姜、白芍、甘草。

◇ 典型病例

齐某，男，12岁。

1992年5月22日初诊。

腹痛半年，以胃脘部为主，喜温喜按，空腹及食后疼痛加重，腹胀，食欲不振，大便溏薄，臭味不大。曾在外院做胃镜检查，示：浅表性胃炎，十二指肠球部溃疡。予三九胃泰、乐得胃等治疗，未见明显效果。欲服中药求诊。患儿伴见面色萎黄，气池晦暗，舌淡红，苔白，脉弦。

辨证：脾胃虚寒，气滞作痛，治以温中行气止痛。

方药：藿香 10g　　焦槟榔 6g　　砂仁 6g　　丁香 6g
　　　木香 3g　　　大腹皮 10g　　高良姜 6g　　炒白芍 10g
　　　甘草 6g

5剂，水煎服

5剂服完后，胃脘痛明显减轻，纳食仍不佳，大便溏薄，舌淡红，苔薄白，脉弦细。继服上方5剂后，胃脘痛消失，纳食增加，腹胀消，大便成形。

一月后，患儿饮食不节，再次出现胃脘痛，但其程度及时间均较前减轻、缩短。伴见纳呆，干哕，舌红，苔白，脉弦细弱。

辨证：脾胃本弱，饮食不节，更伤脾胃，再以温中和胃，佐以导滞。

方药：藿香 10g　　苏梗 10g　　竹茹 10g　　佛手 10g
　　　焦四仙各 15g　半夏 6g　　砂仁 6g　　大腹皮 6g

枳壳 3g　　　　丁香 6g　　　　黄连 3g　　　　鸡内金 6g
　　大黄炭 3g

5 剂，水煎服

　　服上方1剂半，胃脘痛止，服完5剂，纳食渐转正常，干哕消失，无其他不适。舌淡红苔白，右脉仍见弦象，故以上方加生薏米18g巩固之。患儿又服27剂后，到原医院复查胃镜结果显示原溃疡及浅表胃炎征象消失。

　　按：本例患儿西医诊为浅表性胃炎及十二指肠球部溃疡。虽经用西药治疗半年，疗效不显，故求治中医。本病中医可分为脾胃虚弱、肝郁乘脾、气滞不通、瘀血内阻等证型。小儿具有脏腑娇嫩，脾常不足之特点，加之此患儿自幼喜食冷饮之物，故更伤及脾胃，中焦运转机枢不利，气滞中焦，不通则痛，表现为胃脘疼痛，纳呆，腹胀等。面色萎黄，气池晦暗，为脾胃虚弱之征象。采用温中调中止痛之法治之，故诸症渐减。患儿饮食不节后，观其症情及舌脉，其因仍为脾胃虚弱之故，所以在原治疗大法基础上，佐以消食导滞而收效。

（四）补脾止泻法

　　本法适用于脾虚型泄泻。症见大便黄稀或溏薄，日行3～5次或10余次，或腹部隐痛，纳差，倦怠乏力，面黄，气池暗，舌淡红苔白，脉濡滑。选方药：藿香、苏梗、竹茹、佛手、焦山楂、乌梅、茯苓、苍术、防风、生薏米。

◇典型病例

纪某，女，4个月。

1991年6月30日初诊。

腹泻两个月。两个月前，患儿家长予肉松喂之，此后，大便转稀，日行3～5次。前日夜间受寒，昨日大便10余次，黄稀水便，气味不大，有泡沫，伴见纳少，腹胀，不吐，面黄，精神弱，舌淡红，苔薄白，指纹淡红。

辨证：中焦虚寒，脾失健运，治以补脾温中止泻。

　　方药：藿香 10g　　　白术 6g　　　　苍术 6g　　　　茯苓 10g
　　　　　防风 6g　　　　乌梅 6g　　　　炒苡米 10g　　苏梗 6g
　　　　　佛手 6g　　　　干姜 3g

3 剂，水煎服

二诊：患儿药后，精神好转，大便明显减少，昨日仅行一次，仍为溏便，再以上方加煅牡蛎20g。又服4剂，大便成形，一二日一行，腹胀消失，纳食增加。予小儿启脾丸，每次1/3丸，日服3次。

三诊：服丸药10天，患儿痊愈。

按：腹泻是小儿常见脾胃疾患，本病可分为伤食型、脾虚型、湿热型、肾阳虚型等。由于小儿具有脏腑娇嫩，脾常不足之生理特点，故临床又以脾虚型及伤食型多见。此例患儿年方4月余，家长便以肉松喂之，损伤其本不足之脾，脾失健运，津液不升，清浊难分，下走大肠，而见泄泻。又加腹部受寒，腹内为脾胃及大小肠等脏器，诸脏腑皆中寒，故腹泻加重。采用补脾温中止泻大法，乃提纲挈领之法，故以悦脾汤加白术、苍术、茯苓健脾补脾，干姜温中补脾，后又加煅牡蛎以收敛固涩，故病情逐渐好转，因小儿惧怕汤剂，故予丸药巩固而痊愈。

（五）养脾润燥法

本法主要应用于脾阴不足，胃津亏乏，腑气不畅之便秘。症见大便秘结，或如羊矢状一日一行，或数日一行，伴见厌食，或口干欲饮，烦急不安，尿少，舌红，少苔欠津，脉细数。选方药：藿香、苏梗、竹茹、佛手、焦四仙、天花粉、乌梅、石斛、砂仁、鸡内金、生何首乌、鲜藕。

◇ 典型病例

贾某，男，4.5岁。

1993年6月2日初诊。

大便已秘结四年。患儿自幼人工喂养，大便素干，时常一二日一行，每于临厕之时，坐盆半日，解下数个粪球，叮当作响，家长甚感忧虑。家中常备开塞露、小儿牛黄散等，时而用之，并不久效。患儿平素烦急易躁，尿黄少，舌红，苔少欠津，脉细数。

辨证：阴津不足，腑气不畅，无水舟停。故治以养脾滋阴，增液润燥通便。

方药：藿香 10g　　苏梗 10g　　竹茹 10g　　佛手 10g
　　　焦四仙 10g　天花粉 15g　乌梅 3g　　　砂仁 6g
　　　鸡内金 6g　　决明子 10g　生何首乌 10g　大芸 10g
　　　鲜藕 10g

7剂，水煎服

患儿服完 7 剂后，大便已可一日一行，且转为软便，烦急好转。再进上方 14 剂，并嘱患儿少食鱼肉类，多食蔬菜等。四年便秘，服药 21 剂痊愈。

按：便秘一病，有虚有实，临床中，尤其在儿科临床中，纯虚证或纯实证的便秘较为少见，以虚实夹杂者居多。故治疗宜标本兼顾，扶正祛邪，是为大法。此患儿自幼便秘，常用泻下之品，如牛黄散等，取一时之快，此类药多苦寒，久用必伤阴液，使阴液愈加不足，胃肠无津液以润滑、蠕动，故出现便秘一病。治疗大法当为养脾滋阴，增生津液，润燥通便，悦脾汤加生何首乌滋脾之阴，润胃肠之燥，润滑通便；鲜藕益胃生津，通便消导祛滞。治疗 3 周，痊愈。

小儿与老年人在生理、病理及用药上有许多相似之处。尤其便秘一病，本治疗方法，亦适用于老年人习惯性便秘。临床可加减用之。

（六）健脾行气法

本法适用于脾失健运，湿滞气津呆滞之腹胀。症见厌食，腹胀，食后尤甚，肠鸣作声，大便不调，舌淡，苔白腻，脉滑。选方药：藿香、苏梗、竹茹、佛手、焦槟榔、大腹皮、厚朴、枳实、枳壳、砂仁。

◇ 典型病例

杨某，男，7 岁。

1990 年 8 月 2 日初诊。

患儿腹胀月余。患儿平素纳少，不思饮食，面黄体瘦，入夏以来，一次饮冷后，出现腹胀，食后尤甚，肠鸣作声，大便溏薄而少，舌淡苔白略腻，脉濡滑。

辨证：脾失健运，湿阻气机，治以健脾祛湿，行气消胀。

方药：藿香 10g　　苏梗 10g　　竹茹 10g　　佛手 10g
　　　焦槟榔 6g　　砂仁 6g　　大腹皮 10g　　厚朴 6g
　　　陈皮 6g　　枳壳 3g　　炒莱菔子 3g

3 剂，水煎服

服药一剂后，时有矢气出。服药二剂后，腹胀明显减轻，三剂服完，腹胀消失，但仍有纳少，便溏。上方去厚朴、枳壳、大腹皮，加生谷芽、生稻芽各 10g，生薏米 20g，白术 10g。继续服用 10 剂，纳少、便溏诸症皆消，痊愈。

按：患者腹胀本为临床一症状，可兼见于许多脾胃疾病中。若以腹胀为所苦，则可视其为一病而治之。腹为人身之中部,内有脾胃肠等脏腑,故腹胀多责之于中焦,中焦失运,且气滞则阻塞积气则胀,所以,行气法为治壅消胀之正法。

此患儿平日即有不思饮食,面黄体瘦等症状,说明患儿素体脾胃虚弱,中气不畅,升降失调,脾湿不运,湿阻气机,气滞肠胃而见腹胀,自当采用健脾行气法,脾健则胃和,中焦枢机运化自如,湿邪亦自化,津液正常升降,气机畅行,则腹胀自消。以莱菔子、枳实消食导滞下气。故一剂矢气出,二剂腹胀减,三剂腹胀消。但脾胃尚弱,仍有纳少、便溏,故再加健脾调中之品以消腹胀之病源。

(七)滋脾清热法

本法适用于阴虚内热型夜啼证。症见夜寐不安,哭啼少泪,后夜尤甚,五心烦热,口干欠津,舌红,少苔或花剥苔,脉细数。选方药:藿香、苏梗、竹茹、佛手、焦四仙、天花粉、乌梅、钩藤、蝉衣、元参、灯心草。

◇**典型病例**

季某,男,1岁。

1993年1月20日初诊。

患儿夜间啼哭一月余。烦急,夜卧不安,每至夜间即啼哭,呼之不应,约10~20分钟则止,伴见手足心热,纳少,唇红,舌红,苔白略黄,脉细数。

辨证:脾胃阴虚,心肝有热,伤津耗液,治宜滋阴调脾,清心平肝。

方药:藿香 10g　　竹茹 10g　　佛手片 10g　　焦四仙 10g
　　　天花粉 10g　乌梅 6g　　　钩藤 10g　　　蝉衣 3g
　　　元参 15g　　灯心草 3g　　菊花 10g　　　薄荷 10g

3剂,水煎服

二诊:上方服完3剂,夜啼时间较前缩短,拍哄3~5分钟即可止住,烦急亦减轻,黄苔脱去,呈现花剥苔,故前方去菊花、薄荷,加鳖甲(先煎)10g、生地10g、黄精10g,继服。

三诊:又服一次,夜啼止,但仍见夜寐不安,服完3剂,夜寐安,烦急消失。再服3剂,患儿一切正常。

按:小儿夜啼是儿科临床常见病证,其病因可分为寒、热、虚、惊四个方面。正如《丹溪心法》所言:"小儿夜啼,此是邪热乘心。"《婴童百问》又云:"夜啼者,脏冷也。"因此，临床夜啼可分为脾脏虚寒、心经积热、阴虚内热、惊邪乘心等四种证型。

肾为先天之本，脾为后天之本。脾气充盛可以后天养先天，使正气充足，不受邪干。脾虚则正气不足，易为邪乘，而为发病之内因。悦脾汤为调脾之剂，故以此方加减治疗夜啼当为治其本之正法。

本例患者为阴虚内热型，故用悦脾汤加入养阴清热之品，如元参，菊花等，治之有效。在阴虚之象较甚时，又加以补阴重剂而显效，再服而愈。

对于其他几个证型的夜啼，亦可使用悦脾汤加减治疗。脾虚寒者，可加温中之高良姜、干姜、乌药、香附等治之。心经积热者，加竹叶、炒栀子、莲心、黄连等以清心经火热。惊邪乘心者，加柏子仁、珍珠母、灵磁石等安神定心镇惊。此外，由于患儿脏腑娇嫩，神情怯弱，无论病发何型，均可适量加入蝉衣、钩藤以镇惊安神。蝉衣治疗夜啼为历代医家所经常使用，大量的临床实践证明蝉衣确为治疗小儿夜啼的一味妙药，它尚有用治脐风的作用，但量较大。

（八）统脾摄血法

本法主要用治脾不统血，血不循经之各类出血患者。如紫癜（肌衄）、鼻衄、尿血、便血等。症见肌衄、鼻衄、尿血、便血等各类出血征象为主症，伴见面色萎黄，倦怠乏力，自汗盗汗，纳少，唇舌俱淡，苔白，脉濡弱。选方药：藿香、苏梗、佛手、焦山楂、天花粉、乌梅、砂仁、茯苓、生黄芪、黄精、仙鹤草、茜草、藕节、荷叶。

◇ **典型病例**

孙某，女，8岁。

1991年1月4日初诊。

患儿时有鼻衄一年余，略碰鼻部即有血出，血色淡红，堵塞即止。有时磕碰后，皮肤亦可见瘀斑。伴见纳少、乏力、挑食、体弱易感。望其面色萎黄不华，气池晦暗，头发枯黄，唇舌皆淡，苔薄，脉弱，查血小板8.1万/mm^3，血色素10.5g。

辨证：脾虚失摄，气血不足，治统脾补脾，益气摄血。

方药：藿香 10g　　佛手 10g　　天花粉 15g　　乌梅 6g

黄精 10g　　茯苓 12g　　焦山楂 10g　　砂仁 6g

生黄芪 15g　　　仙鹤草 30g　　　茜草 10g　　　藕节 10g

棕榈炭 10g

5剂，水煎服

二诊：上方服完5剂，其间无鼻衄，下肢紫斑渐消退，继服上方。

三诊：前方先后服完21剂，患儿面色明显红润，唇舌红，纳食增加。近1月无外感，复查血小板15万/mm³，血色素12g。

一年后，偶遇患儿家长，诉说患儿一直无鼻衄及皮疹现象，身体健康。

按：在治疗血液病中，统脾摄血法是十分重要的大法，临床十分常用。中医认为脾为后天之本，主统血，主运化，是气血生化之源，脾虚则气血化生不足，气虚则统摄无权，气行则血行，气滞则血涩，气虚则血弱，故稍有磕磕碰碰即见皮肤大片瘀斑。此患儿症状、体征较为典型，其气血均不足，故补脾以统摄血液，益气以率血行。补脾养血，当以徐徐滋养之，不可急功近利，故服药月余而收效。

（九）和脾清热法

本法适用于小儿感冒后期，余热未净，脾胃已伤之症情。症见低热，心烦，纳少或口干欲哕，手足心热，舌红少苔，脉略数。选方药：藿香、苏梗、竹茹、佛手、焦四仙、鸡内金、天花粉、乌梅、砂仁、竹叶、连翘、沙参、白薇。

◇**典型病例**

吕某，女，3岁。

1992年10月2日初诊。

患儿发热感冒3天，经治疗发热已退。目前：不烧，不咳，不流涕，但见小儿烦急，纳少，手足心热，尿黄，舌红少苔，咽红，脉滑略数，指纹紫略滞。

辨证：余热不尽，脾胃已伤。治以调和脾胃，继清余邪。

方药：藿香 10g　　　苏梗 10g　　　竹茹 10g　　　佛手 10g

焦三仙各 10g　　天花粉 10g　　乌梅 6g　　　砂仁 3g

竹叶 3g　　　鸡内金 6g　　　连翘 10g　　　金银花 10g

2剂，水煎服

二诊：服上方2剂，患儿心烦明显减轻，纳食有所增加，再进前方，焦三各仙加至24g，又服3剂而愈。

按：小儿脏腑娇嫩，正气不足，易感外邪，且易化热化火。火热之邪，时伤脾胃。故小儿外感之后，时邪虽减，但脾胃多已受损，故出现纳少，乏力，倦怠等症状。因此，时邪外感，当以清邪解表，恢复期时，要调脾和胃，扶正祛邪，则"正气存内，邪不可干"，且较少出现病情反复。

（十）调脾止汗法

本法主要适用于小儿汗证，自汗盗汗皆可用之。症见自汗盗汗，倦怠乏力，不思饮食，大便或干或溏，手足心热，面黄消瘦，舌淡红少苔，脉细或弱。选方药：藿香、苏梗、竹茹、佛手、生芪、黄精、浮小麦、仙灵脾、煅牡蛎、焦四仙、天花粉、乌梅。

◇ **典型病例**

孟某，男，3岁。

1993年2月21日初诊。

患儿多汗一年余。一年来，家长发现小儿极爱出汗，白天、夜间均出，尤其白天，稍作活动则大汗出，伴见倦怠乏力，纳少，大便略干，一日一行，舌淡红，苔少欠津，脉弱。

辨证：脾胃失调，气阴两虚，津气外泄。治以调脾止汗，益气养阴。

方药：藿香 10g   苏梗 6g   佛手 10g   焦三仙 10g
　　　天花粉 10g 乌梅 10g   内金 10g   生芪 10g
　　　煅牡蛎 15g 浮小麦 15g   黄精 10g

　　　　　　　　　　　　　　　　　　　3剂，水煎服

二诊：患儿服完3剂，汗出明显减少，玩耍时，汗出亦减少。效不更方，再进7剂。

三诊：7剂服完，患儿汗止，大活动后有汗，已属正常，夜间入睡不再出汗，纳食仍较少，舌淡红，苔薄白，脉较前有力。前方去焦三仙，加生谷芽、生稻芽，以助脾胃之气。一周后，纳食正常。

按：汗证为临床较常见的病证。可夹杂在某些疾病中出现，亦可独立为病。祖国医学认为自汗为气虚，盗汗为阴虚，此患儿自汗盗汗均可见到，故可知为气阴皆虚，气津失于固摄，但从症状轻重观察，自汗较重，故此患儿以气虚为主；从大便及舌苔看，亦有阴虚之征，故以悦脾汤加生黄芪健脾益气，固表止汗，加黄精以养脾阴，煅牡蛎及浮小麦则固摄止汗。此患儿汗出一证非一日所致,故服3剂汗减,10剂后汗止。此后,还要调脾养胃,以助生化之源,脾胃之气旺盛则汗证不再反复。

综上所述,脾为后天之本,生化之源,脾胃运化如常则可正胜祛邪。应用悦脾汤加减治疗小儿脾胃及杂症诸病的某些类型,疗效颇好,此谓"有是症,用是药",体现出中医辨证论治的思想,此次共总结了10个方面,尚不足以概括全面。悦脾汤调整脾胃阴阳、燥湿相等,使津液均衡,在此基础上还可加减治疗一些其他疾病,此点尚待进一步总结。

撰写人:宋祚民

医案篇

小儿疳积治疗验案

郑某，女，3岁，2009年2月19日就诊于我处。为安徽省患儿。由其父抱来就诊。其父诉其因腹泻不能食，食后即泻，现已不思食。其母哭诉此女反复腹泻已2年，病情危重，多方求医未见好转，抱着一线希望前来就诊。现症见患儿精神萎靡，神气微弱，倦怠乏力，面色萎黄消瘦。少气懒言，不耐烦急，毛焦发晦。身形羸瘦，肤薄少脂，腹凹臀瘪。四肢枯干如柴。手心热，指尖发凉，口气重。食纳尚可，但进食即泻，稀水样便，完谷不化。舌尖红，苔白略厚干，指纹紫红。

辨证：久泻伤津，脾虚失运，摄纳失衡，症近劳泄。

治法：健脾益胃，固摄止泻。拟以止泻散并用捏积疗法。

方药：藿香 10g　　苍术 6g　　茯苓 10g　　防风 6g

乌梅 6g　　白芍 10g　　炙甘草 6g　　焦山楂 3g

败酱草 10g　　生薏米 10g　　白扁豆 10g　　诃子 10g

另予捏积一次。

方解：方中藿香芳香行脾，苍术健脾祛湿。茯苓健脾淡渗利湿；防风祛肠风，胜湿止泻。乌梅生津敛液，防止脱水。白芍、甘草敛阴气和阳气止泻，其中甘草健中益气养胃，协和诸药。焦山楂化积滞，健胃气。败酱草清肠胃温浊，止泻。生薏米健脾化湿。白扁豆健脾益气养胃止泻，诃子养胃敛津液止泻。

二诊：2009年2月26日，服药后症状好转，精神见好转，药后4天见大便，前后有水，中间成形。小便日行5～6次，纳食则汗，手心略热、指尖见温，未闻及肠鸣音，皮肤仍松弛发痒，肌肤甲错，仍消瘦。患儿已知饥，家长不敢给其多食。舌质红见浅，苔见黄厚。脉细滑略数，指纹隐隐色浅，右指略青，推之可去。

按：患儿药后精神见好转，知饥。舌红见浅为虚热；病情见缓，喜食为胃气未败；肌肤甲错，皮松为脾气不充，脂肪少；纳食则汗为津液不足，但尚未枯竭；舌苔见黄厚，湿转化热，手心热见减，为蕴热见轻；脉细滑略数为湿邪仍盛、内有蕴热。证属脾已运化，胃燥见盛，中州运化尚有失调之嫌。原方加黄连燥湿祛热，厚肠胃。效不更方，继服。增加生白术5g，胡黄连5g消疳之品，仍予捏积疗法。

三诊：2009年3月5日，证情同前，加大健脾养胃之力。上方加山药10g，白术10g。

四诊：2009年3月12日，患儿食后即泻，此属病久正虚未复，易行故道，故见大便食后即泻，应继加补气之品增强固摄之力。加太子参10g继服。

五诊：2009年3月26日，患儿药后精神好，眼神明，面见红润，手温。大小鱼际肉见丰满，臀部肌肉见丰满，大便4日一行，初成形，尾烂泻，有黄色颗粒状物。舌苔见薄，指纹见减，脉细滑弱。全身无力。

方药：藿香10g　　苍术6g　　茯苓20g　　防风6g
　　　乌梅6g　　　白芍6g　　炙甘草6g　焦山楂3g
　　　败酱草10g　生薏米10g　白扁豆10g　诃子10g
　　　生白术5g　　山药10g　　太子参10g　黄连3g

六诊：2009年4月9日，药后大便成形，日一行，能食，知饥易饿，食后不再即泻。体重增加，精神见好，面色光泽，肌肉丰满，全身皮肤光滑。舌质红，苔略厚，脉细弱，指纹淡紫。患者患病2年余，求医多处，用药多方未愈。现经方药加捏积治疗6次已痊愈，实属不易。

小结：本例虽属于"疳积"范畴，但病呈现泄泻，不能进食，食后即泻，饮水即吐，病达2年之久。且经久治不愈，实为临床罕见。在当前时下小儿一般饮食结构合理，营养丰富，医疗资源亦不匮乏。何致如此现状？当慎思之明辨之。从刻下临床表现亦可称之为"劳泻"，俗谓之"稀屎劳"，完谷不化，单以疳积尚难概括其病。饮水即泻，食入即吐，俗称"直肠子"，其意留不住饮食，更何谈脾胃运化，腐熟饮食，当然更难提及营养、气血的增生、津液的敷布滋养。较之噤口痢、泻痢而少滞热而已。脾胃者，仓廪之官，生化之源，立命之本。脾为阴土，主湿主运化，胃为阳土，主燥主受纳。脾胃燥湿相等，运化受纳平衡，中焦枢机畅利。如饮食不当，过食肥甘生冷、瓜果，导致脾湿过盛则泄泻，胃燥过盛则便干，脾胃皆伤，中焦失和导致腐熟水谷功能逆乱。此例患儿病始自周岁，饮食自倍，脾胃乃伤，既不能食，而又腹泻，是脾胃受纳运化皆病。脾为后天之本，生化之源，脾主四肢，实腠理，充肤泽毛，养血脉，荣肌肉。脾虚则不能独生津液，胃即不欲进食，气逆而哕吐。胃燥气弱，生化之源匮乏，津液为气血之先驱，气血为生命之本，气虚血少，营卫失荣，脉络失充，肌肤缺乏滋养，肉消皮薄而枯萎。生化将竭，病情垂危。所幸者幼儿再生之力尚存，久病体耗，中焦枢机失衡，亟须健脾养胃，固气护津止泻。外辅以捏积畅行经脉，以助运化为法。

而此例泄泻完谷不化为何不用温补提升肾阳之法？因初诊未现四末发凉之厥逆。其一，病虽久，病位在脾胃。中州逆乱，气血不充于四肢，垂危时才可显命门火衰。其二，疳者干也，血脉失荣。瘀滞脉络，其临床所见舌质红，苔黄腻，手心热，小便黄少，脉细数，皆现津液、血液、阴精亏少之象，岂能用火上烧油温补之剂？因此调养脾胃，复其中枢健运，略予固涩外辅捏积疏通百脉得效。疳积为儿科四大病证（痘、疹、惊、疳）之一，但治法不同于成人的虚劳病之补气血、益阴阳等法。

撰写人：宋祚民

由奇经八脉论"女劳疸"治验

《金匮要略》所载之"女劳疸":"额上黑,微汗出,手足中热,薄暮即发,膀胱急,小便自利,名曰女劳疸。"从调养奇经八脉治疗此病收到较好的疗效,今总结介绍如下:

佟某,男,42岁,2007年11月8日来院就诊。患者为运动员,素体强壮,因急于立嗣,每夜同床房事,皆大汗淋漓。平日易于感冒、鼻塞。现症见额上黑,唇深紫,面色黄暗,舌部及两侧溃疡,口气秽浊。后背及双下肢发凉,扪之凉手。汗出畏风,时发时止,午后尤甚,背部汗斑密集。手足心热潮湿,心烦急躁,眠差多梦,纳差便溏,晨起即便,日行两次,夜尿频数。患者深以为苦,忧心忡忡。舌淡红,体胖齿痕,苔白略厚。脉左大软,右沉细弱。

辨证:色欲过度,肾精伤竭,元阳命火不充,脾失健运,奇经八脉受损,络脉瘀痹。

督脉者,总督一身之阳,为阳脉之海,行于后背,以少阴为根,与太阳相表里。色欲过度,肾精伤竭,元阳命火不充。督阳受损,因卫出下焦,今卫气乏源,失其温煦敷布肌表、司汗孔开阖之职,故后背发凉,扪之凉手,汗出畏风,且汗斑密集。肾阳虚微,不能自下涵蒸,脾失健运,故纳差便溏,晨起即泻,夜尿频数。气血精微不能上承,而阴乘阳位,络脉瘀痹,真脏色见,故额上黑口唇深紫。肾主腐,故口气秽浊。任脉者,总揽一身之阴,而冲为血海,肾精伤竭,阴分已虚,精不化血,冲脉无以为蓄,加之中州生化不足,龙雷失潜,阴火内燔,故手足心热潮湿,心烦急躁,舌部溃疡。冲、任、督三脉,一源三岐,皆入带脉,三脉皆虚,带脉何能独盛?二维不能维系阴阳则病寒热忧虑,阳跷失济则眠差不宁。舌淡红,体胖齿痕,苔白略厚为脾虚蓄湿,脉左大软为精血不足,阳无所附;右细弱乃元气不充。《金匮要略》载:"额上黑,微汗出,手足中热,薄暮即发,膀胱急,小便自利,名曰女劳疸。""黄家,日晡所发热,而反恶寒,此为女劳得之,膀胱急,少腹满,身尽黄,额上黑,足下热,因作黑疸,其腹状如水,大便必黑,时溏,此女劳之病,非水也,腹满者难治,硝石矾石散主之。"尤怡曰:"黄家,日晡所本当发热,今发热而反恶寒者,此为女劳得之疸也。热在胃浅而肾深，故热深则先反恶寒也。"本病虽未见发黄，而与女劳疸所述之证相符，故亦为女劳疸。"疸"古字为"癉"，《说文》："癉，痨病也"，亦是因女劳疸之未发黄疸。叶天士谓："下元亏损，必累八脉"。以补肾元，助命火，益气健脾通络，调养奇经八脉为治。

方药：生龙牡各 30g　生熟地各 30g　山萸肉 20g　桂枝 10g
　　　炮附子 12g　　　党参 10g　　　枸杞子 10g　菟丝子 15g
　　　何首乌 20g　　　鹿角霜 15g　　桑螵蛸 10g　山药 10g
　　　泽泻 10g　　　　丹皮 10g　　　桑寄生 15g　浮小麦 30g

方解：生龙牡育阴潜阳，二地补肾阴。山萸肉补肾，桂枝温阳通脉，炮附子回阳温肾，党参补气扶阳。枸杞子、菟丝子、鹿角霜、桑寄生、桑螵蛸、山药补肾温养奇经，健脾补肾止泻。何首乌补肾育阴，泽泻行湿利尿。丹皮清血，浮小麦收气敛汗。

复诊：药后畏风怕冷略差，汗出减少，背部汗斑色浅，能眠。便溏日行2次，夜尿2次。舌淡苔白，脉左细弱，右革，重按指下空，病见转机，前法增益后天，调养奇经。

方药：生牡蛎 20g　生黄芪 40g　鹿角霜 20g　桑螵蛸 10g
　　　巴戟天 10g　　白术 10g　　茯苓 10g　　党参 10g
　　　山萸肉 15g　　葫芦巴 10g　附子 20g　　锁阳 10g
　　　黄精 30g　　　益智仁 10g　怀牛膝 10g　肉桂 10g

方解：方中生牡蛎育阴潜阳，生芪益气护卫。鹿角霜、桑螵蛸补肾，温养奇经，止遗。山萸肉补肾敛阴，巴戟天补肾兴阳，葫芦巴健脾益肾，参、苓、术健脾益气。附子、锁阳补肾温阳，黄精健脾益血，益智仁温脾暖肾，固气涩精止尿。怀牛膝补肾强腰脊，肉桂补肾元，益命门之火。

复诊：2008年4月7日，药后额上黑色见减，身凉于背部及双下肢，唇紫见减，内唇见色红，唇边仍紫。气血瘀滞已动，元阳渐复，再拟前方加养血填精，血肉有情之品进一步治疗，以观其效。

方药：生黄芪 90g　党参 10g　　桂枝 10g　　淡附片 10g
　　　桑寄生 15g　　补骨脂 10g　鹿角胶 10g　龟板胶 10g
　　　当归 10g　　　片姜黄 15g　大芸 20g　　枸杞子 10g

菟丝子 15g　　　生地 20g　　　黄精 30g　　　紫河车 10g

仙灵脾 10g　　　仙茅 6g　　　狗脊 10g　　　豨莶草 10g

方解：方中生黄芪健脾益气护卫，党参补气健脾，桂枝温阳通络。淡附片补肾温阳，片姜黄、当归补血养血，行气行血，通经络，荣养肌肉。桑寄生补肾强腰脊，补骨脂温肾固摄，鹿角胶补肾固元，实督脉。龟板胶补肾益精，填髓。枸杞子、菟丝子、生地、黄精、紫河车补肾阴，养脾阴，填精益髓，实冲任。仙灵脾、仙茅、大芸温阳补肾，荣养肌肉，强阳道，调理奇经。狗脊、豨莶草祛风邪，强腰脊。

复诊：2008 年 4 月 21 日，额上黑色浅，下肢见温，双腿有热感，后背发凉，局限两肩胛骨及项下，如拳大，按之凉。但较前扪之已不凉手。汗已不出，精神见畅，纳食见增。便溏日 2 次，无夜尿，舌胖有齿痕，苔白均减，脉沉左大软。证属精气渐固，胃气见复，唯经络脉道尚未全复，卫阳循行尚被邪气阻滞，继益气疏络，以复其原。

方药：生牡蛎 30g　　　生芪 50g　　　生晒参 10g　　　茯苓 15g

仙灵脾 15g　　　仙茅 15g　　　黄精 30g　　　白术 10g

片姜黄 15g　　　木瓜 15g　　　甘草 10g　　　山药 10g

枸杞子 15g　　　菟丝子 15g　　　狗脊 10g　　　怀牛膝 10g

方解：方中生牡蛎育阴潜阳，固敛精气。生黄芪、生晒参、茯苓、白术、甘草补中益气，健脾益肾。黄精养脾阴生血，山药健脾益气。片姜黄、木瓜荣筋脉，疏经络。枸杞子、菟丝子、狗脊、怀牛膝补肝肾，养奇经，强筋壮骨。药后诸症皆无，已复康健，并喜得贵子。

小结：奇经病虽代有述及，多只言片语，无法指导临床。至清·叶天士、王孟英治法始见。《得配本草》更有奇经药考四十三种。李时珍认为："正经之脉隆盛，则溢于奇经"。故宋老认为："十二经脉溢满而充盛奇经，十二经脉衰则奇经不盛。凡补肝肾、补脑充髓之品皆可荣养奇经八脉。"

本文所述患者自 2007 年 11 月初诊时症见额上黑，足下热，房事过频，损耗肾元，致肾元精气衰弱，卫气生于下元，阳卫不固，营卫失调，腠理开阖失利而汗出过多，卫气温煦不充，畏冷肤凉，当补益肾阳，以实其基。调奇经之脉，令营卫经脉循行常道，肾阳气馁，而督阳不充，复因其背汗多，阳气温煦缺乏。药后背凉见温，而项下及肩胛仍凉如拳大。女劳疸主症尚有大便黑，血蓄少腹作痛，应用大黄附子汤去细辛加肉桂温阳化瘀。本例手足心热（足涌泉穴、手劳宫穴），少阴经脉因阳虚阴无所附，大便不黑，血尚未蓄于府，故未用大黄之逐瘀，但其唇紫褐，仍显血之所瘀。以汗为心液，汗泄过多，加之阳气见馁，血随气行，血循顿缓，微络血行减慢，唇色瘀紫。经益气温阳，血络行畅，则色转红，而未用破血化瘀之过猛之剂。全方以补肾为主，健脾益气，扶阳温养，调理奇经，调畅经脉。药后症有转机，营卫协调，经络循常道得以复原，为时半载治愈。

  总之，本案因下元伤竭，八脉受损，卫阳不能敷布肌表，营阴不足畅行络脉，本虚而标瘀。治则伏其所主，集血肉有情之品，合直入奇经之药，填补下元，健运后天，促其生化，使精充血足气行，营卫畅而络脉自通。行瘀而不用攻伐之品，以补为通，直指本源，故力专效宏。本为大虚之证，何能行动如常，无衰败之象？前医投四逆汤、桂枝汤、肾气丸何以症无增减？《内经》云："枝叶犹荣，其根已拔"，病本奇经受损，与十二经脏腑之患自不相同。十二经脏腑病患常见，奇经八脉自损多不易识，医者当知常达变，方能辨证无误。半载施治得以全功者，实赖仲景、天士之学也。

撰写人：宋祚民

颈痈治验

颈痈相当于"颈急性淋巴结炎",此病一般从感染病灶,经过淋巴所属区域的淋巴结引起急性发炎。小儿多因感冒、扁桃体炎或化脓、咽炎、龋齿、口疮、口糜、牙龈肿痛、头面疖毒、皮肤湿疹等病因引起。

常见于颈淋巴、颌下淋巴肿硬,亦有发于腋下或腹股沟等处。临床表现局部红、肿、热、痛,并常伴有发热、头痛,甚或全身不适、恶心等症。也可局部化脓。如急性淋巴结治疗未能消散,或因体质较弱,抵抗力低,亦可转为慢性,淋巴结肿硬不消或略有痛感。

急性淋巴结炎属中医痈肿范畴,发于颈部称为"颈痈",生于耳前为"耳根痈",颏下为"颏痈",生颌下两侧为"托腮痈",腋下为"腋痈"或称之为"颊肢痈",生于腹股沟为"胯腹痈"等。

本病多因外感风湿,风热夹痰,蕴结少阳、阳明之络,或因肝胃毒火上炎,湿热蕴结,或皮肤湿疹、足癣感染所致。局部红热肿痛表现为阳性痈证,易于溃脓,破后脓净后尚可收口为其特点。

本病治疗以清热解毒,化瘀消肿散结为主。早期兼用疏风散邪;化脓时以清热解毒排脓;溃后脓毒排尽一般给予清洁护养,可不须服药。

儿童时期,体禀阳热,感受风热毒邪,易于内侵,化热化火,婴幼儿高热时亦可出现热极生风,而且惊厥。

慢性淋巴结炎属中医"瘰疬"范畴,俗称之为"筋疙瘩"。临床表现淋巴结肿大或硬,略有痛感,或小如串珠累累,按之移动,常因素体较弱,消瘦,食纳少,脾胃弱。多生于颈的两侧,体质增强时,亦可慢慢自行消失。但遇有感染他病或高热时复又肿大作痛。

◇ **典型病例**

叶某,女,15岁。初诊日期1996年11月18日。患者曾在11月11日感冒发热咽痛,经服感冒清热冲剂后,身热略退,却见咳嗽伴咽痛加重,遂急来名医馆门诊。刻下咳嗽少痰,扁桃体肿大Ⅰ度。双侧红赤,低热,T:37.6℃,背微畏冷,无汗,周身酸楚不适，查白细胞 104×10^9/L，中性 59%、淋巴 40%，两肺呼吸音粗，偶闻干鸣音，纳食差，大便秘结未行，小便略黄，舌质红苔薄黄，脉浮滑数。证系外感时邪化热，蕴郁于肺，上攻于喉，治以清解肺热，祛火利咽。

方药：芦根 15g　　茅根 15g　　菊花 10g　　板蓝根 10g
　　　白僵蚕 6g　　浙贝母 10g　玄参 20g　　双花 10g
　　　连翘 10g　　生石膏 18g　佩兰叶 10g　炒栀子 6g
　　　　　　　　　　　　　　　　　　　　　6 剂，水煎服

药后诸症消减，即停药相安无事。

复诊：停药后 5 天因吃羊肉、海鲜等物，夜间身发高热，背部畏冷，全身不适，并觉颈部右侧肿痛，转头受限，右腋下肿核突起，大如栗状，作痛不止，经查颈部淋巴结肿大长约 15cm、宽 10cm，顶部作热，按之硬痛。时头痛，恶心，舌红苔黄厚腻，脉滑大数。证属内蕴毒热，结于阳明、少阳，外发痈肿，给予清热解毒，消肿散结。

方药：芦根 20g　　白茅根 20g　夏枯草 10g　菊花 10g
　　　板蓝根 15g　土贝母 10g　玄参 30g　　忍冬花藤各 20g
　　　青连翘 15g　生石膏 24g　山甲珠 6g　　山慈菇 5g
　　　蒲公英 15g　紫花地丁 6g　丹皮 10g　　赤芍 10g
　　　　　　　　　　　　　　　　　　　　　7 剂，水煎服

每剂加服散结灵 1 瓶，分 3 次吞服。

方解：方中以芦茅二根清气凉血，板蓝根、忍冬花藤、连翘、蒲公英、地丁清热解毒为主；夏枯草、土贝母、山甲珠、山慈菇消肿散结为辅；丹皮、赤芍凉血活血消瘀为佐；生石膏、菊花、玄参清热疏邪，育阴软坚为使。全方清气凉血，解毒消肿，化瘀软坚散邪，共奏清热解毒，消肿散结之功效，对痈肿之红热肿痛皆治，照顾较为全面，因之取效甚捷。

经服药一周后，颈部及腋下痛肿全部消失，余症随之亦消除，饮食渐进，二便正常，经观察月余未再复发。

小结：痈肿一般由外感风热毒邪，或局部溃疡、湿疹感染所引起，痈肿属中医阳性病证，以红、热、肿、痛四者为特点，急性期易于化脓溃破，尤以腋下及腹股沟易溃居多，溃破后易于收口，小儿除体弱及失治者外，经用清热解毒，消肿散结的治疗原则多可获效。但对素体较弱者易于从急性转变为慢性，因其正虚，抗病力低，有时急性期症不甚剧,未及显示热象,而颈项串珠累累,时间较长,遇有感染亦易于转化为急性化肿作痛,因此对慢性淋巴结较平素略有肿大或按之不活动而痛,应给予治疗。对体弱患儿除调养脾胃、增强抗病能力外,在饮食方面宜少食鱼腥辛热之品,以免诱发本病。

撰写人:宋祚民

传染性单核细胞增多症

传染性单核细胞增多症，中医称之为"温毒发颐"、"蛤蟆瘟"。

本病是由于感染 EB 病毒引起的急性热性病，发热，咽痛，淋巴结肿痛，肝脾肿大，血液中淋巴细胞增多，血清嗜异性抗体与 EBW 抗体效价增高，中医辨证多因外感时邪，毒热内生。

吴鞠通《温病条辨·上焦篇》十八条云："温毒咽痛喉肿，耳前耳后肿，颊肿，面正赤，或喉不痛，但外肿，甚则耳聋，俗名大头瘟、蛤蟆瘟者，普济消毒饮去柴胡、升麻主之。瘟疫之邪受自口鼻，首先犯肺，易于逆传心包，秽浊之邪传变迅速，毒热内聚。小儿纯阳火多，阴未充长，伤正最烈，更伤清灵，导致神昏，侵及营血可外发瘀斑。"

◇ **典型病例**

邱某，男，10 岁。于 2008 年 9 月 13 日因病情急、高烧不退，住某三甲医院，经治疗后热势不减，后求助于笔者。刻下症见发热，体温 39.8℃，畏冷、头疼、咽痛、恶心，呈危重病容，面色萎黄，神疲欲倒。右颈淋巴结及腋下淋巴结肿痛且大如核桃，拒按坚硬，活动受限。喉作痛，扁桃体双侧肿大四度，有脓栓。不欲进食，咽水困难，患儿平素喜吃肉食，吃菜较少。大便未行，尿少。舌红苔白厚，脉滑数。检验白细胞凝集成堆，无法计数，血沉 39mm/h。确诊为急性淋巴单核细胞增多症。

辨证：外感时邪，内蕴毒热，致成温毒。即大头瘟、蛤蟆瘟。

治法：因其毒热甚重，秽浊之邪上攻清阳，萎靡不振，又可致神昏之虞，亟宜清热解毒，消肿散结以泻解其凶猛之势。

方药：芦茅根各 20g　板蓝根 12g　野菊花 10g　大青叶 10g
僵蚕 10g　浙贝 10g　元参 30g　忍冬花藤各 15g
连翘 10g　公英 10g　地丁 10g　紫河车 10g
生石膏 15g　马勃 3g　地骨皮 10g　佩兰叶 10g
羚羊粉 0.3g（冲服）

7 剂，水煎服

另梅花点舌丹2粒，舌下含服，早晚各1粒，化后服汤剂。

方解：芦茅根清疏表里，板蓝根、大青叶、野菊花清热凉血，利咽解毒；僵蚕、浙贝消肿软坚散结，草河车清热解毒利咽；马勃宣化，解毒消肿；忍冬花藤、连翘、公英、地丁清气凉营，消肿解毒；生石膏清气透热护阴；元参清上焦浮游之火，固阴护液；地骨皮育阴退热；佩兰叶芳香化浊，疏邪醒头目；羚羊粉清热凉营；梅花点舌丹祛毒邪，消肿散结。

二诊：9月18日，药后身热渐缓，服上药3剂后身热即退，患者甚为欣慰。T：37.2℃，淋巴结肿见消，疼痛见好，基本疼止。精神见畅，思食，大便日行一次。尿不黄，扁桃体脓液减少，左侧Ⅰ度，右侧Ⅰ度半。舌淡红，苔见薄白，脉滑数，心率每分钟116次，律齐。证系温毒邪势见缓，但仍余焰未尽，防其复燃，继予清热解毒，消肿散结，佐以养阴凉营之品，如丹皮、赤芍、生地。

方药：芦茅根各20g　板蓝根12g　野菊花10g　僵蚕10g
　　　浙贝10g　　　元参30g　　忍冬花藤各15g　连翘12g
　　　公英10g　　　丹皮10g　　草河车10g　　　赤芍10g
　　　生石膏25g　　牛蒡子6g　　生地20g　　　　山慈菇6g
　　　羚羊粉0.3g（冲服）

7剂，水煎服

另梅花点舌丹2粒，舌下含服，早晚各1粒。

三诊：9月25日，药后喜纳饮食，大便成形，尿色仍黄，偶咳，颈淋巴结3粒如杏核大，按之仍痛，右侧肿已消，咽扁桃体左Ⅰ度，右Ⅰ度半，舌质淡红，苔白中心厚腻，查血常规：白细胞47.5×10^9/L，淋巴仍高，血沉38mm/h，尿蛋白阴性，继清余邪，消肿散结。

方药：芦茅根各20g　板蓝根10g　野菊花10g　僵蚕10g
　　　浙贝10g　　　元参30g　　忍冬花藤各15g　连翘10g
　　　公英10g　　　草河车10g　山慈菇10g　　　夏枯草10g
　　　白花蛇舌草10g 白薇15g　　紫草10g　　　　生甘草5g

7剂，水煎服

本方在清热解毒的基础上予以清营，用白花蛇舌草、白薇护阴剔邪之深蕴之毒，以防其变。

四诊：10月5日，药后一般情况尚可，精神活泼，心情愉快，因服药期间忌口，现急想吃肉食，大便时脐周微痛，便后即消失，小便尿色澄清量多，咽扁桃体两侧皆消。右颈淋巴结小如绿豆大，鼻中红赤、略觉不适，舌淡红，苔黄厚腻，脉滑见缓。心率84次/min，律齐。血常规：白细胞$6×10^9$/L，淋巴细胞偏高，中性粒细胞低，血沉15mm/h，脾脏肋下可及。证系余邪未尽，继清余邪兼除上浮之余热。

方药：芦茅根各15g　板蓝根10g　菊花10g　僵蚕5g
　　　双花10g　　　连翘10g　　公英10g　生石膏20g
　　　辛夷6g　　　 苍耳子5g　　白芷6g　　荷叶10g
　　　元参10g　　　鸡内金10g　 竹茹10g　 佛手10g

药后痊愈，经随诊一切正常，未再复发。

小结：本病属于温病中温毒范畴，言其为毒是因邪势凶猛，证情严重，传变迅速，从表至里，自卫至营，甚而侵血化脓，尤以毒热上攻，易窜伤及清灵之府。神明受损，导致昏愦。本病初即显示高烧，体温39.8℃，畏冷，头痛，恶心，为温热毒邪上受，卫表被抑，清阳受阻。面显危重病容，神疲欲倒，此为毒邪过重，传遍迅速，自卫至气深侵入营欲内陷心包之征象。头颈项肿及腋下，淋巴肿痛毒邪内窜至经脉，上壅咽喉，扁桃体肿大Ⅲ度，化脓成栓。毒热壅聚，检验白细胞成堆，难以计数，血沉38mm/h，沉降速度皆显示病变之象。综上皆表现温热毒邪壅盛，正气欲败之险候，亟宜清热败毒以护气阴，药中只用汤剂恐祛邪乏力而加入梅花点舌丹，功不可没。

梅花点舌丹在《疡医大全》中即记载；乳香、没药、白梅花、生硼砂、沉香、血竭、葶苈子、生石决明、雄黄、牛黄、冰片、熊胆、蟾酥、珍珠粉、麝香，共研细粉。每服2～3粒，日2次，放舌下含化，以口麻为度，温水或成人用黄酒送下。忌辛辣油腻，孕妇忌服。功能清热解毒，消肿止痛。主治经络毒热引起之疔毒恶疮，痈疽发背，乳痈乳癌，坚硬红肿已溃未溃，无名肿毒等症。

另外，普济消毒饮其方甚效，尤以去柴胡、升麻的升阳之品十分恰当，免毒热上升，肿痛加剧，但在20世纪50年代尚有人用柴胡，因其疏肝行少阳经之论，但用于毒不重时。至今更能确定吴氏之法的疗效。

撰写人：宋祚民

肠风便血医案

患者，男，71岁，2007年7月19日初诊。平素便秘，周日一行，2007年6月下旬突发大便泻血如涌，心慌气短，神疲乏力，欲扶案卧，便下血色鲜、暗兼有，初深红较多，近于大下欲脱，心慌气短，乏力。肠镜检测，诊为结肠溃疡，经用云南白药等止血剂治疗，肠红渐止。现症：骨瘦嶙峋，面黄失泽，胫部肌肤甲错，临冬皲揭尤甚，舌质紫红，苔黄较糙，中根稍多，口干少津，舌下紫瘀，脉左弦细，右弦大尺弱。诊为肠风便血；证系脾胃失衡，脾燥过盛。刻下肠红虽止，余焰未息，燥邪尚存，先拟甘凉护津、清血和阴，继以健运中枢、滋养肠胃之法治之。处方：鲜茅根30g，椿根白皮30g，卷柏10g，生地榆10g，败酱草20g，大黄炭10g，荷叶炭10g，藕节10g，细生地20g，丹皮10g，金银花30g，三七粉（分冲）3g。3剂，水煎，日服2次。

7月21日再诊：服上方后，舌质淡红苔白略厚，舌下紫瘀转为浅红，脉络见畅，两脉均匀，弦中显缓，浮大见收，面色润泽，今舌脉皆平，予肠镜复查。此亦观其外知诸内，继服上方3剂。于7月下旬经肠镜复测，溃疡面已愈合，至月底治愈出院，并带自拟之悦脾汤（藿香、苏梗、竹茹、佛手、焦三仙、天花粉、乌梅、砂仁等）10剂回家调养。

小结：本患者平素便秘，周日一行，如《儒门事亲》张从正谓："小肠结热，则血脉燥，大肠结热，则后不圊"。脾胃失衡，脾燥过盛，不为胃生津液，胃阴不充，燥热结久，血脉受灼，时值盛夏，津液匮乏，无水行舟，燥伤阴血，导致肠红。患者初发病时，泻血如涌，伴心慌气短，神疲乏力，有气随血脱之象，当急于救护，可用独参汤救逆，继用黄土汤止泻血。黄土汤宜选用新鲜黄土，用井水搅拌，待土沉淀后，取水煎药，效果较好。诊时经前医治疗便血虽止，但诊其脉右（主气）尚弦大，大则气浮，不得敛阴，易于动血；左脉（主血）弦细，阴血见虚，燥气未除；况舌下少阴之脉络，运行欠畅，血瘀未祛，须防复出；兼之面黄失泽，胫部肌肤甲错。先贤喻嘉言为《内经》病机十九条递补一则："干劲皲揭，皆属于燥"，洽合此因。方中鲜茅根、细生地、生地榆甘凉清余焰，败酱草、金银花清肠热解毒疗伤（溃疡），丹皮、藕节凉血止血，椿根白皮、卷柏、荷叶炭入肠道止血；大黄炭祛大黄苦降之性，存清肠腑而止血之性；三七粉出血则止血，有瘀可清瘀，平疮面祛瘢痕，既止血复养血。此方采用肠痈治法，但力缓而不峻，取《普济本事方》治肠风便血的玉屑圆三皮之一的椿根白皮收涩止血，愈合瘢痕。

  患者经肠镜诊为结肠溃疡，经用云南白药等止血剂血止后经检便未见隐血，有待复查，疑而未定，经服上方后征象见稳，测后知愈。结肠溃疡致病之因，可能与自体免疫反应有关，便结时久，内停蓄热，产生毒素，灼伤脉络，但亦不排除感染的可能性，如病毒、细菌之类。中医病名之为肠风便血，风字从虫，亦可显示其致病之原因。本例由于津液亏虚，无水行舟，蓄浊时久，灼伤血脉，以致泻血，因此向愈之后，仍须维持大便通畅，内无燥结，为治其本，今选用悦脾汤加肉苁蓉、何首乌，既调养阴分，复益其气于阳分，气充有力，润滑通便，燥者濡之，阴液盈余便自不燥，将免其重蹈覆辙，当知脾之病伤及肾，宜先益肾，此即治未病之道。

撰写人：宋祚民

分泌性中耳炎

起病多因上呼吸道炎症引发，或因物理因素致成咽鼓管黏膜肿胀，导致管腔狭窄或堵塞，使中耳腔形成负压，致使血浆渗出而引起中耳积液。近年来发病率有上升趋势，儿童居多。本病常发于感冒后，诉说耳内如有物堵塞不爽，按压耳屏即感暂时缓解，听力减退，体位直立时明显，平卧时见轻，略显耳鸣持续不断，自声音强或耳痛。除上呼吸道炎症伤及咽鼓管，不排除其他物理因素导致咽鼓管黏膜肿胀而致管腔狭窄或阻塞。

局部检查：早期鼓膜淡红色，不光泽内陷，中耳存在积液时鼓膜凸出，其色暗红光亮，活动受阻，可见液平面或气泡，鼓膜很薄如纸，与骨岬粘连。纯音测听呈传导性聋声。阻抗测定，鼓室压曲线呈平坦型（B型）。此须排除鼻咽癌。

分泌性中耳炎属中医"聤耳"、"耳聋"的范畴，俗称"耳朵底子"，多因伤于风邪，伤风感冒之后由风热或风寒侵袭，随经脉窜伤清窍入耳，经脉之气壅滞少阳，或内因肝胆蕴热，循经上攻清窍于耳。临床观察显示，咽炎、扁桃体炎或化脓性咽扁炎皆易引发颌下淋巴结炎，肿核不消，上焦郁热过盛，易于迫及耳窍，多因风火蕴结肺咽，邪气壅盛，波及耳咽管所致，当从肺论治。

《温热经纬》王孟英提出肺经之结穴在耳中名曰"笼葱"，专主乎听（如金属玉石撞击的声音清脆响亮）；《临证指南医案》叶天士言温邪上郁耳腔，风温未经清理，伤及阴分，少阳相火陡起，"上发耳聤"，治当先清降再育阴。肾开窍于耳，心亦寄窍于耳，胆络脉附于耳，体虚失聪，治在心肾，邪干窍闭，治在胆经。温邪上郁而发耳聤，用药薄荷、马勃、桔梗、连翘、杏仁、通草、苦丁茶、鲜菊叶、金银花、生绿豆皮、川贝母、鲜荷叶梗、益元散。

◇ 病案一则

刘某，男性，52岁。

患者诉其幼年时曾患耳病，现因右耳出血、疼痛，急来北京某专科三级甲等医院治疗。经拍片检查确诊为右侧中耳乳突炎。除显示有两块血痂，耳鼓膜内尚积有蓝色液体，急须手术穿刺引流，当问医者引流术后是否液体不再产生，是否需要再次引流,医生默不作答。患者遂想服用中药治疗。

于 2012 年 5 月 2 日至我医馆说明来意后,宋老只好勉为其难。此患者数年前曾有耳病史,近来时感鼻塞、流涕、轻微感冒,不药自愈。于 4 月中旬曾右耳出血,经当地医院诊治后血止。因工作繁忙未加注意,复因耳出血来京治疗。现经确诊为右侧中耳乳突炎并有血痂两块,耳鼓凸出,膜内有蓝色液体,治前耳内曾出血色鲜红,继有淡黄色液体。自觉头痛,耳鸣作跳痛,听力减弱,右颌下淋巴结肿大如蚕豆,按之有痛感,并有腰痛、坐骨痛,纳食尚可,大便溏,日一行。小便色黄有味。察视咽峡红,舌质暗红,苔淡黄厚腻,脉弦失和有力。

辨证:肝胆蕴热,上攻清窍。

治法:清肝利胆,消肿止痛。

方药:鲜茅根 30g   龙胆草 10g   大玄参 30g   赤芍 10g
　　　杭菊花 10g   夏枯草 6g   丹皮 10g   连翘 10g
　　　赤小豆 10g   白芷 10g   辛夷 10g   公英 10g
　　　藕节 10g   地榆炭 10g   荷叶炭 10g   汉三七粉 3g
　　　　　　　　　　　　　　　　　　　　　　　　7 剂,水煎服

另予六神丸,每次服药前含服 5 粒,日 2 次。

方解:鲜茅根清热凉血利水,菊花、龙胆草、公英、夏枯草清肝胆郁热兼消肿散结。丹皮、连翘、赤小豆清热凉血排脓。玄参、白芷、辛夷育阴清热,疏上焦浮游之风火,藕节、荷叶炭、地榆炭止血利气,汉三七粉既止血复化瘀,有双相作用。六神丸清热消肿解毒,可消颌下淋巴结肿,复清利耳咽管之蓄热,兼清耳疾。

二诊:2012 年 5 月 22 日,前方药后自觉头晕耳鸣略减轻,听力稍弱,但未见出血,纳食尚可,大便软黏而不爽,小便味大,舌质粉红,苔白厚腻,脉弦数。

辨证:服清利之剂,肝胆经脉蕴热渐减,其清窍有所行通,但上壅清窍之邪及兼挟之湿热须予清化。

治法:继清热平肝胆蓄积浊热,佐以芳化利窍治之。

方药:生石决明 20g 夏枯草 10g   杭菊 10g   杭芍 10g
　　　银花 10g   连翘 10g   龙胆草 10g   元参 60g
　　　苍耳子 6g   白芷 6g   浙贝 10g   牛蒡子 6g

| 马勃 3g | 桑叶 3g | 荷叶 10g | 公英 10g |

15 剂，水煎服

另予西黄丸 3g×15 支，每服半只，日 2 次。

方解：生石决明、夏枯草、杭菊、杭芍育阴潜阳，平肝清利头目。双花、连翘、龙胆草、公英、牛蒡子清热解毒，消肿散结。苍耳子、白芷治耳聤。浙贝、马勃宣化止血。桑叶、荷叶平肝清化浊邪；利窍。

三诊：2012 年 6 月 7 日，晋前剂服药期间曾请耳医取出血块两枚，耳鼓膜内尚有蓝色液体蓄留，自觉头晕减轻，晨起上午感觉轻松，听力较为清晰，但觉头顶右侧如一条线状痛感，食欲尚好，大便略溏，小便色黄，尿味已减，舌质暗红，苔黄厚腻，脉弦滑尺弱。证系清窍渐利，唯内蓄湿浊未净，肾阴不充。

治法：继予平肝胆、育阴益肾法。

方药：生石决明 20g	夏枯草 10g	菊花 10g	泽兰叶 10g
橘络 10g	盐知柏各 5g	苦丁茶 3g	元参 60g
苍耳子 10g	白芷 10g	藕节 10g	路路通 10g
石菖蒲 10g	浙贝 10g	公英 10g	六一散 10g

14 剂，水煎服

另予西黄丸 3g×28 支，早晚各服 1 支。

方解：生石决明、夏枯草、苦丁茶、菊花柔肝育阴，散结，清利头目。石菖蒲、泽兰叶、橘络、路路通行瘀通络，聪耳达窍。元参、盐知柏滋阴降火，益肾壮水之主以制阳光。藕节、公英、浙贝、苍耳子、白芷聪耳消肿，行气达窍。六一散清除湿热利小便，西黄丸清热解毒消肿散结。

四诊：2012 年 6 月 20 日，药后自觉阵发性耳鸣，早起后症状较轻，过劳后或生气后则发作。刻下：听力较清，头已不晕不疼，但易感冒，鼻塞不畅，睡眠好，纳食尚可。大便软，日行一次。饮水多则尿量大，饮水少则小便略少，色淡黄，舌质暗红，舌苔薄白，脉浮弦滑数。现证湿浊减少，清窍见利，复感外邪，鼻窍失畅，治继前法消肿化瘀利窍佐以宣通。

患者至我处就诊前，曾经耳科医生复查有中耳乳突炎合并肉芽肿，诊为耳内有液体结块可能性大（因患者诉说感觉耳内有物活动作响）。经与患者协商，继予治疗中耳乳突炎以观后效。

方药：生牡蛎 20g　　夏枯草 10g　　杭菊 10g　　杭芍 10g
　　　金银花 10g　　青连翘 10g　　龙胆草 6g　　大元参 60g
　　　苍耳子 6g　　 白芷 6g　　　 浙贝 10g　　牛蒡子 6g
　　　马勃 3g　　　 桑叶 3g　　　 荷叶 10g　　柴胡 5g

14 剂，水煎服

另予西黄丸 3g×14 支，每服半只，日 2 次。

方解：生牡蛎、夏枯草敛阴软坚，消肿散结。菊花、桑叶、荷叶、马勃、牛蒡子清上宣化散结。银花、连翘、元参清热解毒消肿，滋阴降火。苍耳子、白芷治耳聤。龙胆草、柴胡疏肝郁，清胆热。白芍柔肝育阴。浙贝清热化结。西黄丸清热解毒，消肿止痛。

药后如无不适，即可服西黄丸消息治之。

小结：

1. 小儿预防中耳炎，须保持口腔清洁，患咽喉炎症应及时治疗，避免耳咽管发炎，导致中耳炎。

2. 耳鸣时久可导致耳聋、神经性耳聋。与脑病有关药物（庆大要素）致聋不可逆转。

3. 中耳炎因外邪致病，前人从肺论治。

4. 因机分析

（1）本病起自外因风热或风寒随经脉窜伤少阳经络，气机壅滞清窍致病。

（2）内因肝胆蕴热，暴怒气急，肝火巡经上攻清窍郁结致病。

（3）多因风火毒热，咽喉滞热循耳咽管窜伤中耳脉络受灼所致。

5. 耳与脏腑经络关联，肾开窍于耳，心亦寄窍于耳，手少阳胆经脉络于耳，肺经之结穴在耳名曰"笼葱"。

6. 治法：早期先清热降火，继用育阴清热。亦可既清热又育阴，久病体虚失聪治在心肾，邪干窍闭治在肝胆经。急则治标，疗"耳"清少阳胆经；缓则治本，清心火益肾阴。

7. 选药宜清轻，如桑叶、荷叶、薄荷、菊花、银花，出血用马勃，既清宣解毒，复可止血。

8. 药量宜轻，多为3g、5g、10g。

9. 初病新患治耳，久病宜调肝补心肾，益肾健脑。肝阳亢盛，火旺易怒，怒则气升，血随上冲，清灵受抑多发暴聋，治当理气平肝。

撰写人：张维广　刘晨涛

宋祚民验案二则

1986年7月,笔者跟随北京中医医院宋祚民老师学习,现将宋老治疗顽固性风心病房颤伴严重雷诺氏综合征和顽固性口腔溃疡验案二则整理如下:

◇例一

韩某,女,57岁,工人,已婚。

患风湿性心脏病多年,时常关节疼痛,极易感冒,下肢浮肿,手指和足趾青紫、肿胀、发凉,虽炎夏亦不觉暖。每年入秋即需戴棉手套、穿棉鞋。症有心悸,气短,纳差,眠可,二便尚调,××医院诊断为风湿性心脏病房颤、雷诺氏综合征。患者面色暗晦,精神欠佳,表情痛苦,双手肿胀青紫,指甲增厚,指痛不能持物,下肢浮肿,足肿胀青紫,卧床懒动,动则气喘、心悸,脉沉弱、结代,舌暗。心电图示:心房纤颤。

辨证:心阳不足,肾气虚损。

治法:补益心气,温通肾阳。

方药:生黄芪60g　淡附子10g　桂枝10g　肉苁蓉15g
　　　麦冬10g　　甘草6g　　　五味子6g　丹参20g
　　　泽泻6g　　　石菖蒲10g　猪苓15g　　茯苓15g
　　　车前子10g(包煎)

10剂,水煎服

患者服药尽,肿消喘止,心悸气短明显好转,房颤消失,结代脉除。手指、足趾渐温,增厚的指甲脱落,嘱按原方继服10剂。随访三月余,房颤未复发,雷诺氏征缓解,已能从事家务劳动。

按:经云:"风寒湿三气杂至,合而为痹也……,脉痹不已,复感于邪,内舍于心",入络,进而深渍侵于心脏。其关节肿痛为标,伤及心肾之阳是本。心肾俱虚,则卫外之阳亦见匮乏。虽时临炎夏,亦不觉暖,更易于为外邪所侵袭。阳气虚则不能畅达四末而手足发凉。血随气行,心阳气虚则血流不畅,循行滞涩,故见手足青紫而肿胀。肾虚失于摄纳,动则气喘、心悸、气短。心主血脉,心虚血不上荣,面色失华而晦暗。元气虚损以致精神萎顿。总之，其病在心肾，其虚在气与阳，因而益气温阳，调治心肾而获效。

◇ 例二

王某，女，55 岁，干部，已婚。

患者患口糜已 7 年余，诊见口腔黏膜有溃疡多处，表面呈黄白色，边缘淡红略紫。进食、饮水均感疼痛，经某医院诊为顽固性口腔溃疡。经服中、西药物病势略减，但未愈。舌质淡红有齿痕，苔白厚腻，饮食、睡眠、二便尚可，脉沉弦细，尺微弱。

辨证：肝肾两虚，浮火上炎。

治法：育阴潜阳，引火归原。

方药：生黄芪 30g　　大熟地 15g　　诃子 10g　　淡附子 10g
　　　上肉桂 3g　　 元参 15g　　 川黄连 1.5g　山萸肉 10g
　　　大芸 10g　　　川牛膝 10g　　黑芝麻 30g

4 剂，水煎服

药后，口腔溃疡明显减轻，又嘱继服 4 剂，症状消失，经追访半年，未见复发。

按：口疮新患多属实证、热证或湿热证；久病多属虚热或阴虚燥热。要点在于辨别溃疡面的开头色泽。一般实热多鲜红，溃破有血，或腐而成脓；虚则其色多淡。本例系脾胃蕴热伤津，脾胃阴津不足则木火旺，继则及于肾阴，肾水匮乏，致龙雷之火上浮。方中熟地、元参填补真阴，合肉桂、附子益肾以引火归原；肉桂伍黄连交济水火而合心肾；山萸、诃子敛阴益肾；大芸、黑芝麻滋肾益脾。诸药合用使浮火得清，阴液得充而顽疾获愈。

撰写人：张维广

谈先师孔伯华石膏及对药运用经验

中医药学是华夏文化的璀璨明珠,数千年来,为保障人民身体健康、民族繁衍昌盛作出了巨大的贡献,她的辉煌与成就与历代医术相传有续、发展弘扬是密而相关的,父辈们历经时代的变迁与医学科技的发展,精读医书,受业于良师,刻苦于临床实践,才得以现今的精湛医术造福于世。现将先师孔伯华先生临床用药经验略总一二,供与同僚研讨创维。

一、石膏的应用

众所周知,先师孔伯华素以"石膏孔"为称。现有医者仅谓"石膏"为"退热药",殊不知石膏味辛,微寒,辛能走外解肌,寒能泄内清热,质动气行,具有两善内外之功能,既解肌发汗,又能清热止汗,还可缓脾益气。孔伯华先师的精确卓见与父辈临床实践得效相结合,应用石膏治疗杂病,总结如下:

上焦壅热:喉痛咽干,咳吐黄痰,甚则胸中热,痰中带血,常用石膏配九节菖蒲、远志加局方至宝丹。中焦蕴热:消谷善饥,形体反瘦,身感燥热,治用石膏辛凉清热配青麟丸,若热与湿互结,常配黄连、黄芩以苦寒燥湿或通草、滑石以淡渗利湿。下焦热结:小便不利,涩痛或阴茎阴囊肿痛,用石膏以清热,佐滑石、通草、泽泻以利湿。

急热惊风:小儿浑身壮热,四肢抽搐,天吊项强,尿少色黄,用生石膏加薄荷、勾藤、蜈蚣,配局方至宝丹。

虚热证:阳证之虚,血枯火炽,有内热症状者,常用石膏,待病退八九再以滋阴之品清其热,倘若阴证之虚而受于寒者,不中与也。

肺热:肺经气热,咳嗽痰胶,治以石膏佐少量麻黄、桑叶、杏仁、薄荷、桔梗。

胃热:口渴口臭,噫气糟杂,小便黄赤,大便秘结,用石膏清胃热,每佐麦冬、知母。

肝热:头晕面赤,目赤口苦,治以石膏清热,常配生地、元参、生牡蛎;有肝风内动者加羚羊角。

心热灼热：素有郁热，脏腑壅滞，心神烦乱，气血不和，用石膏配生地、竹叶、牛黄清心丸。

热极深陷：凡热病脉沉有力，用石膏加人参，既补气以托邪，又清热以存阴。

阳胜似阴：症见四肢乍冷乍热，自觉四肢躯体背沉痛，脉细极虚，舌红苔裂，口臭，干渴畏热，小便黄赤涩少，属阳极似阴，用石膏配人参、竹叶、麦冬，得汗而解。

阳证胫痛：经常胫冷，两臂不寒，脉沉，口渴，小便不利，用石膏配苏合香丸，若背皆寒厥，属下厥上行，不在此例。

中风痰：痰壅气闭，欲吐不出，欲便不得，胸腹满痛，烦躁不安，口烦渴引饮，用石膏配苏合香丸。

中暑：汗出身热，口渴，头晕昏沉，烦而喘渴，《内经》"阳之动，始于温，胜于暑"，是热厥，用石膏配紫雪丹。

骨蒸：表里皆热，邪在脏腑，热从骨出，常治以石膏，以身凉为度，即予滋阴之品以清其余热。

消渴：多饮多尿，尿甜味，具有阴虚火旺，脏腑燥热者，常用白虎加人参汤或石膏配山药。

胃病：胃酸过多，慢性胃肠炎，口渴小便赤浊，脉弦数或滑数，常用石膏以清胃火。

黄疸：脉沉有力，便结尿赤，常用石膏配山栀皮、川柏；身热加茵陈。

水肿：一身悉肿，面部胖大，小便不利，脉浮数，用石膏配滑石加少量麻黄。急性肾炎见上症者亦可用。

呕吐：水米无存，心中热，口干渴，二便不通，脉洪实而数，用石膏清热以滋胃津；配代赭石、旋覆花降逆止吐；紫雪丹清热以通大便。

痢疾：下重腹痛，浑身发热，呕逆，渴欲饮水，小便黄赤，脉洪长有力，用石膏配党参、白芍。

赤眼（眼球充血）：头痛，眉棱骨痛，常用石膏配黄连，大便干者加清心丸。

头痛、牙痛：凡由胃火引起者，口舌干渴，常用石膏有效，牙痛久不愈者，用石膏1两、细辛1.5g煎服，有很好效果。

口舌生疮：口舌糜烂久不愈或妇女每逢经期发生口舌糜烂，常用石膏配鲜茅根有良效。

吐血：凡属血随火升，脉浮而洪或弦紧，则以治火为先，常用石膏；脉细小，手足冷者另当别论。

大头瘟：头面肿大疼痛，眼肿不能开，甚至起泡含水，心中烦热，脉洪滑，用石膏配元参、地丁、蚤休、羚羊、大青叶、板蓝根。

麻疹：一见则无，疹点暗褐，鼻翼煽动，喘息抬肩，用石膏配羚羊角、净连翘、蝉衣、薄荷、鲜苇根煎汤代水。外用苎麻沾黄酒搓前后心，盖被出汗使疹透出而愈。

伤食：呕吐泄泻，嗳腐吞酸，尿少赤黄，腹中绞痛，此乃伤食胃热，用石膏配周氏回生丹。

喘咳：历年咳喘，痰多黏稠，脉滑有力，尿赤便干，咽干舌燥，喘息抬肩，常用石膏配少量麻黄佐海浮石、黛蛤粉、紫菀。

瘟疹喉痧（现代医学之猩红热）：疹起周身，色红成片，咽喉疼痛，治用石膏配极少麻黄、鲜茅根、连翘；大便秘结加紫雪。

尿崩症：狂渴猛饮，尿多尿频，用大量石膏、麦冬、天花粉煎汤代水。

胎前下痢：妊娠下痢，赤多白少，腹痛，心中烦热，舌苔白黄，用石膏重加白芍。

恶露过多：产后两周应无血色，若还出血色红，为恶露过多，心中烦热，口渴思饮，脉来洪滑，证属血热妄行，用石膏配人参、地榆。一般认为产后忌寒，但主要应看病情需要，有病则当治之。

疟疾：疟发头痛，体若燔炭，间歇时亦常心中发热，用石膏配柴胡、常山（酒炒，否则服之易吐）。

风湿病：身热恶风，自汗，浑身窜痛，舌苔薄腻，脉濡数，用石膏配防己、秦艽、地龙、丝瓜络。

腹热、腹痛：久病历年，久治不愈，常伴眩晕，头痛，大便干燥，小溲黄色，舌红苔干，脉洪长有力，属腑气化热，阻闭奇经，用石膏配白芍、川楝子、没药、乳香，一剂痛大减，略为增减，数剂病愈。

胸胁痛：胸痛连胁，身热心烦，脉洪滑，苔黄，用石膏加连翘、牛蒡子或加丹参、川楝子。

湿热阴痿：体丰气盛，阳盛阴亏，反服温补，出现阴痿，阳升而阴不降，用生石膏清热降逆，配清润药开胃消痰。

脑漏：鼻中时流浊涕，味秽臭，心热神昏，经常眩晕，便干，六脉浮弦有力，属肝肺风热，蕴积清窍（即鼻窦蓄脓），用石膏加忍冬花、连翘、辛夷、龙胆草。

精神失常：目红如火，疾声妄语，大笑高歌，口渴能饮，昼夜不眠，用石膏配九节菖蒲根、小川连。

按："寒水石"又称"凝水石"，近代药材分为红石膏、方解石两种，前者应用于北方，后者应用于南方，性味咸、寒，辛，清血降火，利窍消肿，用治时行热病，积热烦渴，吐泻水肿，但阴虚火旺、咳吐血、多痰、骨蒸者不宜服用。在北方，其临床应用较石膏"妇人产乳均可用之"的功效相去有别，故现医人都失用之。

二、对药的应用

孔先师临床还善用对药，疗效甚佳。如：

1. 鲜芦根、鲜茅根

鲜芦根能清肺胃热，生津透表；鲜茅根有清热利小便，凉血止血作用。外感时邪，温热斑疹，表里俱盛情况下同用，其功效既清表邪，又清里热；既清肺胃气分，又可凉营泻热，令热从小便出，使邪有出路。同时可配伍辛温表散药如芥穗，可减上二味辛温发散过汗之弊，发挥其退热达表作用，甘寒生津护阴而不恋邪。

2. 生石膏、薄荷

生石膏清热泻火，除烦止渴，清肺胃气分，解肌热；薄荷辛凉疏散风热，清利头目，疏卫分表热。两味合用表里、卫气、风热同清，并可互相协调制约。薄荷凉中有散，可协调石膏之呆板凉泻；而石膏又可制约薄荷之辛散，两者有清通灵活之妙用。

3. 蒲公英、紫花地丁

两者皆具有清热解毒、消肿散结作用，而蒲公英长于散气滞，化毒热，行气消肿；紫花地丁长于清血热化壅滞，凉血行瘀。二者在清热解毒之中行气化瘀，而消肿散结，除痈肿疮疖、皮疹湿毒、痔疮等证，且可治疗温毒发斑、疹色紫赤、口腔溃疡、齿肿舌烂等毒热过盛之里证，适于急性热性病。现代医学认为二药具有较强的消炎抗菌作用。

4. 板蓝根、僵蚕

板蓝根能清热解毒，凉血利咽；僵蚕可祛风解痉，化痰散结。此两味配伍既清热解毒，又能利咽散结，一清一散，治一切咽喉热证。大凡温毒发颐、大头瘟等急性热性疾病，皆可应用。

　　板蓝根与僵蚕的配伍应用，虽非为偶方，但其选自古方"普济消毒饮"。此方首见《东垣十书》，后经吴鞠通在《温病条辨》中予以加减。原方14味，减陈皮而加荆芥穗、金银花、芦根，并按病情，去方中柴胡、升麻以防过升而易引毒热上壅，及病初起减黄芩、黄连，恐初期寒凉易致遏伏郁热，而肿毒不消。

撰写人：宋文芳

痛风谈

痛风属于传统中医"痹证"的范畴，顾名思义痹证就是闭塞不通的意思，最早记载痹证的《素问·痹论》中讲："风寒湿三气杂至，合而为痹。"这是学习中医最熟悉的一句话，简单明了地说明了痹证的病因。华佗《中藏经·论痹》中提到："痹者闭也，五脏六腑感于邪气，乱于真气，闭而不仁，故曰痹也。"《三因极一病证方论·痹叙论》中："夫风寒湿三气杂至，合而为痹，虽曰合痹，其用个殊，风胜为行痹，寒胜为痛痹，湿胜为着痹，三气袭人经络，入于经脉，皮肉，肌肤，不已则入五脏……大抵痹之为病，多痛则寒，风多则行，湿多则着，在骨则重而不举，在脉则血凝不流，在筋则屈而不伸，在肉则不仁，在皮则寒，逢寒则急，逢热则纵。"这里所列举的是痹证的临床表现，就是因感受了六淫中风寒湿的外邪，使得经络气血闭阻，引起肌肉，筋骨，关节等酸痛，麻木，重着曲伸不利，甚或关节肿大，灼热等。痹证根据病邪的偏胜和症状特点分为行痹、痛痹、着痹、热痹。

行痹，以风邪为胜，风性善行数变，因此临床表现多以关节酸痛，游走不定为特点。

痛痹，多为寒邪所侵，寒凝痹冷，故以关节疼痛剧烈，痛处不移为特点。

着痹，以湿邪为重，湿性黏腻重着，故以肢体关节痛重肿胀为特点。

除此之外还有热痹，多指痛风的急性发作期，病因是平素饮食不节，高粱厚味造成素体阳盛，加之被风寒湿邪所侵袭，郁邪日久化热，邪热侵犯肢体关节，临床特征主要是关节红肿热痛，痛不能卧，痛不能行，符合现在西医所指"高尿酸血症"。血中尿酸升高，是因为病人吃了含有高嘌呤的食物，在身体新陈代谢中发生紊乱，尿酸的合成增加或排出减少造成代谢障碍，血中尿酸浓度过高时尿酸以钠盐的形式沉积在关节、软骨或肾脏中，引起组织异物炎性反应而产生痛风。本病多发于中年以上男性，早期发病急性期多以关节红肿热痛为主，日久以风寒湿浊留注而致关节肿痛为主，下面列举两则临床病例与大家共同探讨。

◇ **病例一**

杨某某，男，41岁。

初诊：2009年6月4日

当时症状双下肢肿胀，舌质红，苔淡黄厚腻，脉弦滞大软，西医检查显示尿酸高，血脂高，肾结石，尿酸526umd/L。

方药：生石决明 20g　　夏枯草 10g　　忍冬花藤各 15g　　蒲公英 10g
　　　黄柏 10g　　　　防己 10g　　　豨莶草 10g　　　　白藓皮 10g
　　　地肤子 10g　　　地龙 10g　　　丹皮 10g　　　　　赤芍 10g
　　　苏木 12g　　　　木瓜 20g　　　生山楂 10g　　　　生鸡内金 10g
　　　元胡 15g　　　　汉三七粉 3g（分冲）

14剂，水煎服

方解：生石决明平肝潜阳，夏枯草、忍冬花藤、蒲公英、黄柏清热解毒、消肿散结，防己、豨莶草清湿热祛风邪，白藓皮、地肤子清肝祛湿热、行皮水、利尿，地龙清热止痛消肿，丹皮、赤芍、苏木行血化瘀、通络舒筋，木瓜舒筋活络祛湿，生山楂、生鸡内金消积行血祛油脂，元胡、汉三七粉化瘀消肿止痛。

二诊：2009年6月18日

服前方两周后，痛已减轻，关节肿也渐消，来诊前一天有吃错食物，（如喝热汤等）复见脚红肿热痛，上腭肿痛，舌质红，苔白厚腻，脉弦细，证属：肺胃蕴热，风从火势，灼伤阴分，兼之内蕴湿着，起病急骤，当属痛风活动期急性发作，治疗应清热解毒，化湿通络。

方药：芦茅根各 30g　　野菊花 10g　　板蓝根 10g　　忍冬花藤各 15g
　　　连翘 15g　　　　黄柏 10g　　　金钱草 10g　　蒲公英 10g
　　　白藓皮 15g　　　地肤子 30g　　防己 10g　　　地龙 10g
　　　苏木 15g　　　　泽兰叶 10g　　生山楂 10g　　元胡 15g
　　　汉三七粉 3g（分冲）

14剂，水煎服

方解：芦茅根清半表半里之邪，宋老经常讲这两味药，一个走气，一个走血，起到气血两清的功效。野菊花、板蓝根、忍冬花藤、连翘、黄柏、金钱草、蒲公英清热解毒，消肿疏邪。白藓皮、地肤子、防己清热利湿，消肿散浊。地龙、苏木、泽兰叶、生山楂化瘀消积，通络祛湿，仍用元胡行气止痛，在清热解毒药中行气，可使凉药不致呆滞，又可止痛。汉三七粉行血化瘀，消肿止痛。

三诊：2009年7月12日

服药后关节红肿，只一次，第二天即消，上腭红肿也已消除，但皮肤仍呈粉红色，痛势已见缓解，局部用指压仍痛，大便软，日行两次，小便黄，舌质红，舌根苔白厚腻，脉沉细，左脉弦兼洪，此为热势见缓，风湿仍滞留经络，继予行湿化瘀止痛之品，清热解毒药略减。

方药：上方减蒲公英，加片姜黄10g，以期达到破血行气，通络止痛之功效，水煎14付既服。

四诊：2009年8月1日

服上药后，脚肿痛已消，患者出现腹胀，便溏，身倦乏力，小便黄，早上起身手指肿胀感，舌苔淡黄厚腻，脉弦滞，不流畅，重按无力，查血尿素氮3.44mmol/L，肌肝67.8umol/L，丙氨酸转氨酶117.6u/L，谷草转氨酶78.4u/L，证属痛风急性期热象已退，风湿黏腻内蕴。

治则：清利湿热，祛风通络为主。

方药：茵陈 30g　　金钱草 30g　　海金沙 10g　　川草薢 10g
　　　杏仁 10g　　防己 10g　　　冬瓜皮子各 20g　黄柏 10g
　　　败酱草 30g　生薏米 30g　　泽兰叶 15g　　晚蚕砂 10g
　　　白蔻仁 10g　生内金 10g　　生山楂 10g　　丝瓜络 10g
　　　大腹皮 10g　焦槟榔 10g　　汉三七粉 3g (分冲)

21剂，水煎服

方解：茵陈、川草薢、泽兰叶芳香化湿，疏热行血。宋老经常提示我们，泽兰叶为可在血中行水，利水药中加用泽兰，起到行水化瘀的功效。冬瓜皮、子，杏仁，防己，生薏米清湿毒，利水消肿通络。丝瓜络、大腹皮、焦槟榔消胀除湿，下气宽中。生内金、生山楂仍以消积行血祛脂为用，清除体内"垃圾"。金钱草、海金沙、败酱草、黄柏、晚蚕砂清热解毒。白蔻仁芳香行气。汉三七粉化瘀消肿止痛。患者服药后至今，未曾复发痛风，疗效尚好。

◇病例二

佟某某，男，38岁。

2013年12月15日患者突然出现左脚疼痛，痛处无明显红肿，舌质红，苔淡黄厚腻或时干，脉沉滞，重按中空，查血沉44mm/h，抗链"O"阳性，C反应蛋白呈阳性，证属湿浊内蕴，经络失和。

方药：生黄芪 30g　桂枝 3g　防风 10g　防己 10g
　　　伸筋草 15g　桑枝 10g　木瓜 20g　威灵仙 10g
　　　鸡血藤 20g　忍冬藤 20g　络石藤 10g　海桐皮 10g
　　　地龙 10g　丝瓜络 10g　川牛膝 10g　元胡 10g
　　　五加皮 10g

14剂，水煎服

方解：生黄芪益气护卫，走而不守，宋老讲生芪补气走而不守，炙黄芪补气守而不走，一般中气不足要补中益气者用炙芪，本病因为风寒湿浊留注关节，气血不通，用药特点应以通行为要点，因此用生芪在此最为紧要。桂枝通阳气，配合生芪可温通经络，固守营卫，祛寒散湿邪。防风、防己疏风燥湿除湿。伸筋草、桑枝、丝瓜络、地龙通络清热消肿，止痉祛痛。鸡血藤、忍冬藤、络石藤、海桐皮、威灵仙这些藤药以藤走肢体，意在通达经络，活血疏风。元胡行气化瘀止痛。木瓜养血柔筋，疗下肢萎软最佳。川牛膝补肝肾强筋骨，逐瘀通络，引血下行。五加皮祛风湿壮筋骨。

二诊：2013年12月29日

患者药后疼痛明显缓解，食纳尚可，小便混浊，脉弦尺滑，重按无力。

方药：上方加晚蚕砂 15g 祛风湿止痹痛；川萆薢 10g 清热分清，利浊祛湿，水煎14剂。

三诊：2014年1月12日

患者服药后关节疼痛缓解，舌质偏红，苔白而干，舌下金津、玉液发黑，这说明体内经络气血仍停滞不通，脉仍重按无力，血沉已下降为8 mm/h，尿酸529.2umol/L。

方药：原方加用白通草 3g 清热利水通气；生薏米 20g 利水健脾除湿，水煎14剂。

四诊：2014年2月16日

观察药后患者关节肿痛已经全消，大便偏干，舌边齿痕，舌质红，苔稍腻，脉弦细，重按无力。

方药：生黄芪 30g　　桂枝 5g　　　防风 10g　　防己 10g
　　　桑枝 10g　　　木瓜 20g　　　地龙 20g　　威灵仙 10g
　　　络石藤 10g　　鸡血藤 10g　　忍冬藤 20g　　海桐皮 10g
　　　丝瓜络 10g　　晚蚕砂 10g　　川牛膝 10g　　川萆薢 10g
　　　生薏米 20g　　郁李仁 10g

将白通草改为郁李仁，加强润肠通便、泻热之力，水煎服21剂，患者痊愈。

小结：痛风病名的首次提出者是元代朱丹溪，其在《格致余论》中云："痛风者，大率因血受热已自沸腾，其后或涉水，或立湿地……寒凉外搏，热血得寒，寒浊凝滞所以作痛，夜则痛甚，行于阳也。"《内经》中云："炅气相薄，则脉满而痛，此热痹之所由生也。"炅，天上的热气，指自然界中六淫中风寒湿之气；气，指人体中产生的热气，源自膏粱厚味。病例一中，患者长期嗜食油腻厚味及饮酒，致使脾失健运，胃失和降，水湿运化障碍，日久化热，而成湿热毒邪蕴于体内，湿性黏滞，留注于四肢、关节、筋脉、肌肉、脏腑，故而内有肾结石，外发双脚红热肿痛。《温病条辨·中焦》中说："寒痹势重而治反易，热痹势缓而治反难，实者单病躯壳易治，虚者兼病脏腑夹痰饮腹满等证则难治矣。"意思是说寒痹来势虽然凝重，实则只是病了身体躯壳，用药只是治寒以热，治实以攻就可以了，治疗相对容易。但热痹看似仅为关节红肿热痛，但兼病脏腑，夹杂痰饮、水湿、浊气杂证导致气血经络的流畅被病邪阻滞，出现不通则痛，不行则瘀而肿，因此在治疗中的总原则为急性发病期以清热祛毒为主，助以消肿散结、活血化瘀，辅以利尿除湿、疏风通络。病例二中，患者以疼痛为主，红肿并不明显，证属湿浊内蕴，经络失和，此为患者身体素来脾虚，加之饮食不节，更致脾胃升清降浊功能失司，水湿运化受阻，湿邪停滞体内，留注四肢关节，痹阻经脉，后天肾精亏虚，肾气亦不固，蒸腾气化功能减弱，致使湿浊加重并现水肿重、痛也重。治疗以除湿祛风为主，加用五加皮起到强壮筋骨的功用。

痛风的禁忌：首先，要患者减少摄入含有高嘌呤类的食物，如鱼虾、肉等，有病人说："我没吃肉只是喝汤"，岂知高汤中含的嘌呤物质更高，另外素食中豆类、香菇类、银耳、竹笋都含有较高的嘌呤物质。此外，临床还发现不良生活习惯、压力大、熬夜，加之饮食不节更容易发生痛风，痛风病人得尿路结石、输尿管结石及膀胱结石的概率为正常人的很多倍。要嘱咐病人充分饮水来稀释血中尿酸的浓度，控制饮食，可以长期用薏苡仁 50g、赤小豆 100g 煮汤代饮水服用，并配合运动及按摩痛点，这些对痛风患者都是非常有帮助的。

　　以上两则典型痛风病例，运用了宋老平素教与的辨证治疗及用药的方法，并取得了良好的疗效，其实跟随宋老抄方学习过的学生都应该很熟悉前面所应用的处方用药，病例一所用的处方原型基本上是宋老的"清肺汤"，大凡临床治疗中需要清热解毒的病种，都可辨证加减用之，比如在临床上我用此方治蚊症，又称"骨痛热病"，我国大陆和台湾地区称为"登革热"，西医在对登革热病毒的治疗方法上非常匮乏，但运用宋老清热解毒的方法治疗登革热病疗效非常显著。病例二的处方也是宋老用治痹证通阳益气除湿的方子，临床加减应用治疗骨关节退化病及腰椎间盘突出，类风湿等疾病效果也很突出，因此宋老为我们发扬运用中医治疗临床疾病，奠定了良好的基础，使我们受益终身，能够造福广大病黎。在此我们要郑重地感谢宋老为发扬光大中医事业所作出的杰出贡献。

撰写人：宋文芳

宋祚民治病小故事三则

20世纪40年代，宋祚民老师毕业于北平国医学院，追随他的老师孔伯华先生学习数年，深得孔老真传。宋老一直惦记着儿科的发展与中医的继承工作，他是一个孜孜不倦、追求事业、温文尔雅、敦厚慈祥、待人热情、从不计较个人得失的老人。

今将宋老治病的小故事记述如下。

"一针"救一命

1962年，宋祚民应邀去天坛医院会诊，患者是一名刚满6岁的吴姓女孩。家长述清晨5点左右发现孩子突然昏迷，接着出现喷射性呕吐，双目紧闭，嘴唇青紫，8时许送到医院。患者在路上已停止了呼吸，急救室赶忙进行抢救，11时左右患儿浑身皮肤发青，脉搏基本停止跳动。经脊髓化验确诊为乙型脑炎并脑疝。当时医院把凡能使用的抢救手段全都用上了，仍未能使患儿脱险。家长见状，痛哭失声，医生对此也叹无良策。

宋祚民查看病情之后，觉得患者似乎还有抢救过来的可能。中医认为，"多病无元身，久病无元气"，元气乃生命之本。这个小患者既非"多病"又非"久病"，加上童稚之年"生机盎然"，元气未失便有可能促其生机。目前的状况只是脑功能障碍所致。中医学上称脑为"髓海"，脑对全身神经系统有主导作用。这位小患者的呼吸停止与昏迷，都是"髓海"功能失灵所致，要想使之复苏必须直接作用其髓海。给药已无可能，针刺或可收到立竿见影之效。宋祚民想起人体后面主管心动和呼吸的中枢穴位"脑户穴"，此穴是督脉上的一个穴位，在后脑、后发际正中直上2.5寸，历来被医家视为禁区，不可擅动，如果必须针刺则只能平刺0.5～0.8寸。但是眼下患者已停止呼吸数小时，不能安常守故了，应具体情况具体对待。于是宋祚民在征得家长同意后，大胆地从患儿脑户穴下进针，针深至1寸时，患儿突然深呼吸了一下，接着又捻针连续刺激。行针1分钟后患儿呼吸了两次，继续捻针，并上下反复刺激，患儿呼吸逐渐恢复，1分钟由2次增加到4次、6次……心动也开始加强加快，1分钟由1次增加到5次、10次，直到正常。此时，小女孩神志虽略有清醒，但双眼仍然微闭，基本处于昏迷状态。

宋祚民接着采用中药治疗，方中有九节菖蒲、川郁金、藿香、佩兰等10余味中药，还加用了局方至宝丹给患儿灌服，以后又不断调整剂量，患儿终于由昏迷转为清醒，后来病愈出院未留任何后遗症。第二年上学念书，其智力与一般儿童无异。家长对此感叹不已，特意给宋老送来一面锦旗，以表示感谢。

"不输液也治病"

20世纪60年代，宋老作为第一、二届西学中班的老师，在北京中医医院门诊带领学员进行临床实习，在带教时遇到这样一个病例。

当时正逢夏季，患腹泻的小儿较多。有一个5岁男孩由其父亲用双手托抱着匆匆忙忙地进入诊室并到宋老诊桌前说："大夫，您赶紧给看看吧，这孩子已经不行了！拉了3天稀，不吃不喝已经5天了，总是昏睡。"宋老当即查看患儿，见其脑袋向后下耷拉着，两腿弯着向下垂，大腿内侧肌肉松弛，面色发黄，双眼紧闭，神志不清，两太阳穴塌陷，四肢发凉，腹如舟状，严重脱水，病情较为危重。当时祝寿河（北京友谊医院院长，作为西学中班学员正在参与实习）在一旁，见宋祚民老师要给患儿开药方，就很着急地说："老师，是不是应该赶紧给他输液？他电解质已经紊乱了，十分危险！"宋祚民又看了看患儿，说："服用中药完全可以解决，就用我常用的止泻散。"并让患儿家长赶紧去取药，嘱其回家服中药后，只需给患儿多喝白米汤，不要进食别的食物。白米汤既当食物又当饮水来补充营养和体液。如经24小时后大便不泻稀水，形成稀稠样便，尿见多了，就可以徐徐加米粥吃，暂不能吃荤腥鱼肉之物。这样可以生发胃气，生津养液，分清泌浊，让消化功能健运，使体液得以恢复。

3天后复诊，患儿随其家长走入诊室，经诊查其腹泻已止，小便较前增多并能吃米粥及面片汤了。祝寿河院长见之十分惊讶，连连叹服说：怎么没给输液就好得这么快啊！患儿走后他立即用手掀起裤腿让宋老看，并说：老师，这病您能治吗？宋老一看他腿胫外侧有一条长约2寸的紫红色瘢痕，凸起于皮肤表面。于是说能治，当即给他开了5支赵炳南创制的"黑色拔膏棍"，让他把药棍烤软后贴于瘢痕上，一天换一次药。结果他连续贴用了3支拔膏棍后腿上的瘢痕就变平了。他非常高兴，从此对中医学产生了极大的兴趣，也加深了对中医的认识。

祝寿河是研究肾病微循环的专家，他问宋老什么中药可以降血脂并促进微循环的改善，宋老说生山楂可以化瘀滞、降血脂，让血液循行流动通畅。他使用后效果非常好，后来他在做学术报告时，特别提出中药生山楂可以起到促进微循环改善的作用。

哭啼一片，一剂而安

1961年，北京儿童医院初建中医科，当时宋老正在北京中医学校任教，他带领本校西医学习中医班的学员到这实习。

是时正遇到一个2岁小孩因腹泻住院，其入院后昼夜啼哭，尤其到夜晚哭得更加厉害，她一哭使全病室内其他床的患儿都不能入睡，并且哭成一片，甚至影响到其他病室患儿的休息，医生给她使用鲁米那，开始给小剂量0.01g即能入睡，后来用药后亦哭闹不睡，于是逐渐增加至0.03g，最后加到成人量0.06g后，患儿也只能闭目片刻，之后仍啼嚎不止，影响其他患儿睡眠。医院的医护人员十分着急，护士长对此十分苦恼，但又束手无策。

她们听说有中医学校老师在此带教，于是就请宋老看看能否运用中药的方法为其治疗。宋老见患儿消瘦、精神萎靡、烦啼不眠、干嚎无泪、口干唇裂、舌质鲜红少津，尿黄量少，指纹淡红，脉细且数，认为是久泻津液耗伤，故出现虚烦不寐。宋老认为此病属少阴病，得之二三日以上，心中烦不得卧，应给黄连阿胶汤治疗。于是让学生写方：黄连两钱，黄芩两钱，芍药两钱，鸡子黄二枚，阿胶三钱，一剂，水煎，嘱予患儿徐徐服之。

第二天早晨，宋老去查房将走入病房时，护士长见他来了，神色焦急地说："您赶快去看看服药的那个患儿，是不是中毒了？怎么昏迷不醒，叫她也不应，摇她都不醒！"宋老急忙到患儿床前查看，听其呼吸平稳，脉已不数，入睡正酣。宋老告诉护士长：不必惊慌，此为"心阴得养，心神得安"之佳象。因其阴液已耗，心神失守，干嚎不眠，煎熬时久，故出此象。并告知护士长不必打扰她，等她休息过后给予稀粥调养胃气即可。该患儿睡醒后，即要求吃食物，食粥后精神安静未再啼哭，愈后出院。此病例由该西学中班的高益民将其写成文章发表于某医学刊物上了。

宋老如今年迈且患有高血压、冠心病、前列腺肥大等多种疾病，其幼年曾患骨结核致左膝关节强直、融合、不能弯曲，行走十分不便，2006年，宋老突患肾结石，尿血、腰痛，十分严重，但宋老一直坚持出门诊到 85 岁，才将门诊次数减下来。他说："我年纪大了，要在有生之年为弘扬祖国医学，尽自己最大的力量为患者解除痛苦。"

正可谓：宋老为中医呕心沥血，患者享服务病去痛除。

撰写人：李建

宋祚民治疗肾病综合征的经验

宋老不但在诊疗儿科疑难杂症上取得了独特疗效，有些成人患者也前来就诊求治。这些患者多数是久治未愈或住院的疑难病人，多经老师精心辨治而愈。宋老解决了一些临床上难以解决的问题，深受同仁和患者们推崇和爱戴。下面给大家介绍宋祚民老师治疗数十例"肾病综合征"中的范例之一。

患者李某，男，61岁，2014年4月13日就诊。患者为退休职工，双下肢水肿，按之凹陷，夜尿2～3次，纳谷欠，乏力，腰酸痛，睡眠尚可，心烦不安，大便溏，日行2～3次，舌质红，苔淡黄厚腻，脉弦滑尺沉弱。

尿化验潜血+++，蛋白+++；血生化：总胆固醇12.17mmol/L，甘油三酯2.55mmol/L，肌酐91.7mmol/L，尿素氮4.22mmol/L，血压168/84mmHg。

西医诊断为肾病综合征，中医诊断为水肿。

辨证：为脾湿不运，三焦失利，水湿泛滥所致。治以健脾益肾，利湿化浊，活血凉血。处方：白茅根30g，萹蓄15g，瞿麦15g，生侧柏10g，仙鹤草30g，地肤子15g，车前草12g，车前子12g，猪苓12g，土茯苓20g，丝瓜络10g，生薏米20g，败酱草20g，茯苓20g，冬瓜子20g，石苇10g，怀牛膝10g，川椒目3g，水煎服。

二诊：2014年5月11日

患者药后，症状改善，双下肢水肿减轻，大便日行1～2次，舌质红，苔白略厚，脉弦滑。病见转机，继前法加强益气健脾、利湿化浊之功。

处方：白茅根30g，萹蓄15g，瞿麦15g，生侧柏10g，仙鹤草40g，地肤子20g，车前草15g，车前子15g，猪苓10g，土茯苓20g，丝瓜络10g，败酱草20g，茯苓20g，生薏米40g，芡实15g，石苇10g，玉米须30g，草薢10g，水煎服。

三诊：2014年5月25日

患者药后，双下肢轻度水肿，按之凹轻，乏力除，纳增，腰酸痛除，大便软成形，日行1～2次，血压平稳，脉弦滑。化验尿潜血++，蛋白+++。继在原方的基础上增加活血止血之功。

处方：白茅根30g，萹蓄15g，瞿麦15g，生侧柏10g，仙鹤草50g，冬瓜子10g，车前子15g，车前草15g，猪苓10g，土茯苓20g，丝瓜络10g，败酱草20g，茯苓 20g，生薏米 50g，芡实 20g，玉米须 30g，川草薢 10g，三七粉 3g（冲服），石苇 10g，川牛膝 10g，白通草 3g，水煎服。

四诊：2014 年 6 月 22 日

患者双下肢水肿消，按之无凹，血压平稳，体重由原来 127 市斤减至 120 市斤。舌质暗红，苔根白厚腻，脉弦滑，尺弱。化验尿，潜血+，蛋白+++。进一步观察疗效。处方：白茅根 30g，萹蓄 15g，瞿麦 20g，侧柏炭 10g，仙鹤草 80g，冬瓜子 10g，车前子 15g，茯苓 20g，土茯苓 20g，生薏米 20g，败酱草 20g，丝瓜络 10g，生黄芪 80g，芡实 30g，血余炭 10g，地骨皮 10g，白通草 3g，川牛膝 10g，玉米须 30g，盐知母 10g，石苇 10g，盐黄柏 10g，三七粉 3g（冲服）。水煎服。

五诊：2014 年 8 月 17 日

患者无特殊不适，纳可，眠好，活动无明显不适，舌质淡红，苔白略厚，脉弦弱。尿化验，潜血阴性，蛋白+。遵前人效不更方的原则，继服原方巩固疗效。于 2014 年 9 月 14 日复诊，患者诸症消失。尿化验常规正常，血生化：胆固醇 6.26mmol/L，甘油三酯 2.82mmol/L，肌酐 70.0mmol/L，尿素氮 8.20mmol/L。已复康健，予以调理脾胃兼清余邪而收功，进一步增强脾胃功能。胃为水谷之海，脾为生化之源，增强自身免疫力，防止外邪内侵。处方：藿香 10g，佛手 10g，竹茹 10g，乌梅 10g，砂仁 10g，苏梗 10g，鸡内金 10g，天花粉 10g，焦三仙 30g，茯苓 15g，何首乌 10g，陈皮 10g，双花 10g，菊花 10g。水煎服。

小结：肾病综合征临床以"三高一低"为主症，但其临床症状主要是高度浮肿，中医称之为"水肿症"，属中医水肿虚损范畴，三焦水逆，肾阳久衰，阳损及阴，阴阳两虚，水湿泛滥。如《诸病源候论》说："水病者，由肾脾具虚故也，肾虚不能盈通水气，脾虚又不能制水，故水气盈溢，渗液皮肤，流通四肢，所以通身肿也。"又如《医宗必读》所云："诸湿肿满皆属于脾……其本在肾，其末在肺，皆聚水也……肾者，胃之关也，关门不利，故聚水而从其类也。可见诸经虽皆有肿胀，无不由于脾、肺、肾者，盖脾土主运行，肺金主气化，肾水主五液。凡五气所化之液，悉属于肾，五液所行之气，悉属于肺，转输二脏，以制水生金者，悉属于脾，故肿胀不外此三经也。"因其病因病机以脾肾两虚为主，脾肾虚则不能制水，故此治疗自当健脾益肾，利湿化浊，活血凉血。正如方中所用：芡实健脾敛肾固精，生薏米健脾化湿浊，白茅根清热凉血利尿（鲜药尤甚），萹蓄、瞿麦清湿热、凉血止血，侧柏炭凉血止血，车前子、车前草治淋浊带下，血余炭消肿散瘀止血清淋浊，盐知柏清下焦湿热，三七粉既止血又化瘀，土茯苓健脾化湿去浊，生黄芪益气不敛邪，猪苓利水渗湿，地骨皮清热凉血，白通草泻火行水、通利血脉、淋浊水肿，川牛膝引经下行、治血淋病，玉米须利尿降压降糖，冬瓜子清热利湿，茯苓健脾渗湿，丝瓜络通经活络，败酱草清热解毒，石苇凉血止淋（量不宜多，亦不可久用）。

故药到尿增，肿减，再服则肿消，化验正常，最后以调理脾胃清余邪收功。

水肿一病应注意饮食禁忌。元代危亦林《世医得效方》指出："凡水肿惟忌盐，虽毫末许不得入口，若无以为味，即水肿病去后，宜以酢少许，调和饮食。"根据现代对水肿病的研究，危亦林的看法是十分正确的，但不可绝对忌盐，应限制盐的摄入量，并添加含蛋白质丰富的饮食。

撰写人：杨景海

静脉曲张的中药治疗

下肢静脉曲张系指下肢浅静脉血液回流障碍所致的一种病症，多发于持久从事站立工作或体力劳动者。如炊事员、售货员、教师、搬运工、军人及女性生育多胎者发病率较高。

本病早期少有症状，少数人在走路后会产生下肢酸胀。后期可因静脉瘀血而引起局部皮肤营养性变化，色素沉着，小腿上出现不少弯曲的青筋凸于皮肤表面，形似一条条"蚯蚓"蜷曲在患者的小腿上。一般大隐静脉曲张，肢体外形改变主要是蜿蜒、扩张而弯曲的静脉，大都出现于小腿的前内侧和后面。小隐静脉受累时，曲张的静脉往往分布于小腿的后面、下部，延伸至踝部的外侧和足背。一部分患者虽无不适感觉，但影响美观，特别是女性因此不愿意穿裙子。大部分患者常感到下肢酸、胀、痛，尤其静息站立时明显，逐渐加重。有些患者能明确指出一个局部静脉曲张段上最明显。严重者在足踝部可形成溃疡，甚至经久不愈，俗称"老烂腿"，不仅会加重患者的痛苦，还严重影响工作和生活。

一、一般防治方法

适当卧床休息，抬高患肢，避免久站及远行。患者需要行走或站立工作时应穿弹性袜或弹性绷带，病情较轻者可选用短筒弹性袜，病情较重者可选用长筒弹性袜。这种方法只能暂时抑制病变的发展，适用于早期静脉曲张患者。若遇到反复发作静脉炎症、足踝溃疡、小腿肿痛，也就是严重的静脉曲张患者，应该到医院外科采用手术治疗。

二、中医病机分析及治疗

中医认为下肢静脉曲张是由湿热下注，瘀血凝滞脉络所致。多因担负重物，经久站立，妨碍局部气血运行，形成血瘀静脉，而呈现静脉怒张。应采用具有破血逐瘀、活血化瘀、通脉止痛功效的中药内服，促进肢体内部的气血运行。再用具有活血化瘀功效的膏药外敷，促进肢体局部瘀血吸收。这样内外合治，从而达到消除静脉曲张的目的。

具体方法：中成药可选用活血通脉胶囊、脉管炎片口服；汤药可选用经验方：桃仁10g，红花10g，川芎10g，当归10g，赤芍10g，丹参10g，水煎服，每日2次，每次150ml；同时应配合外治法，取云南白药适量，根据静脉曲张局部大小而定，加适量黄酒调制成糊状，敷在患处，敷药范围超过曲张静脉0.2～0.5cm，厚度为0.1cm，上面用薄塑料布覆盖保湿，再用绷带固定，每日换药1次，10天为一疗程。

按：笔者研究的中药内外合治下肢静脉曲张的方法，符合中医学理论，疗效确切，应用方便，无毒副作用。既可免去患者的手术之苦，又易于被患者接受，可以在家中操作。另外，本法对因静脉输液引起的静脉炎也有效。

下肢静脉曲张有家族遗传因素，因此，上辈人有静脉曲张病史的患者，大都在青春期后不久发病，因而在儿童和青年时期，应注重体育锻炼，以增强体质，防止静脉曲张的发生。

一般的静脉曲张患者平时应进一步改善劳动条件，减轻劳动强度，长期站立工作的人，最好经常穿弹力袜保护，坚持做工间操，或有意识地走动，至少要多做踝关节的伸屈活动，以促进下肢局部的血液循环，这样才能有效地预防静脉曲张的发生。

撰写人：叶明

月经杂症论治

一、原发性痛经

原发性痛经,也叫"功能性痛经",是指不存在生殖系统病变而发生的痛经。常常出现在女子月经初潮后的一段时期,见多见于未婚或已婚未孕的女子,生育后痛经会减轻或消失。

原发性痛经临床症状为:经前1～2天开始感到腰酸、小腹痛,痛得严重时可连及会阴、肛门。常伴有恶心、尿频、便秘或腹泻。腹痛可持续数小时或1～2天,当经血通畅后,疼痛会逐渐减轻。

中医认为本病的发病原因是经期或经期前后受到致病因素侵袭,导致冲任二脉气血运行不畅,胞宫血行瘀滞;或冲脉、任脉及胞宫失于温煦,由此引发痛经。其治疗原则以调和气血为主。

治疗方法:其中经前或经期小腹胀痛,月经量少色紫暗,有血块,血块排出后痛减,乳房作胀者,可以服用益母草颗粒、气滞胃痛颗粒治疗;经前或经期小腹冷痛,得热则舒,月经量少色暗有块者,可以服用艾附暖宫丸、温经丸治疗;经前或经期小腹隐隐作痛,喜温喜按,月经量少,色淡质稀,面色无华者,可以服用八珍益母丸、人参归脾丸治疗;经前或经期小腹隐痛,腰酸膝软,头晕乏力,月经量少,色淡质稀者,可以服用强肾片、河车大造丸治疗。还可用外敷法:取生附子、透骨草、丹参、小茴香、吴茱萸、花椒、木香、肉桂各10g,共研细末,加入冰片10g,拌匀,装入瓶中封好。用时取药粉10g,用白酒调成糊状,用酒精将肚脐部消毒后,将药敷上,纱布覆盖,胶布固定,3天更换1次。内服配合外敷效果极佳。

二、倒经

倒经,又称"代偿性月经"。是指妇女月经来潮的同时发生鼻出血,这种出血并不是子宫的血液倒流入鼻腔,而是一种周围性的子宫外出血。现代医学认为,鼻腔黏膜与女性生殖器官之间有着肯定的联系,某些哺乳动物的嗅觉神经与性中枢的联系密切。所以一些学者将鼻黏膜视为原始的性器官组成部分。中医则认为:"倒经一证，亦曰逆经，乃有升无降，倒行逆施，多由于阴虚于下，阳反上冲，非重剂抑降，无以复其下行为顺之常。"

对于代偿性月经的诊断不能滥用，要详细观察鼻出血与月经是否同时存在，是否仅有周期性鼻出血而无月经，应到耳鼻喉科做鼻腔正规检查后，确无病变才诊断本病。

临床上用中药引血下行治疗代偿性月经有明显的疗效。当鼻出血较多时，应先止血，可选用经验方：生地黄10g，当归10g，赤芍10g，牛膝15g。水煎服，每日2次。或用小蓟60g，灶心土24g，煎汤服下。待鼻出血止住后，于下次月经前一周，服用汤药7剂，经验方：黄芩10g，当归10g，香附10g，益母草10g，赤芍10g，玄参15g，红花9g，生地黄12g，代赭石20g，珍珠母20g，牛膝15g。水煎服，每日2次，每次150ml。待下次月经前再服7剂。一般两个月经周期即可见效。

三、经期紧张综合征

正常女子进入青春期就会有月经来潮，有的人在月经来潮前一周左右，会出现一种或多种生理、精神、行为方面的改变，表现有烦躁、易怒、抑郁、易激动、头痛、眩晕、失眠、胸闷乏力、乳房胀痛、腹胀下坠、浮肿等一系列症状。现代医学称之为"经期紧张综合征"，经前1~2天，开始感到腰酸、小腹痛，痛的严重时可连及会阴、肛门。常伴有恶心、尿频、便秘或腹泻。腹痛可持续数小时或1~2天，当经血通畅后，疼痛会逐渐减轻。

中医则分别称之为"经行头痛"、"经行浮肿"、"经行乳痛"等，统称"月经前诸症"，发病率约占适龄妇女的40%。因为多数患者的症状，忍耐几天，待月经来潮后可自行缓解，又不便对别人讲，所以往往不被重视，故多数患者未得到及时治疗。

中医治疗本病有很好的疗效，并且很少有副作用。中成药可以选用气滞胃痛颗粒、加味逍遥丸、安神补心丸等治疗。或采用辨证治疗，具体方法如下：

肝郁气滞型：主要症状为月经前情绪不宁、坐卧不安、烦躁易怒、乳房作胀、经后症状逐渐减轻。汤药可用经验方：柴胡10g，枳壳10g，白芍10g，当归10g，香附10g，益母草10g，川芎10g，郁金10g，川楝子9g，路路通10g。水煎服，每日2次，每次150ml。月经前1周服药7剂，连服3个月经周期。

气滞血瘀型：主要症状为头痛失眠、烦躁乳胀、易激动、胸闷乏力、月经错后，月经有血块者。汤药可用经验方：红花10g，黄芩10g，当归10g，玄参10g，香附

10g，益母草 10g，生地黄 10g，川牛膝 10g，代赭石 20g，珍珠母 20g。水煎服，每日 2 次，每次 150ml。月经前 1 周开始服用，连服 7 天，月经来潮后即停药，一般服 2 个月经周期即可见效。

四、崩漏

崩漏是指妇女不在行经期间的阴道内大量出血，或持续淋漓不断地出血。如出血量多而来势急剧者，中医称之为"血崩"，出血量较少，但持续不断者，则称为"漏下"，崩和漏可以互相转化。其原因主要是冲任不固。现代医学将本病称为"功能性子宫出血"，认为是由内分泌调节系统的功能障碍所致。

中医治疗本病有丰富的经验，古代医家提出要以塞流、澄源、复旧为治疗大法，取得了很好的疗效。

首先要塞流，即止血，中成药可选用补中益气丸和荷叶丸、固经丸。汤药可选用经验方：生黄芪 15g，党参 10g，白术 10g，升麻 9g，柴胡 9g，当归 10g，棕榈炭 10g，女贞子 10g，旱莲草 10g，三七粉 3g，陈皮 10g，仙鹤草 10g。水煎服，每日 2 次。一般 7 天为一疗程。

其次要澄源，即调整月经，中成药可选用妇科调经丸、乌鸡白凤丸。汤药可选用经验方：当归 10g，黄芩 10g，香附 10g，益母草 10g，生地黄 15g，红花 6g，女贞子 10g，旱莲草 10g，党参 10g，白术 10g，生黄芪 10g。水煎服，每日 2 次。

最后要复旧，即固本善后，使机体复原。中成药可选用五子衍宗丸、六味地黄丸、金匮肾气丸。汤药可用：女贞子 10g，旱莲草 10g，杜仲 10g，川断 10g，菟丝子 10g，何首乌 15g，紫河车 10g，覆盆子 10g，黑芝麻 10g。水煎服，每日 2 次，每次 200ml。

撰写人：叶明

兴阳法治愈胃寒痛

患者罗某，女，50岁，河北张家口市人。

2010年5月30日来诊，患者长期患胃痛，经当地医治无效，因近期病情加重急来我院医治。刻下：咳嗽有痰，发热，体温38.9℃，周身怕冷畏风，后背尤甚，咽部不适，四末冰凉，食欲不振，胃脘隐隐作痛，右肋部不适，尚有失眠不寐，每日自服安定8片方能入睡。大便溏泻，日1～3行，肠鸣漉漉作响，坐诊椅时怕凉，须加棉垫后方能就座。视其面色苍白，形体瘦弱，久病之容少华。舌质淡红，舌体胖嫩，苔根部略厚腻，脉六部弦滞。

辨证：脾胃阳虚，肝失条达，时久命火见衰，肾气现馁，卫外功能欠佳，更遇风寒外袭，里虚外束，形成内忧外患，正气难支。经云："虚邪贼风，避之有时。"应予防治。

治法：亟宜予振兴清阳，启动生机，疏表和里为治，如添薪增阳，又有外寒之束，宜温阳之力缓和。

方药：
藿香 10g	苍术 10g	防风 10g	茯苓 20g
白芍 10g	甘草 10g	焦楂 5g	乌梅 10g
生薏米 20g	诃子肉 10g	败酱草 10g	草豆蔻 6g
苏叶 5g			

14剂，水煎服

方解：藿香、苏叶、防风辛香透邪，兴阳疏达行表，茯苓、苍术、薏米、草豆蔻、诃子肉健脾益气止泻，焦楂、乌梅、白芍、甘草、败酱草酸敛柔和安中。

防风具有发表祛风，胜湿止痛功用，并治外感风寒，辛温无毒，《汤液本草》谓防风为足阳明胃、足太阴脾二经之行经药。李杲谓防风治"一身尽痛，若补脾胃非此引用不能行"。因寒邪凝滞多兼夹湿滞，阳气郁闭，因此温阳必须除湿祛寒，以利兴阳发越之气。

二诊：2010年6月13日

患者自服上药后身热已退36.8℃，全身畏冷已见好转，尚有腰背部仍怕凉，四末手足见温，能坐诊椅不再畏冷加布垫。尚觉晨起后咳嗽次数减少，咽部有痰，咯痰不利,胃痛肋痛消失,纳食见佳,大便日行一次,成形。舌质淡嫩,苔薄白,舌下脉络紫褐,脉象弦而有力。

辨证:临床所现外邪渐清,卫阳尚馁,中州运化输转之机虽复,尚有背冷咳痰不爽之症,曾言"脾为生痰之源,肺为贮痰之器",继予前方健脾兴阳之法加利气化痰之味。

方药:藿香 10g　　苍术 10g　　防风 10g　　苏叶 3g
　　　白芍 10g　　甘草 10g　　焦楂 5g　　乌梅 10g
　　　生薏米 20g　诃子肉 10g　败酱草 10g　草豆蔻 6g
　　　佛手 10g　　清半夏 10g　射干 3g　　细辛 1.5g

14 剂,水煎服

方解:藿香、苏叶、防风辛香透邪,兴阳疏达行表,苍术、薏米、草豆蔻、诃子肉健脾益气,焦楂、乌梅、白芍、甘草、败酱草酸敛柔和安中,佛手、清半夏和胃化痰,射干、细辛宣肺利气止咳。

三诊:2010 年 6 月 27 日

主诉:自觉精神好,已不畏凉,倦怠乏力减少,睡眠不再服用安定片。自服前方两周后,食欲增加,腰背见舒不冷,但外出遇风尚有怕凉的感觉,咳痰减少,但胃中偶有反酸,晨起口苦,大便日行一次,成形,小便略黄。舌体胖,有齿痕,苔根部淡黄厚腻,脉中取弦,两关滑大。

辨证:经疏邪之后卫阳之气渐充,腠理致密,畏冷减少,尚有遇风畏凉之嫌,时现口苦泛酸,胃气失和之象。

治法:继予前法疏表和里,健脾益气兴阳为治。

方药:藿香 10g　　苏梗 10g　　苏叶 3g　　佛手 10g
　　　竹茹 10g　　焦三仙 15g　花粉 10g　乌梅 6g
　　　砂仁 10g　　黄精 20g　　生芪 15g　山药 10g
　　　清半夏 10g　肉苁蓉 10g　诃子肉 10g　瓦楞子 20g

14 剂,水煎服

方解:藿香、苏梗、苏叶、佛手、砂仁、竹茹、焦三仙醒脾和胃宽胸利气,生芪、山药、黄精、肉苁蓉、诃子肉健脾益气,养血生中焦清阳运化之气,花粉、乌梅甘酸生津育阴,半夏、瓦楞子和胃制酸化痰。

四诊:2010 年 7 月 11 日

继服上方后,身体见丰满,精神爽快,已不萎靡不振,睡眠尚可,身湿有汗,饮食增加，久未动荤，现可食牛肉，但偶见泛酸，胸闷憋气，大便3日未行，小便不多，舌质淡红，苔白略厚腻，脉弦柔和，右关滑大有力。

辨证：脾胃阳微时久，导致阴寒内聚，升清降浊之机不畅，更因外受风寒，卫阳受束（内敛），身冷而四末发凉，经内调中州运转兴阳，外除风寒，舒达腠理，阳气运转内外协和，病已近愈，近因进食牛肉致使中焦方运之机受其制约，导致胃中泛酸，胸阳不畅而现胸闷憋气，大便3日未通，小溲减少，此为清阳受阻之象。

治法：再以前法醒脾和胃，以悦脾汤加益气理气、兴阳运转中州法治之。

方药：
藿香 10g	苏梗 10g	竹茹 10g	佛手 10g
焦三仙 15g	花粉 10g	乌梅 6g	砂仁 10g
黄精 20g	生芪 20g	山药 10g	生白术 10g
清半夏 10g	大芸 10g	诃子肉 10g	瓦楞子 20g
太子参 20g	旋覆花 10g	代赭石 10g	枳壳 6g

14剂，水煎服

方解：藿香、苏梗、竹茹、佛手、焦三仙、花粉、乌梅、砂仁健脾和胃助消化，生芪、黄精、山药、生白术、太子参健脾益气（生白术对气弱不便者有益气通便之功效），旋覆花、代赭石、枳壳利气运脾，旋转中州，清半夏和中，瓦楞子软坚制约胃酸，大芸、诃子肉润肠通便。

小结：本病例选用藿香味辛性温，芳香驱逐湿浊之邪，苏叶辛香气温挥发解寒凝，行走表里，防风辛温燥湿、祛风厚肠胃，苍术辛香醒脾、祛湿止泻，助升清阳之气以利中州枢转，茯苓淡渗利湿、分清别浊、利小便实大便，草豆蔻辛热温脾肾、增下元阳气。后期选用生芪、山药、白术、黄精健脾益气而收功。

此患为阴寒所伤导致清阳不振，外现发热形寒畏冷，四末发凉，内显腹泻作痛，大便溏稀，周身经脉为阴霾之气所围困。内则脾胃中阳之气不得伸，消运之机紊乱，清阳不升，浊阴内扰，表里失和，内外皆病。寒易夹湿，因水无阳气温煦，循行减弱则易于凝结。因此祛寒必须除湿，单一温化力薄，必须辛行振发阳气，方能驱散寒凝之阴霾。昔日孔师选用辛温通阳，在左金丸中吴茱萸用5～7分以兴阳气和胃气，取其动态通行之力，兴阳法则不在于温补之呆，主在发挥启动阳气以添薪补火，柔和而不伤阴液，中病即止。

撰写人：贾少林

宋祚民老师学术思想的学习与实践

余大学至遇见宋老前的十年中，临证偏于东垣与仲景诸法，用药以"温阳、温中、温通、行风气"为多，于体质、病情相对单纯的病患，方效尚好；唯在神气敏感、体质虚弱，尤其内有湿热、郁滞，或气机不畅，甚至气机逆乱的病证，常常出现初期有效，后续难以深入的困境。

余亦常引用东垣以行风气药，如荆、防、柴、羌、独，佐以石膏、黄连、黄柏，以开畅气机，清化湿热，时觉药性过重，于体质敏感、气血纤弱者，常有过或不及，难以权衡。常常思考，用药如何能深入细密，以施与此类病患。

1997年初，余在北京炎黄国医馆创建时，得谒宋老，2000至2002年底，有幸每周两次侍诊抄方，余尝以此惑请教宋老，宋老笑对："汝之用药，如使少林棍，打中有神效，不中则伤人。"

余闻之如梦醒，渐渐体悟老师以忍冬藤、枇杷叶、芦根、茅根、桑白皮、地骨皮、公英、连翘、苏叶、苏梗、佩兰、生谷芽、生麦芽、莲子、藕节、肉苁蓉、菟丝子等清轻柔润之品的用意。

学生于2004年正式拜入尊师门下，得大裨益。临床实践应用十年，多有体会，今不揣鄙陋，参杂己见，点滴汇之，以为共享。

一、药有刚柔之别，以合人体体质、气机、病机之异

刚柔者，清代医家石寿棠《医原用药大要论》有云："《易》曰：立天之道，曰阴与阳；立地之道，曰柔与刚。草木虽微，其气味有阴阳之分，体质有刚柔之别，一物一太极也。古人论药性，多言气味，少言体质。盖以地之刚柔，即天之阴阳所化，言阴阳而刚柔即在其中。"指出用药处方要注意体质刚柔与药物气味相合。

药物的气味厚薄，是调整刚柔的关键。《阴阳应象大论》云："味厚者为阴，薄为阴之阳；气厚者为阳，薄为阳之阴。味厚则泄，薄则通。气薄则发泄，厚则发热。壮火之气衰，少火之气壮，壮火食气，气食少火，壮火散气，少火生气。"

气过厚，则发热，容易壮火食气；味过厚，则归于形，多致泄泻，如东垣所谓"直入肠府"，不仅容易伤中气，而且影响升降之气机。

宋师所述之"柔"药，多指调补中下二焦之品。

气多以平或平凉，或微温、微寒，味多甘平或微苦微辛，气多平和，味多甘缓。处方总以平补，润补或凉补为主，不燥不火，不黏不滞，补益之中，寓流通气机之意。临证中，此法常用于中下二焦虚弱之质。

2007年，余尝接治一六旬老妇，本为轻度胃溃疡，被误切三分之一胃，又因体质虚弱，伤口愈合不良，每月胃镜一次，至今已历8月，共6次胃镜，因每次胃镜诊断结果均告知伤口未合，导致精神极为紧张，多方转诊。

医多补益气血、运化中焦，如党参、当归、白术、枳壳、半夏诸品，且剂重味杂，服之不惟无效，且胃痛心慌加重，体质、脉象、面色现极虚弱之象，每日仅可进少量流质，此为药之气味过厚之过也。

余以宋师清补脾胃以复生机之法，方以生谷麦芽、太子参、生甘草、茯苓、莲肉、炮姜、五味子，佐以小剂生芪、砂仁。服用当日，老妇即觉胃中安和；五日后胃纳渐开；一月后，胃气渐强，酌加炒白术、肉苁蓉、巴戟天、白人参（须小量），以助化源，生气通达；三月后，体重渐丰，再入当归、厚朴类行血通肠胃之品。后胃镜复查，愈合良好。此药之刚柔效用之验也。

盖虚弱之体，非柔药不能化，故非此不能斡转气机。

盖气机一转，升降开阖自复，三焦之湿热瘀血郁滞亦易流行外出。此法中正平柔，不似姜、附、苍术、蔻仁、木香、当归之气厚燥热，而易升阳动火，亦避免了生熟二地、龟板、阿胶之黏滞，不过度扰动人体本来之生机气机。对脾胃虚弱不运和元气虚弱，三焦气机不行者尤为适宜。

宋老调补中下焦之柔药如下：

1. 生谷芽、生麦芽、莲子、藕节、生甘草、太子参、白扁豆、薏苡仁、山药之属，此中焦脾胃之柔药。

临证时，诸体质虚弱，或胃弱不运而兼郁火，或兼湿者，若投以炒白术、苍术、黄芪、党参，有助热难化之症，柔药宜之。

2. 莲须、芡实、桑葚、肉苁蓉、菟丝子、生杜仲、巴戟天、何首乌、山萸肉之属，此下焦肝肾之柔药，较之生地、熟地，无黏滞之弊，较之仙茅、狗脊无燥热之偏。

当今之人，嗜食肥甘，辛辣烟酒，四体不勤，神思过用，泄散于外，故多见湿热毒内郁，而元气精血亏损，中气虚滞不运。

此类体质，如补之以气厚之品，常热生燥起，补之以味厚之品，则碍滞而难化。临证中，如用"八味、六味、左归、右归、生熟地、枸杞、仙茅、狗脊、龟板、鹿胶"运化不及者，可选用以上诸品。

二、轻可去实，用药贵在流通

宋师早年深研温病学说，曾言："温病用药，贵在轻灵流动，轻可去实。"

药有轻重之说，如《本草纲目·序例》，徐之才曰："药有宣通、补泻、轻重、涩滑、燥湿十种，是药之大经。"又曰："轻可去实。"时珍曰："轻可去闭。"从正曰："《内经》所谓轻而扬之也。"

所谓轻者，不仅指全方剂量之轻，亦气轻味薄之意。《阴阳应象大论》所谓："味薄则通，气薄则发泄。"此法多用于气机壅滞之证。

宋老为儿科大家，幼儿脏腑脆弱，气机轻灵，神气敏感，临证之时，辨证准确固为安全、取效之前提，然药之选配，剂量之酌，亦不可忽视。

2010年，余曾诊治一出生50余日，发热、输液30日之患儿。医院诊为"上呼吸道感染"，无法控制病情，曾用中医治疗，亦多清热解毒、疏风散表、消食和胃之品，而不效。

当时患儿每日发热3~5个小时，汗出则退，反复发作，舌淡苔浮腻，面色淡黄，尚有红晕，面部皮肤略浮肿，不欲饮食，大便尚可。此输液太过，水气停滞之过。

此患儿体质尚强，先发热之时，因予输液，致寒湿固阻气机，郁而化热，致气机运转失度，其发热往复之象，乃正气回复，起而抗争，此正气未败之象。

然因其雏龄体弱之质，湿热阳郁之病机，前医多以"小柴胡汤"，"参苏饮"或"荆防败毒散"，多辛甘温热之气强，助热而发散太过；以银、翘、芩、连加枳实、杏仁、半夏之属，药杂剂重而味厚不宜，此剂量气味过重之弊。

乃取平柔补中，轻灵流动之品，淡竹叶、竹茹、炒白术、白茯苓、苡仁、砂仁、车前草、太子参，一剂而热退，三剂热势已停，后以四君子加莲子、乌梅、苡仁、木香调理两周而痊愈。

此案所用"轻可去实"之法，不似姜、附、荆、防、柴、羌、独之燥热，而易升阳动火，亦避免了连、柏、芩、军之苦寒滞碍气机，伤败中焦之弊。

此法不惟用在外感温热诸病，亦通用于内科诸多病证，如肝病、心脏病、强直性脊柱炎、高脂血症、高尿酸血症、糖尿病患者中，以及体质壅实而瘀热在内，气机郁滞而表里不畅，脉络瘀滞者。

邪正交争于上者，多以忍冬藤、枇杷叶、桑白皮、地骨皮、公英、苏叶、苏梗、荷叶、竹叶、车前草、车前子、薄荷、桑叶、佩兰、连翘、芦根之属，以轻开上焦，疏透气机，引热外出。

郁之于中焦气分者，以佛手、香橼、砂仁、陈皮、白蔻、苡仁、厚朴、竹茹之属，以柔正中焦，复其升降，引气下行。

临证中，如以"木香砂仁，干姜茱萸，补中益气，平胃，藿香正气"之类欲补中运中而不达者，甚或气逆火盛，烦躁发热者，可以此"轻可去实"法一试。

停之于下者，多以泽兰、王不留行、水红花子、水蛭、三七、槟榔、红花、桃仁、萹蓄、瞿麦、赤小豆、白茅根、大小蓟、茜草、蒲黄、丹参、紫草、侧柏叶治之。

2008年，余曾接治一肝癌化疗后患者，原为政工干部，此金气太过之职，又家事不和，婆媳不睦，多年无交流舒展，气机郁而不发，且常年缺乏运动。盖运动者，通行气血，舒运经络，畅达木气之法也。

其人之脉弦急而劲，面颊赤红隐隐，口中气热而臭，大便不畅，行坐之态拘紧，常觉右肋下紧掣时痛，纳少，胃时隐痛，返酸多年，舌赤红，苔薄腻而少津液，舌下青筋瘀黑，性急而时头痛，寐差且神不定。此阳气闭郁之证。

治之以宋老所授之柔肝、通阳、通络、化湿之法。

以桑叶、桑枝、竹叶、忍冬藤、蒲公英、菊花、芦根之属，通达上焦之阳气。以苡仁、蔻仁、砂仁、厚朴、陈皮、枳壳、枳实、花粉、生谷芽、乌梅、内金、佛手之属，运化脾胃，通达中焦之阳气。以生牡蛎、珍珠母、紫石英、水红花子、鳖甲、红花、地龙、泽兰、生蒲黄、三七粉、丹参、仙鹤草、紫草、旱莲草、茜草、赤小豆之属，通达下焦血分之瘀阻。

以上诸药，顺势合度，斟酌用之，前后调理两年，至今患者健在。

此"轻可去实、贵在流通"之法，不仅适用于外感，亦可通行于内科诸证。

盖当今之时，人多困伤于现代生活方式，五脏精气亏虚于内，湿热食痰壅困于肠腑之中。其外者，表气不畅而有郁闭；在内者，多血分瘀滞，气机郁滞，精虚气弱而邪阻神浮。此类体质，不再适宜辛香温燥以动气血，苦寒败中贻害生机；更不适合长期重剂使用大辛大热、大苦大寒之气味皆厚之物。

轻可去实、轻灵流通之法，具体遣方用药，还要根据当时患者的状态加以选择调节。这些看似轻柔的药容易被医家忽视，甚至有片面观点，认为温病学派之药，都属轻描淡写之剂，只可治疗外感温热，于内科诸证无力，这是一个偏见，在认识宋老之前，我曾犯此错。

三、通阳不在温

宋老尝言："通者，行也，阳者，气也，三焦者，元气通行之府也。"通阳，即通达三焦之气机。

宋老认为："通阳与回阳、温阳有本质的不同。回阳者，阳气之衰竭，故曰'回阳救逆'。温阳者，用于阳气不足，失于温煦也。"通阳之法，多以"辛平、甘平、辛凉、味苦微辛"之品，用于正虚邪阻所致阳气闭郁之证，非阳虚、阳亡之虚证、寒证、危证，故在避免使用温热药的情况下，运用通阳之法，使阴阳顺通，三焦气机流通无碍。

如芦根、生姜皮、忍冬藤、佩兰叶、防风、荆芥、石菖蒲，乃通行上焦兼通心肺之药。枳壳、佛手、陈皮、藿香、蔻仁、砂仁、厚朴、薏仁、茯苓皮，中运脾土，通达四末。白茅根、赤小豆、路路通、通草、滑石、竹叶，下施肾气，淡渗通利，是为下焦通阳之物。

总以运行三焦气化，气行则阳通，阳通则邪达。

通常之通阳行气的药物，性味多偏于辛香、温燥、走窜，如麻、附、细、羌、吴萸、生姜之属。对于体质、病机偏寒闭者，多可应用。

然现代人之体质多虚多郁，病机多挟热挟湿，虚实并存，湿热相杂之证，如用上药，常有助热伤阴，通行发散太过之弊。

尝治数十例儿童过敏、湿疹、皮炎诸证，此阳气与湿热寒邪夹杂，而闭阻于肌肤、皮毛，多兼中焦湿热食滞之证，如以羌、防、荆、桂之属开宣表气，多易致病情加重。乃以忍冬藤、桑叶、桑皮、茜草、菊花、芦根之属，轻开上焦，配以谷芽、苡仁、花粉、乌梅、茯苓以柔运中焦，皆取效有验。

上述之"柔药"、"轻可去实"、"通阳"三法，为笔者跟随宋师学习体会最深、受益最大者。

三法看似各有所别，其本一也。总以微苦、微辛、甘、淡、平、微温或微凉之药，通行气机为大旨，气机一转，瘀阻邪浊自然随汗便而出，此法中正平和，不动气血，不伤正气、阴液，药轻味淡而疗效确然。

读者如欲深思者，当从"四气五味、升降浮沉、开阖走守、刚柔、轻重、缓急"中求之。

撰写人：李辛

宋祚民以"肺为主，脾肾为根"思路论治小儿虚喘验案

宋老临床辨证精准，重人之本源脾肾：用药轻灵，重调人体阴阳之平和，驱邪更重人体之正气和生机，"治病留人"为宋老一贯临证思维、治疗法则。

小儿属"稚阴稚阳"之体，脏腑娇嫩、形气未充、易虚易实，病势变化更能体现人体正邪变化规律，宋老从医70余年中，诊病活人无数，笔者有幸随诊案侧，获益良多，现遇一小儿慢性咳喘病案，诊治过程尤能体现宋老扶正祛邪相辅相承，"咳喘以肺为主，脾肾为根"的思想，总结并附验案如下。

一、追古溯源

咳喘与肺脾肾的关系古有论之，《类证治裁》有云："肺为气之主，肾为气之根。肺主出气，肾主纳气。""肾为气之根"是指肾是人体一身之气的根本。从《类证治裁》原文所述来分析，"肾为气之根"是承"肺为气之主"而言，其后又说"肺主出气，肾主纳气"，强调肾气在呼吸中的作用，"肾为气之根"与"肾主纳气"是异语同义，即肾为一身之气的根本，具有摄纳呼吸之气，保持呼吸深度，防止呼吸表浅的作用。又有《临证指南医案》说喘息"在肺为实，在肾为虚"。《证治准绳》亦云："肺虚则少气而喘，若久病仍迁延不愈，由肺及肾，则肺肾俱虚。或劳欲伤肾，精气内夺，根本不固，皆使气失摄纳，出多入少，逆气上奔而发喘。"旨在说明肾气失守，在慢性咳喘病势进展中的促进作用，正虚邪进，此时，扶正（补肾）对驱邪（宣肺止咳喘）有重要意义。

二、论治经验

1. 咳喘肺为主　咳喘是小儿常见呼吸道疾病，易于反复发作，病程越长影响越大，病势可由轻转重，由急性转为慢性，由实转虚。小儿如先天禀赋不足或后天失养，机体正气不强、卫气不固，则不易适应外界环境（粉尘、花粉、虫螨等）、气候（寒、热）的变化。肺主表，邪气侵袭首先犯肺，肺肃降失职而为咳喘，如邪气强盛

或治疗不当，咳喘持续不断，则病势为强，病程由急转慢，肺气受损，另肺为水之上源，若雾露之盖，有润肤泽毛之功，肺伤则肌肤少泽，因此慢性咳喘之人多肌肤少荣枯槁。

2. 咳喘脾肾为根　肺病咳喘时久，久病及后天脾、先天肾。脾为"仓廪之官"，精微物质运化之"府"，脾伤则运化失职，精微不化而痰浊内生更甚，"脾为生痰之源，肺为贮痰之器"；脾伤而布散水谷精微失职，人体正气失养而体质更弱，使病势恶化；肺脾正气损伤，邪气更进，则久喘必及肾，肾为人之根本，肾精不足，肾不纳气，则咳喘更甚，病进正更虚之象更著，肾之精少一分则生命之火弱一分。

咳喘久病则为肺、脾、肾三脏同病，病程越长越要重视正气的维护，可以说，慢性咳喘后期三脏正气的损伤、功能的失职也加重了邪气深入，使咳喘加剧，而在扶助正气中增强脾肾先后天的作用则更加重要，如病体羸弱，则肾精的维护应更为重视。

宋老在治疗此种虚喘证时，尤注意患儿的脾肾正气调养，自拟健脾之"悦脾汤"方，加减补肾精之大芸、仙灵脾、何首乌，甚则用紫河车补精填髓，顾护正气，兼顾宣肺止咳喘祛邪，此诊病思路，体现了宋老对疾病正、邪的考虑，病势的发展为正邪较量的过程，医者治病就是帮助病患增加正气、战胜邪气，遣方用药，如用兵法，不可鲁莽，好的医者如同高明的军师，以最小的伤亡得到最大的收益。邪盛病进，正气尚可之时，要强药克敌，如邪进正也虚时，则必须考虑用药分寸，尤其在病患体虚之时既要攻邪，又绝对不可伤正。正气是人生命之根本，复苏之源。而正气之根源于脾肾，当病势趋重，则必关乎根本之肾精，补肾气健脾胃，培补先天后天，同时给予相关去邪之品，以观后效。

三、验案实录

崔某，女，1岁5个月。

初诊：2013年6月2日

患儿咳喘反复发作，其家属诉患儿自未满周岁时患支气管炎，治疗不当后转为哮喘，后用激素雾化治疗，于广州医治一年有余，不愈，来京寻医。现咳喘频作，形消体弱，有羸状，面色萎黄，头发稀少，肋骨外翻，精神困顿，大便干球，日1行，肺部可闻及喘鸣音。此病属肺、脾、肾同病，气郁失降痰浊。

方药：苏子 10g　　　银杏 3g　　　橘红 5g　　　黛蛤散 10g

麻黄 1g　　　　钩藤 10g　　　　全蝎 1.5g　　　　乳香 1g

7 剂，水煎服

方解：方中苏子降气，银杏敛气，橘红化痰，黛蛤散育阴清虚热，麻黄利肺定喘，钩藤通便熄风，全蝎强壮熄风，乳香疗伤，久病喘重伤肺，此药伍以黄芪可治肺脓肿。

二诊：2013 年 6 月 9 日

服上方后疗效满意，喘见平，纳食见佳，面显润泽，神气渐复，病家满意，令人高兴。现听诊：肺部可闻及干罗音、喘鸣音。大便干球，日 2 行，肋间串珠，形体瘦小，指纹紫，推之不移，脉细滑数，四缝纹满，手心热。

方药：

方一：藿香 6g　　　苏梗 10g　　　竹茹 10g　　　佛手 5g
　　　焦三仙 15g　　花粉 10g　　　乌梅 5g　　　砂仁 3g
　　　黄精 10g　　　山药 10g　　　紫河车 0.5g　　何首乌 10g

10 剂，水煎服

方二：苏子 10g　　　银杏 5g　　　橘红 5g　　　黛蛤散 10g
　　　麻黄 1g　　　　钩藤 10g　　　全蝎 1.5g　　地龙 5g
　　　紫菀 5g　　　　白前 5g　　　白芥子 1.5g　　莱菔子 3g
　　　炙百部 5g

10 剂，水煎服

方解：方一以悦脾汤健脾健运，增正气，黄精益气养血，山药补气健脾，紫河车大补元气，何首乌养阴血固肾气，共奏固本健脾益气之效。方二以前方为基础调整平咳喘而扶正，苏子降气止咳定喘，银杏敛肺固气，橘红和胃化痰，黛蛤散清虚热软坚化痰，麻黄宣肺止咳定喘，钩藤平肝通便，全蝎平喘止痉，地龙止喘定痉，三药又祛风气，紫菀润肺止咳，白前宣肺气止咳，白芥子辛通除痰定喘，莱菔子降气和胃消食，炙百部治久咳劳伤扶正。

小结：本病患儿年幼小，初发作兼外邪夹痰热，久病反复发作多虚病及肺脾肾，肺为水之上源，输布全身，又为华盖，有充肌泽毛之功能，咳喘致肺失肃降，亦损伤其滋润功能，而使皮肤失润萎而不泽；久喘逆又至纳食减少，脾失健运，脾主肌肉四肢，纳入精微减少，不得充养肌腠，也进一步使患儿形体消瘦失泽；稚阴未充稚阳未长，肺、脾之患日久必及肾元，肾主纳气，则喘咳更甚。肾主骨生髓，为先天之本，生命之火种，肾伤则成体质更虚之痨证。喘促近似马脾风，急则治标止咳定喘，缓则固本益肾健脾益气。

宋老初诊先行降气化痰、清热定喘之剂，观患儿反应，见其效显，再行由肺脾肾三脏同病之证互参，思祛邪、扶正并行，如拟一方，则药性难免互相干扰，不如并开两方，一方祛邪为主，一方扶正为主，交替而用，互为协助，相辅相成，使其气机流转，病邪得祛，生机得复。经治疗后喘息已平，面显润泽，患儿活泼，家属十分满意。

撰写人：叶茂茂

宋祚民运用温病思路论治儿科疾病经验

温病是由温邪引发的以发热为主症,有热象偏重、易化燥伤阴等特点的一类急性外感热病。现代医学急性感染性疾病、急性传染病等多属于中医学"温病"范畴。历代医家对"温病"的认识不一,归纳后可分为以下四类:其一,指感邪冬季、发于春季的伏气温病,始于《内经》,认为冬感寒邪,发于夏至前为温病,发于夏至后为暑病。其二,指春季感邪病发的多种外感热病,郭雍《伤寒补亡论》曰:"医家论温病多误,盖以温为别一种病。不思冬伤于寒,至春发者,谓之温病;冬不伤寒,而春自感风寒温气而病者,亦谓之温;及春有非节之气中人为疫者,亦谓之温。三者之温自不同也。"其三,认为温病即温疫,以明代吴又可等为代表。其四,认为温病是外感热性病的总称,以清代医家吴鞠通等为代表,如《温病条辨·上焦篇》曰:"温病者,有风温、有温热、有温疫、有温毒、有暑温、有湿温、有秋燥、有冬温、有温疟。"

宋老认为,小儿为"纯阳之体",病发易从阳化热生风,起病急、变证多;同时小儿又属"稚阴稚阳"之体,脏腑娇嫩、形气未充、易虚易实。故宋老临证多以中医温病学之遣方用药思路指导儿科外感、内伤疾病的治疗。现总结宋老以温病学思路论治儿科疾病经验如下。

一、论治经验

1. 外感首重清热

《永乐大典》内载《颅囟经》曰:"小儿三岁以内,呼为纯阳。"钱乙《小儿药证直诀》曰:"小儿纯阳,无烦益火。"徐灵胎《医学源流论》述:"小儿纯阳之体,最宜清凉。"宋老结合先贤认识,提出小儿处于人体生长发育最为旺盛的阶段,其阳气蓬勃生长,与体内属阴的物质相比,处于相对优势地位。在小儿外感发病过程中,无论外邪性属寒或温,都易从阳化热,耗气伤阴,甚或衍生危重变证。故宋老在小儿外感病证治疗中,首重清热,驱邪务净,防患未然。

宋老临证治疗小儿外感热病多从清上焦邪热入手,"治上焦如羽",常用芦根、白茅根、金银花、菊花、连翘等药性轻灵之品,旨在"轻可去实",同时驱邪而不伤正,得"四两拨千斤"之功；其中芦根、白茅根对药同用，双清气营之邪热。另，宋老主张用鲜药，尤其在治疗小儿温病高热时，鲜品水液多，与干品比较，清热护阴作用更强。清中焦热，宋老喜用石膏，因其性味辛甘寒，辛可解表、寒可清热、甘可生津，肺胃同清，驱邪不伤正；宋老强调，临证中需胆大心细，石膏用量不宜过小，如发热兼咳盛，需加大用量。同时，宋老重视三焦同治，尤为注意肺、胃与肠腑的生理病理联系，肺与大肠相表里，外感热邪多耗气伤津，致使肺气不宣、腑气亦不通，且小儿因饮食不当而肠胃积食生热者众，故临床治疗小儿外感热病，犹会详问患儿大便情况，如大便不爽甚或燥如羊矢状几日不行，单用清热之品往往效果不佳，若伍用莱菔子、栝蒌等理气清腑通便，则可使邪有出路，上下同清。若见高热心营受损、神昏抽搐之患儿，则加用开窍醒神、清热熄风之品，如羚羊角粉、玳瑁粉等；痰热神厥者，加用安宫牛黄丸；湿邪郁闭、神昏欲睡者，用局方至宝丹；大便秘结、高热不退者，用紫雪丹。

宋老认为，类似小儿咳喘等外感热症、实症，虽初因外感风寒而发，但小儿体质纯阳，外邪极易入里化热，故宋老主张治疗小儿痰热咳喘等病应坚持"一清到底"，同时注意顾护脾胃、疏通肠腑，如此可防病传变，取效显著。宋老自创"清肺利咽汤"作为小儿外感热病常用主方，由银翘散合桑菊饮化裁，上清肺胃，下通肠腑，三焦同治，邪热自除。

2. 内伤兼顾扶正

朱丹溪《格致余论》曰："心，君火也，为物所感则易动，心动则相火亦动，动则精自走，相火翕然而起，虽不交会，亦暗流而疏泄矣。"宋老认为，现代人生活节奏快、精神压力大、夜生活丰富，使得其操劳、欲求多于古人，七情劳倦均可内生虚火耗伤阴精。故现代人阴虚者众，宋老常引诗"万家灯火暖云蒸，消尽天山太古冰"来警醒世人。宋老指出，温病营血分的重要治疗思路正是顾护阴液、扶助正气，"存得一分阴液，便有一分生机"。小儿为"稚阴稚阳"之体，又小儿虽心智初开，但与古时相比，现今社会信息庞杂、生活内容丰富，故每每可出现扰动心神的因素，从而进一步损伤其阴精。宋老在清热、化痰、祛瘀等驱邪用药的基础上，每将温病顾护阴液的用药特点应用于小儿内伤疾病的治疗中，临证擅用药性甘凉或甘寒之品养阴增液，驱邪而扶正。

现今小儿多食、过食者众，易出现脾失健运、纳呆不化之证。调脾之时，宋老在用藿香、苏梗等芳香醒脾之品的同时，会伍用天花粉、竹茹等养阴清热及杏仁、薏苡仁、冬瓜仁等宣肺渗湿，而少用白术、半夏等燥烈之品，以护胃阴。又如，小儿再生障碍性贫血病情危重，患儿多为使用激素后效果不佳而来求用力于中医，此时其多气血损伤严重，表现为气血两亏的内伤杂病特征。宋老认为此病初在脾胃，后至肝肾，故用药时健脾益气忌过于温燥而更加耗伤精血阴液；滋阴养血忌过于滋腻而影响脾胃运化。如临床中需大补元气时可用人参、紫河车之类，而气阴两虚或血虚甚于气虚时，补气过多则有余为火，耗阴动血，可引起出血等变证，故宜用沙参、百合等滋阴清热，生牡蛎、白芍药育阴潜阳，女贞子、黄精等补肝益肾，而少用党参、川芎等温燥伤阴之品。

二、验案实录

（一）扁桃体炎

曹某，女，7岁。

初诊：2003年2月10日

主诉：咽痛4日，发热2日。患儿既往1年内扁桃体炎反复发作，发作长则月余，短则十余日。刻下：咽痛不适，口渴多饮，食欲不振，夜寐打鼾，无咳嗽；便干，二日1行，尿黄。查体：心率92次/min，体温39.6℃，双肺听诊正常，双侧扁桃体Ⅱ度肿大，有脓点；舌红、苔白略厚，脉弦滑数。

西医诊断：扁桃体炎；中医诊断：乳蛾。

辨证：肺胃毒热，上攻咽喉。

治法：清热解毒利咽。清肺利咽汤加减。每日1剂，7剂水煎，早晚分服。

方药：鲜芦根 20g　　鲜白茅根 20g　　菊花 10g　　金银花 15g
　　　忍冬藤 15g　　连翘 10g　　　　大青叶 10g　玄参 20g
　　　赤芍 10g　　　紫花地丁 10g　　生石膏(先煎) 20g　天花粉 6g
　　　蒲公英 10g　　重楼 6g　　　　 浙贝母 10g　僵蚕 6g
　　　桔梗 6g　　　 甘草 6g

二诊：2月17日

药后热退，咽不痛，扁桃体双侧Ⅰ度肿大，上有血丝，无化脓点；夜寐无鼾，纳食尚可；大便略干，一日1行，尿淡黄；舌淡红苔白，脉弦滑。

方药：前方加减，去大青叶、紫花地丁、天花粉，改僵蚕 10g，桔梗 10g，加板蓝根 12g，丹皮 10g，山慈菇 10g，山甲珠 3g。7 剂水煎服。

三诊：2 月 24 日

药后咽部无不适，扁桃体无红肿，纳可，便调，继前方 5 剂继服。1 周后电话随访，患儿诸证未发，纳寐俱佳。

按：本例患儿扁桃体炎反复发作近 1 年，体内素有邪热残留未净，此次发病，外毒内热交结于咽喉而病发，初诊行清热解毒利咽之法，以金银花、连翘、忍冬藤、桔梗等解表清热利咽，芦根、白茅根、石膏、天花粉等清肺胃邪热而顾护阴液，玄参、赤芍、紫花地丁等清热凉血解毒，佐以重楼、浙贝母、僵蚕等消肿散结止痛，二诊药后热渐清、肿见消，继行解毒消肿、软坚散结之法，于方中加山甲珠、山慈菇等巩固疗效。患儿经中药治疗 3 周余，反复发作之扁桃体炎得以控制，疗效满意。

（二）吸入性肺炎并发缺氧性脑炎

黄某，女，1 岁。

初诊：2007 年 2 月 26 日

患儿难产，呛吸羊水后窒息，经急救后出现昏迷抽搐，外院诊为吸入性肺炎并发缺氧性脑炎，予镇静止痉西药治疗，初治显效，再度复发后西药用量超成人剂量仍未效，遂请宋老会诊。刻下：极度衰弱，肤薄少肉，瘦骨嶙峋，体形约如鸭子大，喉间痰鸣漉漉，喘息微弱，呼多吸少，四肢厥逆，时时抽搐，需随时给予吸痰、吸氧、输液与心电监测，不能进食；尿少，大便稀薄如水样；脉微难寻。

西医诊断：吸入性肺炎并发缺氧性脑炎；中医诊断：痉证。

辨证：元阳受损，痰浊闭窍。

治法：化痰熄风，开窍止痉。予以中药 10 剂水煎，鼻饲，每日 1 剂，每剂频饲。另加猴枣散 1.5g，水烊后鼻饲，每日 2 次。

方药：鲜芦根 15g　　杏仁 6g　　　冬瓜仁 10g　　生薏苡仁 10g
　　　葶苈子 3g　　　黛蛤散 5g　　石菖蒲 5g　　　川郁金 3g
　　　蝉衣 3g　　　　白芥子 1.5g　僵蚕 3g　　　　全蝎 1.5g

二诊：3 月 15 日

诸证缓解，抽搐已止，四肢渐温，仍痰多，不会吞咽，但可用细管进食牛奶，时见作喘，大便稀溏兼有黏液，每日 4 行，尿少。辨证：脾虚失运，湿痰壅盛。治法：益肺健脾，化痰止泻。方以自拟止泻散加减，14剂水煎服。

方药：藿香 6g　　苍术 4g　　茯苓 10g　　防风 5g
　　　白芍 6g　　焦山楂 3g　　乌梅 6g　　生薏苡仁 10g
　　　冬瓜仁 6g　　败酱草 6g　　北细辛 1g　　诃子 3g
　　　甘草 3g

三诊：3月30日

意识尚欠清楚，但已有知觉，喘息缓解，痰涎尚多；腹泻已止，大便成形，日行1～2次，尿量较前增多；体温不稳定，时热时退，36℃～38℃，X线检查示两肺纹理粗；手指指纹显红色，脉细。辨证：脾虚痰凝，余邪未清。治法：利肺化痰，祛邪醒窍。予以中药7剂水煎服。

方药：鲜芦根 10g　　麻黄 1g　　细辛 1g　　杏仁 5g
　　　生石膏 10g　　桑白皮 5g　　苏梗 5g　　白芥子 3g
　　　石菖蒲 5g　　川郁金 5g　　地龙 5g　　黄柏 3g
　　　五味子 3g　　黛蛤散 5g　　百部 5g　　干姜 1.5g
　　　羚羊角粉 0.3g

继服7剂后，患儿神志渐清，喘息痰涎减少，能从口中徐徐进食。经查体温已正常，肺部炎症消失，1周后出院。2008年元旦电话随访，家长述其女诸证未发，健康活泼，与治疗前判若两人。

按：《黄帝内经》云："诸气膹郁，皆属于肺。"患儿出生时肺气为羊水所伤，清灵阳气受阻，导致窒息昏迷、动风抽搐，病情危重，早期因西药镇静之剂过量，神志久昏不复，后又为内聚痰涎所蔽，清灵难复；又因先天脏腑稚弱，元阳受损，肺脾肾皆虚，水液宣发肃降失利，故出现水样便、尿少等症；肺失宣降，痰浊上壅而出现呼多吸少、痰鸣漉漉等症。故宋老先拟涤痰止痉，佐以清热开窍之法，以治标为主，同时此例患儿显现湿痰郁久、化热搏结于营血分之象，故用白芥子、全蝎、僵蚕等除风痰通络。二诊诸证缓解后，以扶正治本为主，兼顾驱邪，宋老以自制"健脾止泻散"调理中州、运转枢机，方中藿香、苍术、茯苓等健脾化湿，白芍、乌梅敛脾止泻，细辛、诃子温阳化痰，诸药合用，共奏健脾温阳、化痰止泻之功。三诊继用清肺利气、化痰开窍之法收功。患者经中医药调治1个月余，痰湿得化，抽搐得止，正气得复。

撰写人：叶茂茂

湿热毒病案解析

发热待查是目前西医临床经常遇到的难题，其病因复杂，引起发热的疾病种类繁多，最终诊断较困难，主要表现为不明原因发热。

中医从温病论治，《素问·生气通天论》："冬伤于寒春必病温。"属于伏邪受寒郁而化热，与春阳升发之气而病为春温。感而即病者为新感。至《伤寒论》："太阳病，发热而渴，不恶寒者为温病。""太阳病或已发热，或未发热，必恶寒。"且太阳病初起断无口渴症，今发热而渴尚无恶寒症为温病，这是区分早期伤寒与温病的要点。清·吴鞠通提出温病可分九种：风温、温热、瘟疫、温毒、暑温、伏暑、冬温、湿温、秋燥。温病按三焦、卫气营血辨证论治。

◇**病案一则**

黄某，男，23岁。

初诊：2013年11月24日

患者自2013年2月开始不明原因发热，最高达40℃，伴有头痛，午后4点热起，至晚上10点后体温下降。经某三甲医院检查未明确原因，后于该院住院治疗半年，治疗后表现为10天发热1次，体温38℃左右。双侧扁桃体切除后仍发热。既往有先天性心脏病、感染性心内膜炎。现自觉咽痛，身痒，身起皮疹，鼻痔，内痔，体温晨起37℃，午后可达39℃。查体：心率：78次/min，律齐。舌质淡嫩，苔白厚腻，舌下黑。脉弦弱，重按无力。

方药：生石决明 20g　　鳖甲 12g　　龟板 15g　　秦艽 10g
　　　青蒿 10g　　　　当归 10g　　银柴胡 10g　地骨皮 10g
　　　生黄芪 30g　　　太子参 20g　北沙参 20g　苦参 10g
　　　丹参 15g　　　　丝瓜络 10g　胡黄连 5g　　紫草 10g
　　　白花蛇舌草 20g

10剂，水煎服

方解：方中生石决明、鳖甲、龟板育阴潜阳、滋阴清热，秦艽、青蒿、银柴胡、地骨皮、胡黄连、紫草清热凉血，当归养血活血，生黄芪、太子参、北沙参益气养阴清热，苦参清热燥湿，丹参活血化瘀，丝瓜络通经活络、清热解毒，白花蛇舌草清热解毒。

二诊：2013年12月8日

患者服上方后发热最高达39.6℃，近日自觉身痒，有抓痕，后背可见散在出血点。本次发热6天。查体：口唇干裂，双手起水泡，咽痒。舌质红，苔黄厚腻，脉弦滞，右脉弦滑细数，尺数，两关滑数。

方药：白藓皮 15g　　地肤子 20g　　蛇床子 9g　　黄柏 10g
　　　苍术 10g　　　丹皮 10g　　　连翘 12g　　赤小豆 10g
　　　蝉衣 10g　　　元参 30g　　　丝瓜络 10g　忍冬花藤各 15g
　　　地龙 10g　　　白花蛇舌草 20g　紫草 10g　　板蓝根 15g
　　　　　　　　　　　　　　　　　　　　　　　　7剂，水煎服

方解：方中白藓皮、地肤子、蛇床子、黄柏清热燥湿解毒，苍术、元参燥湿健脾养阴，丹皮、连翘、赤小豆清热凉血消斑，蝉衣、地龙清热熄风，丝瓜络、忍冬花藤通经活络，清热解毒，紫草、板蓝根、白花蛇舌草清热解毒。

清热散 × 20粒，每服1粒，日2次。

三诊：2013年12月15日

自12月6日协和给予口服退烧药（乐松）日3次治疗后，体温可控制在37.5℃～37.9℃，仍有皮疹，痒见好，口渴喜饮，痔疮疼痛难忍。舌质红苔黄，脉弦滑数。

方药：白藓皮 15g　　地肤子 20g　　蛇床子 9g　　黄柏 10g
　　　苍术 10g　　　丹皮 10g　　　连翘 12g　　忍冬花藤各 15g
　　　丝瓜络 10g　　生薏米 20g　　青蒿 10g　　秦艽 10g
　　　白花蛇舌草 20g　紫草 10g　　当归 10g　　蜂房 5g
　　　　　　　　　　　　　　　　　　　　　　　　7剂，水煎服

另予清热散 × 20粒，每服1粒，日2次。

方解：方中白藓皮、地肤子、蛇床子、黄柏清热燥湿解毒，苍术燥湿健脾，丹皮、连翘清热凉血消斑，丝瓜络、忍冬花藤通经活络、清热解毒，紫草、蜂房、白花蛇舌草清热解毒，当归、秦艽、青蒿清虚热、凉血活血，生薏米清热利湿。

四诊：2013年12月22日

服上药后体温可控制在36.9℃～37.7℃，身痒好转。舌质红苔白腻，脉弦弱滑数。

方药：白藓皮 10g　　地肤子 20g　　蛇床子 9g　　黄柏 10g
　　　苍术 10g　　　元参 30g　　　丹皮 10g　　连翘 12g
　　　忍冬花藤各 15g　丝瓜络 10g　　生薏米 20g　青蒿 10g
　　　秦艽 10g　　　白花蛇舌草 20g　紫草 10g　　当归 10g
　　　蜂房 6g　　　　生地 10g

8 剂，水煎服

另予清热散 ×20 粒，每服 1 粒，日 2 次。

方解：方中白藓皮、地肤子、蛇床子、黄柏清热燥湿解毒，苍术、元参燥湿健脾养阴，丹皮、连翘清热凉血消斑，丝瓜络、忍冬花藤通经活络、清热解毒，紫草、蜂房、白花蛇舌草清热解毒，当归、秦艽、青蒿清虚热、凉血活血，生薏米清热利湿，生地养阴清热。

五诊：2013 年 12 月 29 日

本周体温较前好转，昨晚体温 37.3℃～37.5℃。现咽痛，巩膜黄染，咽后壁有滤泡，仍身痒，小便黄。舌质红苔白根厚，脉弦滑尺弱。证属湿热毒侵血分，湿热未净。治以清热利湿，凉血解毒。

方药：茵陈 30g　　　金钱草 15g　　海金沙 10g　　晚蚕砂 10g
　　　丹皮 10g　　　连翘 12g　　　赤小豆 10g　　蝉衣 10g
　　　白花蛇舌草 20g　青蒿 10g　　　紫草 10g　　　秦艽 10g
　　　丝瓜络 10g　　蛇蜕 10g　　　白藓皮 12g　　地龙 10g
　　　忍冬花藤各 15g　椿根白皮 10g　地骨皮 10g　　虎杖 10g

7 剂，水煎服

另予清热散 ×20 粒，每服 1 粒，日 2 次。

方解：患者症象平稳，咽痛，巩膜黄染，咽喉壁有滤泡，仍身痒说明湿浊未净，虚火上炎少阴，苔白根厚腻湿浊，脉弦滑为湿热未净，尺弱为正虚肾耗。故继清湿热，方中茵陈、金钱草、海金沙、晚蚕砂清热利湿，丹皮、连翘、赤小豆清热凉血消斑，蝉衣、蛇蜕、白花蛇舌草、虎杖清热解毒通经，丝瓜络、忍冬花藤通经活络、清热解毒，青蒿、地骨皮、秦艽清虚热祛湿，白藓皮、椿根白皮清热燥湿解毒。

六诊：2014 年 1 月 5 日

服上药后皮肤黄染见退，仍有散在皮疹，不痒。周三晨起体温 38.8℃，周四凌晨体温38.8℃，周五晚体温37.2℃。自诉发热前出现咽痛，打喷嚏，流鼻涕。舌质红，苔根淡黄厚腻，脉弱数，右脉弦细滑数。证属湿热内陷阴分积蓄为毒，治以清热利湿解毒。

方药：白藓皮 15g　　地肤子 20g　　蛇床子 9g　　黄柏 10g
　　　苍术 10g　　　元参 30g　　　丹皮 10g　　连翘 10g
　　　忍冬花藤各 15g　丝瓜络 10g　　生薏米 20g　　青蒿 10g
　　　秦艽 10g　　　白花蛇舌草 20g　紫草 10g　　当归 10g
　　　赤小豆 10g　　板蓝根 10g　　马勃 3g　　　蜂房 6g

7剂，水煎服

另予梅花点舌丹，每服2粒，日2次。

方解：方中白藓皮、地肤子、蛇床子、黄柏清热燥湿解毒，苍术、元参燥湿健脾养阴，丹皮、连翘清热凉血消斑，丝瓜络、忍冬花藤通经活络、清热解毒，紫草、蜂房、白花蛇舌草、板蓝根清热解毒，当归、秦艽、青蒿清虚热、凉血活血，生薏米清热利湿，马勃利咽止痛。改用梅花点舌丹加大清热解毒之功。

七诊：2014年1月12日

本周发热，体温37.8℃持续3日。现外感咳嗽，咯黄痰，流涕，咽痛，不恶寒，乏力，多汗，身起红色丘疹、不痒，体温37℃以下，小便黄，大便溏。舌质红苔白干，脉浮数寸大。治以清热解毒疏邪，清热凉营血。

方药：鲜芦茅根各 30g　野菊花 10g　　板蓝根 15g　　蝉衣 10g
　　　浙贝 10g　　　元参 60g　　　忍冬花藤各 15g　连翘 12g
　　　生石膏 15g　　地骨皮 20g　　公英 10g　　　地丁 6g
　　　白花蛇舌草 20g　佩兰叶 10g　　紫草 10g　　　马勃 5g
　　　羚羊粉 0.3g（分冲）

10剂，水煎服

另予梅花点舌丹，每服2粒，日2次。

方解：因患者外感，故改用清肺利咽汤加减治疗。

八诊：2014年5月11日

患者诉40余日未见发热，周期延长，发热后服用退烧药即退。发热时伴有头晕，无咽痛，身痒、入夜尤重如虫行，潮热少汗，未见斑疹。舌质红，苔根白厚腻，舌下紫青，右脉弦兼数，左脉弦滑大。证属肝热脾湿深入血分。

方药：生石决明 20g　　白蒺藜 10g　　黛蛤散 10g　　焦栀子 10g
　　　龙胆草 10g　　　地骨皮 10g　　茵陈 20g　　　忍冬花藤各 12g
　　　旋覆花 10g　　　代赭石 10g　　丝瓜络 10g　　丹皮 10g
　　　连翘 10g　　　　赤小豆 15g　　盐知柏各 10g　竹茹 20g

8剂，水煎服

方解：方中生石决明、白蒺藜平肝潜阳熄风，黛蛤散清热利肺，焦栀子、丹皮、连翘、赤小豆清热凉血解毒，龙胆草、茵陈、盐知柏清热燥湿，丝瓜络、忍冬花藤通经活络，清热解毒，地骨皮清肺降火，凉血除蒸，旋覆花、代赭石降逆消痰，旋转中焦气机。

九诊：2014年5月18日

服药后身痒加重，咽部偶有不适，体温37.2℃，未服西药，失眠，食欲欠佳。查体：鼻痔，颌下淋巴结肿大，舌质红苔黄厚腻，脉浮滑大数，手心热。

方药：鲜芦茅根各 30g　野菊花 6g　　板蓝根 12g　　蝉衣 10g
　　　僵蚕 5g　　　　浙贝 10g　　　元参 30g　　　生地榆 12g
　　　地骨皮 10g　　　青竹茹 30g　　辛夷 10g　　　苍耳子 5g
　　　忍冬花藤各 15g　连翘 12g　　　槐花 6g　　　　白藓皮 12g

7剂，水煎服

方解：患者鼻痔、淋巴结肿大等表明上焦火炽，改用清肺利咽汤清上焦之火。方中芦茅根行卫气营血、表里两清，野菊花、板蓝根疏风清热解毒，蝉衣、僵蚕祛风解痉、化痰散结，浙贝、元参滋阴降火、清热化痰，生地榆、槐花凉血止血消痔，地骨皮、青竹茹清热降火，忍冬花藤、连翘清热解毒通络，白藓皮清热利湿。

十诊：2014年5月25日

上周日回去后即出现发热，持续3日，均在38℃以下，咽痛、烧退后即愈，痔疮好转，鼻痔已消，身痒难忍，小便色黄，大便日1行，偏干。脉弦滑数不柔和。

方药：鲜芦茅根各 30g　野菊花 10g　　板蓝根 15g　　蝉衣 10g
　　　僵蚕 6g　　　　浙贝 10g　　　元参 30g　　　生地榆 15g
　　　地骨皮 10g　　　青竹茹 30g　　忍冬花藤各 20g　连翘 10g

槐花 10g　　　龙胆草 10g　　　盐知柏各 10g　　　全蝎 3g

白藓皮 15g

7剂，水煎服

另予六神丸，每服4粒，日2～3次。

方解：服上药后咽痛好转，鼻痔、痔疮见消，唯身痒难忍，故加大利湿止痒之药，如龙胆草、盐知柏、全蝎。患者服用梅花点舌丹日久，恐伤胃，改用六神丸清热解毒。

十一诊：2014年6月1日

咽部不适，身痒3日1行，鼻痔红肿，痔疮好转，精神差，失眠、入睡困难，身起丘疹成对。舌质红苔淡黄厚腻，脉弦滑数弱，重按无力。

方药：鲜芦茅根各 30g　　菊花 6g　　　板蓝根 12g　　大青叶 5g

蝉衣 10g　　　忍冬花藤各 15g　连翘 12g　　　丹皮 10g

赤小豆 10g　　地骨皮 10g　　蛇蜕 10g　　　竹茹 15g

辛夷 10g　　　苍耳子 5g　　　白藓皮 10g　　紫草 10g

夜交藤 20g

7剂，水煎服

另予六神丸，每服6粒，日2次。

方解：服上方后身痒、失眠，故加丹皮、连翘、赤小豆、紫草清热凉血消疹，蛇蜕清热解毒止痒，夜交藤养心安神。

十二诊：2014年6月8日

周二出现发热，体温38.3℃，周三发热，体温38℃，今日体温正常。现胃部不适，呃逆感，身痒，后背起水泡。舌红绛苔白厚腻，脉弦数。

方药：白藓皮 10g　　地肤子 15g　　蛇床子 5g　　　黄柏 6g

苍术 5g　　　丹皮 10g　　　连翘 10g　　　赤小豆 15g

蝉衣 10g　　　蛇蜕 5g　　　忍冬花藤各 10g　地骨皮 10g

荷叶 10g　　　藕节 10g　　　益元散 10g　　生谷芽 10g

7剂，水煎服

方解：方中白藓皮、地肤子、蛇床子、黄柏清热燥湿解毒，苍术燥湿健脾，丹皮、连翘、赤小豆清热凉血消斑，忍冬花藤清热解毒，蝉衣、蛇蜕清热解毒止痒，藕节清热生津，荷叶、益元散、生谷芽清暑利湿、固护胃气。

十三诊：2014年6月15日

本周未见发热，咽喉壁有滤泡，身痒，胡子疮，唇干裂，大便2日一行，偏干。舌质红苔淡黄厚腻，脉弦数。证属肝热脾湿。

方药：白藓皮 20g　　地肤子 20g　　蛇床子 9g　　黄柏 10g
　　　苍术 10g　　　丹皮 10g　　　连翘 10g　　赤小豆 20g
　　　蝉衣 10g　　　公英 10g　　　地丁 5g　　　地骨皮 10g
　　　晚蚕砂 10g　　竹茹 30g　　　荷叶 15g　　鲜藕 50g
　　　旋覆花 10g　　代赭石 10g　　甘草 10g　　龙胆草 6g
　　　滑石 10g

7剂，水煎服

另予梅花点舌丹，每服1粒，日2次。

方解：方中白藓皮、地肤子、蛇床子、黄柏、晚蚕砂清热燥湿解毒，苍术燥湿健脾，丹皮、连翘、赤小豆清热凉血消斑，蝉衣、龙胆草、公英、地丁清热解毒止痒，鲜藕清热生津，竹茹、荷叶、滑石、甘草清暑利湿，旋覆花、代赭石降逆消痰，旋转中焦气机。

十四诊：2014年7月13日

患者已3周未见发热，仍身痒，皮肤划痕征阳性，精神欠佳，睡眠欠安，多噩梦。舌质红苔黄厚腻，脉弦细柔和。

方药：白藓皮 20g　　地肤子 30g　　蛇床子 9g　　黄柏 10g
　　　苍术 10g　　　丹皮 10g　　　连翘 10g　　赤小豆 20g
　　　蝉衣 10g　　　公英 10g　　　地丁 5g　　　地骨皮 10g
　　　晚蚕砂 10g　　竹茹 30g　　　荷叶 10g　　鲜藕 50g
　　　旋覆花 10g　　代赭石 10g　　甘草 10g　　龙胆草 5g
　　　滑石 10g

15剂，水煎服

方解：患者服用上方3周未见发热，疗效肯定，继服前方，回老家休养。

小结：本病患病特点为患者长期高热不退，在某西医院住院半年余未明确诊断，以发热待查为最终诊断。其热型自上午始即发热37℃，至中午发热38℃，下午为

40℃，达到最高。

期间症状有不恶寒或偶畏冷，舌苔白厚腻，舌质红，脉弦滑数。因服解热镇痛的西药偶见汗多出于上部。咽痛时久兼唇齿溃烂作痛，口舌生疮、鼻痔、内痔。后经服用中药，身发皮丘疹、时久作痒。

患者经西医治疗体温不降已半年之久，加中药后始降。服用中药清湿热凉血解毒后体温打破37℃，可到36℃。期间除因未按医嘱服用清凉解毒的六神丸过量致精神差、体弱纳差外，其余一般尚可。患者早期用清湿热解毒药白藓皮等效果时显退烧，后出现咽痛临时改用清肺利咽汤清热利咽止痛，期间曾按午后阴虚潮热加入秦艽、银柴胡、地骨皮等清虚热之药，效果不显著。因其症见咽痛时久兼唇齿溃烂作痛、鼻痔，此为火邪表现，口舌生疮为热盛，内痔为湿热下注，舌苔白厚腻为湿浊内蓄，舌质红为血分蕴热，脉弦为邪盛，滑为湿浊，数为蕴热；身痒为风邪表现，皮疹为血分毒邪，本患者发病前曾患心内膜炎，亦是湿热毒的一种表现。故证系湿热内蕴成毒，治以清热解毒，疏热化湿，清热凉营。

本病患者发热时久，迁延不愈，体现了温病湿热病的特点：热为阳邪，其性猛烈，湿为阴邪，其性黏滞，两者相合易成胶着难分之态势，湿热交蒸酝酿而成，所以病情缠绵难愈。故本病患者经宋老治疗后半载而愈，回老家休养，实是可喜可贺。

撰写人：宋瑾

宋祚民治愈痈瘰验案解析

淋巴结肿瘤多由气血留滞，营气受湿浊之气流行滞涩，壅结脉络而成，中医称为"痈瘰"。血营为血脉之清者，巡行于淋巴脉络之中。如骤然外遇寒气的侵袭，导致营气的流行不畅则郁结留滞，阻塞突起形成淋巴结肿瘤；或因积热时久，营气通行不畅，亦可致成痈瘰，而且较寒凝滞而瘀者为多。

因此腋痈、胯腹痈、痈的发病原因为外感风温、风热夹痰、蕴瘀少阳，凝结脉络，或肝胃之火毒上郁，凝结成痈。治疗常以清热解毒，消肿散结，化瘀除痰为法。

◇ 病案一则

周某，女，31岁，北京市人。

初诊：2013年3月3日

患者曾于2012年6月身发高热，两个月后热退自愈，其后反复发热至今。2013年1月7日复发高热38℃以上，当时即刻到某军医院检查，经超声影像诊断双侧颈部、腋窝及腹股沟区多发低回声结节，考虑为淋巴结肿瘤，后复经北京肿瘤医院诊查，高度怀疑为"霍奇金氏淋巴瘤"，尚未做放疗、化疗。为寻求中医诊治，遂寻宋老就诊。刻下显示精神疲倦，久病失泽，病痛面容，纳食一般，下午偶现发热38℃左右，月经已3个月未至，腋下淋巴结肿大，形如鸡卵，中等硬度，腹股沟淋巴结可触及。舌质嫩红，苔中根部厚腻，两脉弦细滑数。证属气阴见虚，气滞血瘀，营气为湿浊久郁，壅结留阻脉络。导致经络通行受阻，时久壅积形成痈瘰。

辨证：外感风热毒邪，内夹痰浊，气滞血瘀壅阻经脉，外发痈瘰。

治法：软坚散结，清热排毒消痈。

方药：芦茅根各20g　野菊花10g　板蓝根15g　僵蚕10g
　　　浙贝母10g　　玄参90g　　忍冬花藤各20g　连翘10g
　　　生石膏10g　　地骨皮10g　银柴胡5g　　　紫草10g
　　　山慈菇10g　　草河车10g　射干10g　　　佩兰叶10g

10剂，水煎服

另予西黄丸×10支，每服半支，日2次。

方解：芦茅根、生石膏、野菊花、紫草、连翘、忍冬花藤、板蓝根共奏清气凉血解毒之功。地骨皮、银柴胡、射干、佩兰叶清营分郁伏之热，退烧。山慈菇、草河车、浙贝、僵蚕、元参（代犀角用）、西黄丸清毒热，消痈肿，软坚散壅结。

二诊：2013 年 3 月 17 日

现症为入夜出汗，仅颈较湿，并无发热，腋下淋巴结肿大如"元宵"两枚，可活动，按之痛，质软，边缘清楚，纳食一般，服中药第 3 天大便色黑（瘀滞下行），咽峡红，舌尖边红，苔中根部淡黄略厚腻（湿浊未净），两关脉滑数（浊热未净）。

辨证：肝热脾湿，浊邪内滞，经脉瘀阻已见行通之机。

治法：继予清热解毒，消肿散结，化瘀通络法治之。

方药：芦茅根各 30g	野菊花 10g	板蓝根 10g	僵蚕 10g
土贝母 10g	玄参 90g	夏枯草 10g	白花蛇舌草 20g
山慈菇 10g	草河车 10g	乳香 6g	忍冬花藤各 20g
连翘 10g	紫草 10g	鳖甲 10g	丝瓜络 10g

14 剂，水煎服

另予梅花点舌丹 ×72 粒，每服 2 粒，日 2 次，舌下含服。

方解：芦茅根、野菊花、板蓝根、忍冬花藤、连翘、元参、白花蛇舌草清热解毒，土贝母、夏枯草、山慈菇、草河车、乳香、僵蚕、紫草软坚散瘀、消肿排痈，鳖甲、丝瓜络通血脉消瘀肿，梅花点舌丹疏散瘀毒、清热消肿。

三诊：2013 年 3 月 31 日

现症为药后已不发热，淋巴结肿不痛，活动不受限，腋下淋巴结直径约 2cm，腹股沟淋巴结未及。经停 3 个月身躯畏冷，白带多，大便偏稀，日 1～2 行，小便色黄。舌质淡红，苔根部白厚腻（形如豆腐渣样）脉软无力，关脉弦滑且数，略柔和。

辨证：已见柔和缓脉。并显情绪易起急烦躁、面色失泽、乏力之象，此为邪已祛之过半。治法：宜增加益气养血之品，当以扶正不助邪为准。

方药：鲜芦茅根各 30g	菊花 10g	板蓝根 10g	僵蚕 10g
土贝母 10g	玄参 30g	夏枯草 10g	白花蛇舌草 20g
山慈菇 10g	草河车 10g	乳香 6g	忍冬花藤各 20g
连翘 10g	紫草 10g	生芪 30g	丝瓜络 10g

| 黄精 20g | 生薏米 20g | 当归 10g | 赤芍 10g |

14 剂，水煎服

另予梅花点舌丹×28 粒，每服 1 粒，日 2 次，舌下含服（减半免药过病所）。

方解：方中芦茅根、菊花、板蓝根、忍冬花藤、连翘、紫草、白花蛇舌草清热解毒，僵蚕、土贝母、夏枯草、山慈菇、草河车、乳香、丝瓜络消肿散结、通经达络，生芪、当归、黄精、元参、赤芍益气养血、行血化瘀，生薏米健脾化湿，梅花点舌丹消瘀排毒、消肿散结。

四诊：2013 年 4 月 14 日

服药后至今未见发热，右腋下淋巴结肿大未及，腹股沟淋巴结未及，月经至今未行，白带较前见少，纳食尚可，但大便偏稀，日行 3 次皆黑褐色，无腹痛，尿见略少。舌质淡红，舌苔黄，脉弦尺弱，左脉弦大。辨证：小恙除后当考虑给予健脾益气，更需调经养血以利冲任之脉（病中月事停经 3 月，患者急欲生子）。治法：亟宜健脾止泻防病之变，以止泻散加减。

方药：藿香 10g	苍术 10g	白术 10g	茯苓 20g
防风 10g	白芍 10g	甘草 6g	败酱草 20g
生薏米 20g	丝瓜络 6g	白蔻仁 3g	生芪 30g
佩兰叶 10g	益元散 10g	土茯苓 20g	山慈菇 6g

7 剂，水煎服

另予梅花点舌丹×14 粒，每服 1 粒，日 2 次，舌下含服。

方解：方中藿香、苍术辛香健脾，白术、茯苓健脾止泻，分清别浊行小便，生薏米、土茯苓、白蔻仁健脾化湿，败酱草、佩兰叶、益元散芳香化浊利小便，防风祛风厚肠，生芪益气，白芍、甘草和阴养血扶正，丝瓜络、山慈菇通络祛除残留之瘀，畅达经脉，点舌丹通络消痈。

五诊：2013 年 4 月 21 日

服上方后大便已成形，日 1～2 行，小便已如常，纳食尚可，月经已至（2013 年 4 月 17 日），但量少，色鲜红，有血块，未显腹痛与不适。腋下及腹股沟淋巴结皆未能触及。自觉能眠，多梦，偶见脱发。舌边尖红淡嫩，苔中根部薄黄，右关脉滑，左脉弦细且弱。辨证：其病除已过大半，临近尾声。治法：继以健脾益气，调经养血，畅利冲任为法。嘱其清淡饮食，忌食辛辣鱼腥之品防其复发。

方药：生牡蛎 20g　　桑寄生 10g　　黄精 20g　　山药 10g
　　　白术 10g　　　生薏米 20g　　茯苓 10g　　生芪 20g
　　　当归 10g　　　干地黄 10g　　女贞子 10g　　旱莲草 10g
　　　坤草 10g　　　龟板 10g　　　丝瓜络 10g　　怀牛膝 10g
　　　　　　　　　　　　　　　　　　　　10 剂，水煎服

方解：生牡蛎、龟板育阴潜阳，桑寄生、怀牛膝强腰脊益肾气，生芪、黄精、白术、山药、茯苓、生薏米健脾益气养胃，当归、生地、女贞子、旱莲草益阴养血，补益肝肾，充养冲任之脉，坤草、丝瓜络益血通经脉。停服点舌丹以防药过病所。

小结：患者已病经年，经停 3 个月，其血郁凝结致成淋巴结肿瘤。

1. 经服药后，淋巴结肿消散，经络血脉畅通。因患者想欲生子，本欲为其继予调理冲任益其肝肾，因其肿核皆消，经脉通冲任盛，月事以时下，此令人十分欣慰。

2. 在淋巴结即将消散之时，其大便一日行 3 次，黑褐色，未见腹痛与不适，非肠胃之病痛，当属经脉储藏之毒邪外排而复正之象。邪去则正自安，冲任盛则月事以时下，不继续伤正而经络有所改善。

3. 其舌苔原厚腻，药后曾显示如豆腐渣样，并见大便偏稀，日 2 次，说明内蓄腐浊毒邪向外排泄。

4. 本病例病程近 2 年之久，在未做放疗、化疗的情况下治愈，在月余的时间内病愈说明中医药治法是"治病留人"，不是只看疾病的存在与否，尚需要保护人体不受损伤而康复，此为中医治法之长项。而西区的治疗常常可见"病除人走"的结局。故针对此病应持"驱邪扶正"，提倡"见树也见林"的观点，同时可见祖国医学的确是一座伟大的宝库，应努力挖掘。

撰写人：刘晨涛

鲜药的作用

中草药的产生源自药食同源,《淮南子·修务训》称:"神农尝百草之滋味,水泉之甘苦,令民知所避就。当此之时,一日而遇七十毒。"可见神农时代药与食不分,无毒者可就,有毒者当避。例如大便不畅,服用大黄后大便顺畅了,于是大黄就作为医病的药物。而五谷则为人体生活所必须的食物。随着经验的慢慢积累,药食才开始分化,把可医治病的物品分为三大类,即"上品"治病不伤人而有扶正的功能;"中品"可治病,但需中病即止;"下品"除药性治病尚有小毒的性味,如用后口感麻辣或易伤人体正气、脾胃,不宜久服,中病即止,如辣椒之类。不过中草药皆是天然植物,来源于大自然,得天之雨露滋养,几千年来相传至今,尚为人们健康服务。

历史上孙思邈、李时珍等医家皆是亲自采药治病,大多是采集鲜药后晒干备用。中草药鲜药的作用盛行于清及民国时期,生鲜药品更能保存药的性能水分,因此在发挥治疗作用上有一定的优势。例如姜,性味辛温,鲜姜辛温祛寒,有发汗温胃止痛作用;干姜辛温,暖中止呕,其发挥驱寒行表之力减弱;炮姜有温下焦、暖肾回阳止泻之功。故鲜用生姜可行卫表发汗,干姜可温中散寒止痛,炮姜则下行温肾,姜炭温阳止血。鲜、干、炮、炭作用不同,功能各异。现将部分常用鲜药的性味及主治病症介绍如下:

(1)鲜芦根:甘凉,走气分行表,清肺热透表邪,生津止渴护阴。过去缺医少药的情况下,小儿出麻疹,皆知到河边拔鲜芦根煮水透疹清热,服用后避风寒,疹出透即愈。如疹出不透(一般3天出齐,全身到膝下)即用萝卜缨捣烂搓前胸后背,疹子即出。这些都是民间疗法,确实有效。

(2)鲜茅根:甘凉,清热凉血止血,利小便。

(3)鲜生地:甘寒,清热凉血止血,护肾阴,清疹毒。干生地:滋阴养血,治阴虚发热,消渴,吐衄,血崩,月经不调,胎动不安,阴伤便秘。用鲜生地主要是凉血止血,取寒则凝之意;但用于温热病高热时,因久耗伤阴血,用之即可凉血滋阴添阴,亦有降温作用。

(4)鲜石斛:甘凉,清营热护心阴,祛温热,养阴清热,滋五脏。治温病中后期耗伤阴液，用之最佳，体弱阴虚亦可做营养用。

（5）鲜佩兰：祛湿热芳香化浊醒神，对急性黄疸湿浊重者亦可用。

（6）鲜藿香：清暑热，治霍乱，止吐泻，和胃气，功用行气和中，辟秽祛湿。主治感冒暑湿，寒热头疼，胸脘痞满。

（7）鲜泽兰：清热除浊邪，化瘀滞，入血分。亦治妇科黄带炎症、疟疾、痢疾、口臭，疗风水毒肿。

（8）鲜竹叶：甘淡寒，清心火，除烦热，利小便。治热病烦渴，小儿惊痫，咳逆、吐衄，面赤小便短赤，口糜，舌疮，小儿夜惊与莲子心同用。

（9）鲜竹茹：清蓄热，和胃气，止呕吐。

（10）鲜枇杷叶：苦凉，润肺止咳，化痰利咽，清肺和胃，降气化痰。治肺热咳嗽，咳血，衄血，胃热呕哕。治肺燥干咳尤好，有咳声浅从咽部发声者，多与下部气管炎症有关。

（11）鲜薄荷：辛凉，疏风散热，辟秽，解毒。治外感风热，头痛目赤，咽喉肿痛，食滞气胀，口疮，牙痛，疥疮，隐疹。本品辛香凉散，与淡豆豉合用适合风温郁表，透邪透疹。亦可用于婴儿热证，小量清热祛火功同石膏，实火用黄连。

（12）玫瑰花：甘辛温，理气解郁，和气散瘀。治肝胃气痛，新久风痹，吐血咯血，月经不调，赤白带下，痢疾，乳痈毒肿。本药疏肝解郁，行气化瘀较好，对妇女体质弱而有瘀滞者良。避邪恶秽浊之气，食之芳香甘美令人神爽。

（13）茉莉花：辛甘温，理气，开郁，辟秽，和中。治下痢腹痛，眼结膜炎，疮毒。其芳香利气醒神效佳，除用于茶饮水之外，曾作为夏季避暑热之品，与白玉兰花佩戴衣襟上共为清暑热辟污秽之佳品。旧时庙会上有卖，配好放冰上保鲜，现已绝迹。

（14）旋覆花：咸温，消痰下气，软坚行水。治胸中痰结，胁下胀满，咳喘，呃逆，唾如胶漆，噫气不除，大腹水肿，与代赭石同用曾治心脏病术后呃逆不止。

（15）藕：甘寒，生用清热凉血散瘀。治热病烦渴，吐血、衄血、热淋。熟用健脾开胃，益血生肌，止泄。

（16）荷叶：苦涩平，清暑利湿，升发清阳，止血。治暑湿泄泻，眩晕，水气浮肿，雷头风。

（17）荷梗：清热解暑，通气行水、治暑湿胸闷，泄泻，痢疾，淋病，带下产后，血晕，吐血衄血，崩漏便血。

（18）鲜苏叶：辛温，发表散寒，理气和营。治感冒风寒，恶寒发热，咳嗽气喘，胸腹胀满，胎动不安，并能解蟹毒，与黄连合用可止呕吐，有开胃进食之功，对卫阳不充，胃气不达，可温而行中，散而达表，较桂附温和，较生姜运化协和。

（19）佛手、香橼：辛苦酸温，理气化痰。治胃痛，胁胀，呕吐，噎嗝，痰饮咳喘，并能解酒。其具有平肝解郁，畅气宽胸的作用，对体弱者较少破气伤正。

佛手露：专治气膈，解郁，大能宽胸（隔水温炖每服3～4两）。

（20）鲜梨皮：润肺止咳，化黏稠痰。咽干咯痰不利，加竹沥水同用更好，便溏脾虚者禁用。

（21）鲜九节菖蒲：辛微温，开窍豁痰，祛风宣湿，健胃解毒。治热病，神昏谵语，癫痫痰厥，气闭耳聋，多梦健忘，胸痞，呕恶，风湿痹痛。孔老常用治乙脑昏迷中风痰厥。

（22）茵陈蒿：性味苦辛凉，清热利湿。治湿热黄疸，小便不利，风疹疮疥，治传染性肝炎。俗话说"正月茵陈，二月蒿"，茵陈用白酒浸泡后饮用，可清湿热治酒疸，蒿长高后可做蒿灯熏蚊子。

（23）鸭跖草：又名水竹子、竹笼草。性味甘寒，行水清热，凉血解毒。治水肿脚气，小便不利，感冒，丹毒，腮腺炎，黄疸，咽喉肿痛，痈疽恶疮形如白茅根，亦治血尿、尿道炎、尿不利，治热痛用鲜药很好。

（24）马齿苋：性味酸寒，清热解毒，散血消肿。治热痢脓血，热淋，血淋，带下，痈肿恶疮，丹毒，瘰疬。饮汁主治反胃，面疮，阑尾炎。本药对急性痢疾的疗效与其它药物如磺胺类、氯霉素等相仿。

目前鲜药只有少数药品保持供应，如鲜芦根、鲜茅根、鲜石斛等，其他鲜品尚须逐步增加，当在药物种植与医生应用两者之间互动，繁荣药业，增进医疗，保存遗产。

撰写人：刘晨涛

呕吐验案一则

呕吐是指胃失和降，气逆于上，迫使胃中的食物和水液等经口吐出，或仅有干呕恶心的一种病证。有声有物谓之呕，有物无声谓之吐，无物有声谓之干呕。但呕与吐往往并见，故一般合称呕吐。本病的发生常与外邪犯胃、饮食不节、情志失调和脾胃虚弱有关。基本病机为胃失和降，胃气上逆。病位在胃，但与肝脾有密切的关系。病性分虚实，实者由外邪、食滞、痰饮、肝气犯胃等，致胃气痞塞，上逆作呕，其中有偏寒、偏热之分；虚者为脾胃气阴亏虚，无力行使和降之职，其中又有阳虚、阴虚之别。初病暴病多实，病久损伤脾胃，可由实转虚；亦有脾胃素虚，复因饮食、情志所伤，而呈现虚实夹杂之证。常见于西医的急性胃炎、心源性呕吐、肝炎、肠梗阻、尿毒症等多种疾病。

◇ **病案一则**

王某，女，12岁。

初诊：2013年7月28日

患者不明原因出现反复呕吐，食入即吐。3个月体重减轻30斤，曾多次于西医院就诊不效后来宋老处就诊。现形体消瘦，精神不振，不能行走，由其父抱入病房。四末凉，腹痛，脐周痛，夜眠欠安，大便不畅，需灌肠才可排出。舌质淡苔黄厚舌下黑，脉弦关滑细。

证系中州脾胃运化呆滞，脾虚胃败，中州逆乱，清阳不升，浊气不降，大肉已脱，津液枯槁，病属危证。

治以升清降浊，运化中州，逆流挽舟，复其胃气，观其后效。

方药：藿香10g　　苏梗10g　　苏叶10g　　黄连10g
　　　竹茹10g　　佛手10g　　炒谷稻芽各10g　白蔻仁5g
　　　花粉10g　　乌梅10g　　砂仁3g　　何首乌20g
　　　决明子10g　大芸10g　　诃子10g　　旋覆花5g(包)
　　　代赭石5g

7剂，水煎服

方解：藿香芳香化浊和胃，苏梗宽胸利气，苏叶温中开胃，黄连苦寒降逆，竹茹清虚热、和胃止呕，佛手醒脾和胃、理气止痛，谷稻芽和胃助消化，白蔻仁、砂仁行气温化止痛，乌梅生津敛胃阴，花粉与乌梅甘酸化阴，大芸养胃气，诃子敛津液，决明子通行大便，旋覆花、代赭石升清降浊，运化中州脾胃。

二诊：2013年8月4日

患者上次被抱进诊室，本次可自行走入，肚子偶疼，已不气短，手掌大小鱼际见丰满，呕吐一次，大便干球状，仍需灌肠。舌质红苔白略厚，舌下紫黑，脉沉弱寸脉大。服上方后症状好转，唯大便仍干，将决明子换为郁李仁加大通便之功。

方药：藿香 10g　　苏梗 10g　　苏叶 6g　　黄连 6g
　　　竹茹 10g　　佛手 10g　　炒谷稻芽各 10g　　白蔻仁 5g
　　　花粉 10g　　乌梅 10g　　砂仁 3g　　何首乌 20g
　　　郁李仁 6g　　大芸 10g　　诃子 10g　　旋覆花 5g(包)
　　　代赭石 5g

14剂，水煎服

三诊：2013年8月11日

大便干球状，仍需灌肠方可排出，近日咽部不适，咳嗽（少津），偶见呕吐。舌质嫩，苔白厚腻，脉细弱数，见有力，右脉弦细。服上药后大便仍干未见明显改善，增决明子继续加大通便之力。

方药：藿香 10g　　苏梗 10g　　苏叶 8g　　黄连 8g
　　　竹茹 10g　　佛手 10g　　焦三仙 15g　　花粉 15g
　　　乌梅 10g　　砂仁 5g　　白蔻仁 3g　　何首乌 20g
　　　决明子 10g　　郁李仁 10g　　大芸 10g　　诃子 10g
　　　旋覆花 10g(包)　　代赭石 10g

7剂，水煎服

四诊：2013年8月18日

未见呕吐，仍大便干难以排出，需灌肠，脐周腹痛，体重下降0.8kg，四末凉，盗汗，心律齐，心动过速。舌质红，苔淡黄略厚腻，脉弦弱，重按无力，右脉弦细。服上药后呕吐已止，大便仍干，加生白术、仙灵脾、元胡振脾阳，滋津液，益精气，通大便，止腹痛。

方药：藿香 10g　　苏梗 10g　　苏叶 8g　　黄连 10g
　　　竹茹 10g　　佛手 10g　　焦四仙 20g　花粉 15g
　　　乌梅 10g　　砂仁 6g　　白蔻仁 3g　　何首乌 30g
　　　决明子 10g　郁李仁 10g　大芸 20g　　诃子 10g
　　　旋覆花 10g(包)　生白术 30g　元胡 12g　仙灵脾 3g

　　　　　　　　　　　　　　　　　　7 剂，水煎服

五诊：2013 年 8 月 25 日

食后胃胀，活动后有下坠感，体重上长 100g，胃疼，脐周腹痛，肠鸣音亢进，3 日前自己可排便 6 次，前几次为干球状，四肢渐温。舌质红，苔白根白厚腻，脉柔和有力。脾阳渐复，精气渐充，继服前方。

方药：藿香 10g　　苏梗 10g　　苏叶 8g　　黄连 8g
　　　竹茹 10g　　佛手 10g　　焦四仙 20g　花粉 20g
　　　乌梅 10g　　砂仁 8g　　白蔻仁 5g　　何首乌 30g
　　　决明子 10g　郁李仁 10g　大芸 20g　　诃子 10g
　　　旋覆花 10g(包)　生白术 30g　元胡 15g　仙灵脾 5g

　　　　　　　　　　　　　　　　　　10 剂，水煎服

六诊：2013 年 9 月 1 日

服 1 剂后出现腹泻，日 3～5 行，便前腹痛，面色见红润。舌质红苔白厚腻，脉大有力。症见正气渐复，但见腹泻，亟需健脾止泻，给予止泻散治疗。

方药：藿香 10g　　苍白术各 5g　防风 5g　　茯苓 15g
　　　焦楂 3g　　白芍 10g　　甘草 5g　　炒薏米 20g
　　　败酱草 3g　　炒扁豆 6g　　刀豆子 6g　　诃子 5g

　　　　　　　　　　　　　　　　　　5 剂，水煎服

七诊：2013 年 9 月 8 日

腹痛全日作，昨夜隐痛，现按不痛，用上药不腹泻，大便 6 日 1 行，成球状，可自排，纳后胃胀缓解。脉大，舌红苔黄厚腻。

方药：太子参 20g　黑芝麻 10g　藿香 10g　苏梗 10g
　　　苏叶 3g　　黄连 3g　　竹茹 10g　　佛手 6g
　　　杷叶 10g　　旋覆花 10g(包)　丝瓜络 10g　砂仁 5g

| 白蔻仁 5g | 食盐 1分（自备） | 天花粉 20g | 乌梅 6g |
| 大芸 10g | 诃子 5g | 仙灵脾 3g | 山药 10g |

7剂，水煎服

方解：方中太子参补益脾肺、益气生津，黑芝麻补肝肾、益精血、润肠燥，藿香芳香化浊和胃，苏梗宽胸利气，苏叶温中开胃，黄连苦寒降逆，竹茹清虚热、和胃止呕，佛手醒脾和胃、理气止痛，杷叶清胃热、降胃气、止呕哕，旋覆花升清降浊，丝瓜络祛风通络，白蔻仁、砂仁行气温化止痛，花粉与乌梅甘酸化阴，大芸养胃气，诃子敛津液，仙灵脾补肾助阳，山药健脾养胃，滋肾益精，食盐入肾引经。

八诊：2013年9月15日

食欲渐增，手指已不凉，四肢见温，每次大便时腹痛，大便日1行，干球状，量递增。舌质红苔黄厚腻，舌下青，脉大数略柔和。服上药后症状好转，偶见腹痛加元胡行气止痛。

方药：藿香 10g	苏梗 10g	苏叶 8g	黄连 8g
竹茹 10g	佛手 10g	焦四仙 12g	花粉 20g
乌梅 10g	砂仁 8g	白蔻仁 5g	何首乌 30g
生白术 30g	大芸 20g	诃子 10g	黑芝麻 10g
仙灵脾 8g	元胡 15g	太子参 20g	

7剂，水煎服

九诊：2013年9月22日

服上药3剂后大便不下，本周四用开塞露后大便排出，干球状，腹痛，食欲可，手掌见丰满。舌质红苔薄白，脉见大，右尺弱余弦大。患者现大便需开塞露排出，改用8月18日方加黑芝麻润肠通便。

方药：藿香 10g	苏梗 10g	苏叶 8g	黄连 8g
竹茹 10g	佛手 10g	焦四仙 20g	花粉 20g
乌梅 10g	砂仁 10g	白蔻仁 5g	何首乌 30g
决明子 10g	郁李仁 10g	大芸 20g	诃子 10g
旋覆花 10g（包）	生白术 30g	元胡 20g	仙灵脾 8g
黑芝麻 10g			

14剂，水煎服

十诊：2013 年 10 月 6 日

服药后大便仍呈干球状难以排出，2～3 日用开塞露可排出，一个月未灌肠。腹部怕凉，遇凉则痛，有劲，食欲可，盗汗，以额头为主，舌质红苔淡黄干，左脉见大有力充盈，右脉弦缓细。继服前方，诃子改为火麻仁加大通便之力。

方药：藿香 10g　苏梗 10g　苏叶 8g　黄连 8g
　　　竹茹 10g　佛手 10g　焦四仙 40g　花粉 20g
　　　乌梅 10g　砂仁 10g　白蔻仁 5g　何首乌 30g
　　　决明子 10g　郁李仁 10g　大芸 10g　火麻仁 10g
　　　生白术 30g　旋覆花 10g(包)　元胡 20g　仙灵脾 8g
　　　黑芝麻 10g

14 剂，水煎服

十一诊：2013 年 10 月 20 日

精神佳，肉渐丰，食欲佳，大便难以排出，需用开塞露，身疲乏力，手见温脚见凉，咽甲弓红。舌质红苔白略厚，脉大略弦滑数尺大软。上方去苏叶、黄连，加生芪、黄精补气养血，健脾益肾。

方药：藿香 10g　苏梗 10g　生芪 30g　黄精 20g
　　　竹茹 10g　佛手 10g　焦四仙 20g　花粉 20g
　　　乌梅 10g　砂仁 10g　白蔻仁 5g　何首乌 30g
　　　决明子 10g　郁李仁 10g　大芸 15g　火麻仁 15g
　　　生白术 30g　旋覆花 10g(包)　元胡 20g　仙灵脾 10g
　　　黑芝麻 10g

14 剂，水煎服

十二诊：2013 年 11 月 3 日

服上药后改日服 3 次而便泻腹痛，食欲可，四末凉，偶有腰酸，乏力见好转。舌质红，苔白，右关脉滑而有力。上方减郁李仁，焦四仙改三仙以减轻通便之力。

方药：藿香 10g　苏梗 10g　生芪 30g　黄精 20g
　　　竹茹 10g　佛手 10g　焦三仙 15g　花粉 15g
　　　乌梅 10g　砂仁 10g　白蔻仁 5g　何首乌 30g
　　　决明子 10g　大芸 20g　火麻仁 15g　山药 10g

旋覆花 10g（包）　　元胡 20g　　　仙灵脾 10g　　　黑芝麻 10g

7 剂，水煎服

十三诊：2013 年 11 月 17 日

大便干球状难以排出，堵肛门口处不下，温水洗后可排出，继服 3 天后大便开头干球后溏，腹痛，食欲可，脉沉细弱，尺脉大。症状好转，继服前方。

方药：藿香 10g　　苏梗 10g　　生芪 40g　　黄精 20g
竹茹 10g　　佛手 10g　　焦三仙 15g　　花粉 20g
乌梅 10g　　砂仁 10g　　白蔻仁 5g　　何首乌 30g
白芍 20g　　甘草 10g　　大芸 15g　　火麻仁 10g
生白术 20g　　旋覆花 10g（包）　　元胡 20g　　仙灵脾 10g
黑芝麻 10g　　甜菊叶 3g

7 剂，水煎服

十四诊：2013 年 11 月 24 日

服上药 3 日大便未行，后自己服用乳果糖后大便每日 1 行，呈干球，无腹痛，乏力，食欲欠佳，气管呼吸音粗。舌质红苔淡黄厚腻，脉细弱，关数。

方药：藿香 10g　　苏梗 10g　　生芪 50g　　黄精 20g
竹茹 10g　　佛手 10g　　焦三仙 15g　　花粉 20g
乌梅 10g　　砂仁 10g　　白蔻仁 5g　　何首乌 30g
白芍 20g　　甘草 10g　　大芸 15g　　火麻仁 10g
生白术 30g　　旋覆花 10g（包）　　元胡 20g　　仙灵脾 10g
黑芝麻 10g　　甜菊叶 3g　　杷叶 10g

14 剂，水煎服

十五诊：2013 年 12 月 15 日

服上药配乳果糖大便正常，10 余日后大便溏，腹痛，便后可见少量黏液，体力尚可。舌质红苔黄厚腻，左脉沉弱无力，右弦细数。前方继服，无水行舟以增液汤补之。

方药：元参 30g　　麦冬 20g　　生地 10g

7 剂，水煎服

十六诊：2013 年 12 月 29 日

服用增液汤后腹泻，停用后大便干，现身体有力。舌质红苔淡黄厚腻干，脉弦有力，右脉弦弱。

方药：元参 30g　　麦冬 20g　　生地 10g　　生白术 30g

7剂，水煎服

服上药后大便偶见可自行排便，配合乳果糖可大便顺畅，食欲佳，日渐好转，建议回家调养，现患儿身体痊愈已正常学习。

小结：呕吐是临床常见症状，也是中医病证的病名。本病始见于《黄帝内经》，如《素问·六元正纪大论》说："土郁发之……甚则心痛胁䐜，呕吐霍乱。"呕吐又称呕，如《素问·脉解篇》谓："所谓食则呕者，物盛满而上溢，故呕也"。致张仲景《伤寒论》、《金匮要略》中所提到的呕吐主要包括干呕、呕吐、欲呕吐、呕多、呕逆、吐逆、吐利、吐脓血、吐涎沫、吐蛔、胃反等。《伤寒论》："少阴病，饮食入口则吐；心中温温欲吐，复不能吐……若膈上有寒饮，干呕者，不可吐也，当温之，宜四逆汤。"《金匮要略·呕吐哕下利病脉证治第十七》："趺阳脉浮而涩，浮则为虚，涩则伤脾，脾伤则不磨，朝食暮吐，暮食朝吐，宿谷不化，名曰胃反。"唐代孙思邈根据呕吐的病因不同或伴随证状的差异，提出"漏气"、"走哺"之名。《备急千金要方·膀胱腑·三焦虚实》中曰："此气剽悍滑疾，见开而出。故不得从其道，名曰漏气。其病则肘挛痛。食先吐而后下，其气不续，膈间厌闷，所以饮食先吐而后下也。"又曰："若实，则大小便不通利。气逆不续，呕吐不禁，名曰走哺。"陈无择《三因极一病证方论》曰："呕吐虽本于胃，然所因亦多端。故有寒热饮食血气之不同，皆使人呕吐。"金代刘完素在《素问病机气宜保命集·吐论》中指出："论曰吐有三，气、积、寒也，皆从三焦论之。"明·张景岳在《景岳全书·杂证谟·呕吐》曰："呕吐一证。最当详辨虚实，实者有邪，去其邪则愈；虚者无邪，则全由胃气之虚也。"

本病例先因外感误用西药伤脾胃致呕吐不能食，食入即吐，只能依靠输液维持，3个月体重下降 15kg，后求助于宋老，宋老认为此患儿中州脾胃运化呆滞，脾虚胃败，中州逆乱，清阳不升，浊气不降，大肉已脱，津液枯槁，病属危证。亟需治以升清降浊运化中州，逆流挽舟，复其胃气方能救助，药后患儿呕吐已止能进食，胃气已复，正如《黄帝内经》中"有胃气则生、无胃气则死"。 初诊时由其父抱入诊室自己坐不住，二诊时即可自己步入诊室，可暂坐，但畏冷，手足凉，脉细弱，语声低微。经治疗后已不呕吐，胃气已复，唯患儿大便干结成球不下，除灌肠还需人手抠出，后予"悦脾汤"加生白术30g后方能大便，白术炒用健脾止泻，生用有油脂可润便但量需大，最少30g。由其患病时久，脏腑失荣，津液枯槁难复，只能调补后天以补其气，增其液，复其神。治疗期间患儿大便干球难以排出为主，因其病日时久，正气虚弱，药后腹泻一次后恐其虚不受补，加用太子参、黑芝麻平补之品调补，最后以"增液汤"加生白术收功，食便皆如常，体重复原，实是可喜可贺。

附：白术

成分：含挥发油。

《本草汇言》：白术乃扶植脾胃，散湿除痹，消食除痞之要药也。脾虚不健，术能补之，胃虚不纳，术能助之。是故劳力内伤，四肢困倦，饮食不纳，此中气不足之证也；痼冷虚寒，泄泻下利，滑脱不禁，此脾阳乘陷之证也；或久疟经年不愈，或久痢累月不除，此胃虚失治，脾虚下脱之证也；或痰涎呕吐，眩晕昏眩，或腹满肢肿，面色萎黄，此胃虚不运，脾虚湿蕴之证也；以上诸疾，用白术总能治之。

《本草求真》：白术味苦而甘，既能燥湿实脾，复能缓脾生津。因其气甚烈，故能振动脾阳而又疏通经络，然又最富脂膏，故虽苦能温能燥，而亦滋津液，且以气胜者流行迅利，本能致津液通气也。白术专补脾阳，生则较熟性更鲜，补不腻滞。

撰写人：刘晨涛

妇人脏躁

"脏躁"一词最早见于《金匮要略·妇人杂病》篇："妇人脏躁，喜悲伤欲哭，象如神灵所作，数欠伸，甘麦大枣汤主之。"本病多见于月经即将绝经前，冲任失调，月事时来时止或逾期，其量忽多忽少，尚兼有白带，若无异味则可排除炎性病变，如白带量多含有异味者是湿热下注。在精神方面患者体实者尚稳定，差者多见情绪不稳定，易怒烦躁，甚或失眠脱发等阴亏液虚，血脉失荣之征象。肝藏血，妇女以肝为主，以冲任盛衰为本。脾为后天气血生化之源，肝郁气滞，脾胃生化气机受制，敷布失节，易于导致水津不得施布以致湿热下注，因此肝经蕴热，脾湿不运，易形成肝热脾湿之病。

治法：柔肝祛湿，调理气血，益肾固摄下元为治。

方药：生牡蛎 20g　桑寄生 10g　菟丝子 10g　川草薢 10g
　　　泽兰叶 10g　杜仲炭 10g　盐知柏各 10g　盐橘核 10g
　　　川牛膝 10g　荔枝核 10g

方解：方中生牡蛎育阴潜阳、软坚散结、固涩精气止汗，桑寄生补肝肾、强腰脊、疏经络，菟丝子补肝肾、温下焦、暖子宫，川草薢清湿热、别清浊，泽兰叶芳香化浊、行血除湿、祛瘀醒神，杜仲炭补肾强腰脊、止白带，盐知柏益肾、清下焦湿热，盐橘核理气、散结、止痛，川牛膝补肝肾、强腰脊、引药下行，荔枝核行气散结、祛寒止痛。

加减：腹痛加台乌药、元胡，失眠加夜交藤、莲子心，血虚加鸡血藤、当归，脱发加黑芝麻、黑桑椹、何首乌。

撰写人：程宋欣

病毒性脑炎验案一则

李某，男，35岁。

初诊：2001年9月18日

病毒性脑炎已半年，高热抽搐昏迷，初头痛呕吐，现记忆力差，激动，失眠，神情呆滞，反应迟钝，时时闭目欲睡。头部CT示双颞叶可见片状长T1、长T2信号，印象：脑炎，出血性梗塞。舌红苔黄厚腻，脉弦。辨证：内蕴湿痰，清窍失利。

治法：先拟利清窍开痰浊，通脑络化瘀滞，兼柔肝息风。

方药：石菖蒲 10g　　杭菊 10g　　杭芍 10g　　生石决明 30g（先煎）
　　　白蒺藜 10g　　天麻 10g　　钩藤 15g　　生龙牡各 30g（先煎）
　　　川郁金 10g　　玄参 30g　　川芎 15g　　胆南星 5g
　　　首乌藤 20g　　丹参 20g　　地龙 10g　　僵蚕 6g

20剂，水煎服

配用十香返生丸20丸，每服半丸，日2次。

二诊：2001年10月9日

头不痛，食纳可，寐差时醒，大便干，2～3日一行，记忆力增进，舌苔黄厚腻，仍易激动，烦躁，神不定。右脉见滑数，左弦细。

方药：石菖蒲 10g　　杭菊 10g　　杭芍 10g　　生石决明 30g（先煎）
　　　佩兰叶 10g　　黄连 6g　　肉桂 3g　　生龙牡各 30g（先煎）
　　　川郁金 10g　　莲子心 6g　　鸡内金 10g　　炒枣仁 10g（打）
　　　首乌藤 20g　　茯苓 15g　　六一散 10g　　阿胶 10g（烊化）
　　　鸡子黄 2枚

20剂，水煎服

配用十香返生丸20丸，每服半丸，日2次。

三诊：2001年10月30日

舌红苔白厚，右脉弦滑，左脉滑数。咽红。夜寐时间短，食纳可，大便畅。听诊心脏正常。

方药：石菖蒲 10g　　杭菊 10g　　杭芍 20g　　生石决明 30g 先煎
　　　女贞子 20g　　黄连 6g　　 肉桂 3g　　 生龙牡各 30g 先煎
　　　川郁金 12g　　生地 20g　　内金 10g　　炒枣仁 20g 打
　　　莲子心 6g　　 茯苓 20g　　龟板 10g 先煎　阿胶 10g 烊化
　　　鸡子黄 2 枚

　　　　　　　　　　　　　　　　　　　　　　20 剂，水煎服

配用十香返生丸 20 丸，每服半丸，日 2 次。

四诊：2001 年 11 月 30 日

药后记忆力略见好，纳食可，大便日行，可睡 4～5 小时，眼对光反射迟钝。舌红苔白厚腻。

方药：石菖蒲 10g　　杭菊 10g　　杭芍 10g　　丹皮 10g
　　　夜交藤 30g　　黄连 6g　　 肉桂 3g　　 生龙牡各 30g 先煎
　　　川郁金 10g　　生地 20g　　内金 10g　　炒枣仁 15g 打
　　　黄芩 10g　　　当归 10g　　丹参 20g　　龟板 10g 先煎
　　　鸡子黄 2 枚

　　　　　　　　　　　　　　　　　　　　　　20 剂，水煎服

配用十香返生丸 20 丸，每服半丸，日 2 次。

五诊：2002 年 1 月 13 日

夜间可寐 8 小时，起夜 2 次，精神不定。记忆恢复以短期记忆为主，远期记忆尚差，可自己骑车 8 公里接送孩子上学。大便隔日一行，不干，尿黄，饮不多，汗少。舌边尖红，苔黄厚腻，左脉大，右弦细，尺浮大。

方药：石菖蒲 10g　　杭菊 10g　　杭芍 10g　　生石决明 30g 先煎
　　　鸡血藤 20g　　黄连 6g　　 肉桂 3g　　 生龙牡各 20g 先煎
　　　川郁金 10g　　当归 10g　　鸡内金 12g　炒枣仁 20g 打
　　　首乌藤 30g　　丹参 20g　　佩兰叶 10g　鳖甲 10g 先煎

　　　　　　　　　　　　　　　　　　　　　　30 剂，水煎服

此患者经治疗后，神志清楚，活动自如，记忆力增强，可从事一些简单事情。

小结：此病例配用的十香返生丸乃宋老之经验用药，在临床上收到了出其不意的效果。十香返生丸，原名十香返魂丸、十香返生丹。主要成分为沉香、丁香、檀香、木香、香附、降香、广藿香、乳香、苏合香、安息香、人工麝香、天麻、僵蚕、郁金、莲子心、金礞石、柯子肉、甘草、冰片、朱砂、琥珀、牛黄等。其功效为开窍化痰、镇静安神。用于中风痰厥、气厥、中恶、惊痫等引起的言语不清、神志昏迷、痰涎壅盛、牙关紧闭等症。现代多用于脑血管意外、癫痫、精神分裂症、癔病、休克、中暑、副霍乱、食物中毒等属于风动痰升或暑湿秽浊之气阻塞气机、内扰神明者。

撰写人：贺福建

医 话 篇

支边义诊趣闻

1990年北京中医学会、北京中华医学会还有护理学会合并办公，在东单三条甲7号院内，此院是由一位老中医贡献出的作为中医医事活动的场所。7月15日，应内蒙古巴林左旗福临医院李敬中院长、全国政协常委赤峰政协副主席苏赫的邀请，由学会理事长王家五（我院刘敬谊的爱人）组织中西医专家前往内蒙古赤峰市义诊。应邀参加的有北京同仁医院的赵荣来院长及夫人沈惠安、我和吴振国，中日友好医院许润三教授，北京中医药大学附属东直门医院施汉章教授等，后来刘渡舟、赵绍琴先生也去赤峰市义诊，但时间不长。

我们最先在赤峰市红山区中医院西屯门诊部应诊，深受当地百姓的欢迎，患者早在半夜2点多钟就排队候诊，从上午8点到中午，我们每人均诊治60~80位患者。除看病外我还带教该院医师吕伟莉，之后到红山区第二人民医院义诊，患者仍然很多，同时带教该院医师张维广。他们学习十分认真，都在当时去应诊的许润三、施汉章两位教授的参与下对我行了拜师礼。张维广他们现已成为当地的名中医了。

之后，我们又到了巴林左旗，这是辽上京临府，是新石器时代红山文化和富河文化的开创地。象征内蒙玉制龙的吉祥物矗立在赤峰市中心的大街上。10世纪初，契丹刺部首领耶律阿保机统一八部，于公元916年建国大契丹，辽上京北方少数民族在草原上营建的第一座京城就是此地，在义诊之余，我们参观了巴林左旗博物馆，看到了当地丰富的民族文化，了解了辽金时期的历史。我们应博物馆金永田馆长之邀，观看了辽京时期的上京遗址，馆内镇馆之宝的"卐卍"字大银币，据说我们国家只有两枚，这个是其中之一，有时还借到其他地方展览，保护措施极为严格。

左旗等旗县大多是依山的一条通衢大街，即从外旗县到街头径至街尾大路，设行政机关等。大街的东头有条大河,建有一座很长的大桥,可通向东北的沈阳市。福临医院在街中心,我与吴振国在李敬中院长的关照下进行义诊。那时患者很多,诊室面临大街,有很多患者等待诊治,从窗户里看到他们那种期盼的面孔,心中十分不安。

因为邻近的患者很多,还有其他旗的患者也前来就诊,在诊病时,还要带教抄方,李敬中院长就按我用的悦脾汤编成诗歌,学用方便多了。后来,他曾到赤峰市看望我们,交通很不方便,由赤峰市至巴林左旗约800多里,他们说,如同到上海那么远,行车须先到右旗西站,再行至左旗。

在福临医院义诊一周后,时遇雨天,从宾馆到医院路程不算太远,那里也没有什么公共交通工具,上班从宾馆打着伞,步行20分钟即到,当行至医院时,门前已形成小河,院方就用候诊的长条椅子搭成桥以进出医院。雨下得并不大,等应诊结束,下午回宾馆时,听说山洪下来了,把通往沈阳的大桥(长约二三百米)给冲没了,这边只剩下桥头一小段,还向左边斜者呢。等雨停后,都想看看损坏的桥头及河内的情况。当时,院方说暂时不能去。因为街道上看不到路面了,都让淤泥覆盖了,看不清河床与路的分界。

过了几天,赤峰市中医院与卫协的同志闻知左旗遇到山洪,十分着急,就开着救护车,载来了医护人员,还带来了铁铲等工具。我们在回赤峰的前一天,去了街头看洪水过后的情景,当时道路上仍有半尺厚的干泥沙,河的南面高高的电线杆子上,还挂着山洪冲过时带来的一缕缕杂草与杂物,那电线杆距离地面有6米多高。水过之后,河上的桥冲没了,桥上的人和物都随水冲走了,据说当时洪水下来时,桥上正有两辆大解放汽车经过,头一辆一踩油门开上了对岸,后一辆则跌落河中,最后被水冲到岸上。真是水火无情,令人后怕。

因左旗距离赤峰市有近千里,一般车只在高速路往回返,但有时道路被雨水冲垮,因不知前方路况,过桥时必须慢行。车行大道,忽然看到,前方的小桥路面因水的冲击,桥小水大,路的两边道路因水的旋涡转动把土都刷掉,缺少了很多,且路面不整,司机等人,让我们全都下车在路上等着,他们一起动手搬石头添土,把路面加宽,觉得路面与车的宽度差不多了,就试一试车能否过去,试了几次还是不行,只好又到附近的村子搬来大的石头垫上。大家都在车后边等着,司机又开始试车,先是慢慢的，后来猛地一下就开过去了，我看到车的左后轮是悬空而过的，真是后怕。

在车上，他们说这道路都是当地旗建的，不是国道，路建得不够规格。行车过了一段后，又停了下来，车上的年轻人都拿着工具下车，涉水整路，我与吴振国坐在车里。车在深浅未知的水坑路上行走，车陷住了，他们就再涉水清理一下。因为正常的车道被大水拦腰冲断，凹下30多米长的路面，车必须经过可下坡的低洼的道路。路凹凸不平、看不见水渠，车子忽高忽低、左右摇摆地行走着，我十分紧张，就抓紧车上的铁扣。随着车子上下颠动，吴振国坐在车前独立的座位上，周围没有扶手，在车子一次大的颠簸后，他当时就感觉剧烈的腰痛。等车子回到正道时，我们急忙把救护车的椅子放平，让他平卧。回到赤峰中医院，他被检查诊断为腰椎压缩性骨折，就在宾馆疗养。因当时中医院还预约了很多病人，都由我一个人诊病。

这次支边是一次很险的经历，但收到当地患者写给的一个条幅"草原人民欢迎您们"。得到医患的认可，大家甚感欣慰。

临行时，内蒙全国政协常委赤峰政协副主席苏赫送给我一本书《临潢史迹》，巴林左旗博物馆金永田馆长题词留念。

北京中医学会还接受吉林省浑江市卫协的邀请去讲学。参加人员有我、方和谦、赵绍琴等人，由学会秘书长李惠治和井宏伟同志陪同。那时的交通不方便，因该市与朝鲜仅隔着鸭绿江，江上有一座大桥，那时大桥可直通朝鲜。桥中间由守卫的解放军战士与朝鲜人民军战士一同站岗，浑江市卫协主席十分热情，亲自到火车站接站。车站戒备森严，军警很多，据说邓小平主席要去长白山天池，周围禁止行人。那时去浑江是走通化，那里的火车轨道比外面铁轨窄，而且要半夜在梅河换乘吉普车，再行走200里的土路，我们分乘2辆。前边车过后尘土飞扬，后边的车连路也看不清，并且颠簸上下头顶车篷，据说这是伪满时修的山路。讲完课后吉林省政府负责领导接待我们，并安排去抗日联军司令杨靖宇的陵园参观。建筑很宏伟，园内两侧有配殿，正殿很大，放着朱德等国家领导人和其家属敬献的花圈。

撰写人：宋祚民

忆密云山区下乡支农

70年代，为了响应毛泽东指示把医疗卫生工作重点放到农村去，院方组织医疗队分批下乡接受贫下中农再教育，实行三同，即同吃、同住、同劳动。第一批是曹希平带队，我是第二批，被派到密云县，带队的是姜巨堂。原定每批半年一换，后来改为一年一换。

那时医院用解放牌大卡车送我们去密云，我们带着行李及洗漱用品上了车从东直门出发到密云山区。途经县城北火车站、溪翁庄、梨树沟、水堡子、南石城、北石城，总点设在北石城中学南边的卫生所。在西边北山坡处，医院盖了10间平房作为队员居住及制作中成药的地方（备战备荒）。那时同下医疗队的还有当时朝阳医院的院长闫梦兰等人。

我们分别散驻各点，居住最远的是在云蒙山，约15里路程，每半月下山买一次粮食。下云蒙山须过一个独木桥，这个桥是架设在两山之间的必经之路，下面是万丈深渊，十分危险。医生中田念民、王孟庸驻二道河子（针灸内科），每次巡诊都要路经一处叫"判官肚子"的险地，那是河里光滑的大石头，脚下一滑就掉到水了，必须爬着过去。我驻水堡子，临近水库西南边，村东头是用石头垒的城门洞和城墙，房东老人姓吴，巡诊回来他就会给我讲当地的抗日英雄"小白龙"的故事。下地劳动是用树枝做成的夹子收栗子，然后用潮湿的麻袋闷着，过几天壳脱落后栗子就可以吃了。

水堡子村西口是大道，从南向北走有一个山梁。自下向上坡行至最高处再往下去的下坡路很陡，大队医推着自行车向上走，行至山尖处，就骑上车自动滑行，很快就到了山脚下，但不能捏闸，只能用他的厚山鞋踩着前车轮当闸用，这一上一下就是5华里*。水堡子巡诊范围有南北石城、桃花地、石塘路（此地有火车站），梨树沟向南有对家河。由大队医领着去患者家中诊治、开中药、针灸，那时下乡医疗队的口号是"一根针、一把草"，农民的顺口溜是："小病抗着，大病养着，实在不行了就躺着。"那时除了巡诊外还给大队医讲课教针灸，常见病、流行病及中草药治疗，同时还编赤脚医生手册。有时还去山上采中药，当地有黄芩、苦参、鸭跖草、小檗（代黄柏用，

---

* 华里：长度单位，1华里=0.5公里。

据说是黄连素前期药），茅根很多，生南星又叫"山棒子"，有毒，形如老玉米，据说给猪吃一粒就中毒死掉。那时我带教的大队医是裴连枝、韩德明，现都已上了年纪，目前他们及其家人有病仍找我诊疗。

为大队医务室制作中成药

由于患者农活忙，且慢性病如肝胃病、咳喘及腹痛等服药不方便，我们为大队医务室制作了中成药（水丸及散剂）。由中药房的马少元教制丸散剂，还用蒸馏器过滤大蒜素治疗腹泻、肠炎、咳喘等。

抢救蘑菇中毒患者

在水堡子驻诊时有位管理卫生的党支部委员，家住水堡子南山（对家河）并管理下乡医疗队及大队卫生室。有一天夜里下大雨，第二天早晨地上长出成片的蘑菇，当地人都知道阴天下雨后会长出蘑菇，采摘后可当菜吃。这位支委一家三口都吃了蘑菇，他本人吃得最多，他爱人吃得较少，孩子吃得也不多。他最早出现了腹痛、恶心、呕吐的症状，急忙让大队医找我们医疗队，那时我与妇科的王碧云为其诊治，随时量血压、试体温、听心音、查肝脏大小，当时体温、血压等皆在正常值，脉象弦强，舌苔厚腻。自上午8点左右输液并服生甘草、绿豆汤解毒，呕吐渐止但时欲大便。第一次大便就便出几条蛔虫，但腹痛不减，按其肝部胁下可及，约30分钟后复欲大便，结果便出一小盆之多的蛔虫。证象似有缓和，脉象弦减弱，血压有些下降，肝胁下二指。1小时后复又便下蛔虫一满盆，大多为死虫，腹随见软，肝脏见大，血压、心率皆失常态。遂急用车送往北大医院，诊断为"毒蘑菇中毒"，经取原服用的蘑菇化验为含有剧毒物质"鹅膏停碱"，服后可致毙命。经北大医院救治后复转至中医研究院，住院后即显狂躁，下地跳动，后经6名陪护的青壮年强按床上后患者仍狂躁不止，最终七窍出血而亡。其爱人及孩子吃得少，后经治疗痊愈。此病例北大医院很是重视。因其所收治的中毒病例大多为中晚期，此患者自初诊至转院，病历记录较完善。给我印象最深刻的是按西医学说的肝脏有解毒的功能，本病例经服毒蘑菇后肝脏从按不着到肝至脐下逐渐胀大只是一上午的时间，说明了肝脏的解毒作用与中毒后的迅速改变。常说服用砒霜中毒后会七窍出血，而本病患属毒性发作至狂躁后复因外力压迫而出血。

孕妇难产的奇遇

在石塘路村有一户人家，家门朝东，门外南面有小山比墙还高，产妇居北房东侧，依墙北房距南边街门很远，院子较大。因孕妇难产急与我院联系派车把妇科孙惠兰大夫接去。就在车未到之时，在产妇街门外南坡上，坐南朝北蹲着大大小小五六只狼，病人家属用铁锹铲土往上扬驱除他们，但他们仍一动不动地坐在那里。后用石头砍、敲铜锣仍赶不走，不知这些狼怎么就知道这里有病人。还有，都说"夜猫子进宅，无事不来"，就在病人院子的树枝上立着一只猫头鹰，是病人的秽气还是什么吸引他们，弄不明白。有人说农村婴儿没命的都给狼吃了。该产妇是婴儿脐带绕脖子，经治疗后母子皆安，狼和猫头鹰都无获而返。

诊治眼球脱落患者

农村缺医少药，山区更为严重。医疗队下乡农民非常欢迎，男女老幼有病都来看，赤脚医生还带领我们到各家看病，老百姓既欢迎医生，口中还念着共产党恩情。我初到一位老妇人家给她看完病，要出屋时她说等一会，然后从屋门后拿出一根"八达棍"，是能弯不折的山树棍，与抖空竹的棍一样，比较粗，两头上下如小拳头大，上可握下可立，不滑。她说行走可省力，遇到狼和狗不要打其头，要打前腿，可以护身。这份爱护医疗队员的真情，让人十分感动。但我们对这位老人感到十分痛心，她因为长年患眼疾，经常到大队医务室索要油质青霉素的空瓶（简称"大油"）。用瓶底余下的药油点眼睛，结果眼睛感染后发炎，最后一只眼球脱落了，另一只眼还在发炎，最后用中药治疗才保留下来。

在水堡子的经历

我居住在水堡子时，那里诚实忠厚的支部书记吴显亮患了急性黄疸性肝炎，经服中药后病症见好。但黄疸还没退净，他就下地劳动。我立即劝他多休息，他却说不能让地荒着，最后不幸发展为肝硬化离开人世。

最近水堡子也成立了农家饭店，都盖起了新楼，马路既宽敞又平坦，交通方便，这里成了旅游点。南石城有桃源仙谷，北边有天下第一瀑、黑龙潭等，人们也富裕了。有位30年前患胃病治好的患者最近还给我带来一封信感谢当年为他医好病。那时除为贫下中农服务，有时县医院中医门诊部主任吴普增还请我为该县的领导们会诊，如何其珍、王宪、张连兴、密云水库管理处主任刘正舟等，也为溪翁庄托儿所的孩子们诊治过病。

下乡三同

到驻地水堡子后，医疗队按下乡支农的待遇轮流到每一家"吃派饭"，交1斤粮票，3角钱，早中晚一天三顿饭。每户人家都把过年方能吃到的白面年糕等拿出来招待我们，菜都是用小盆盛的豆角等，而且随时都可以添菜。一般是户主长者坐炕桌右边，让医生坐当中，左边有三四个孩子陪着，主妇站立地上等着添菜，招待十分隆重。因为须执行与贫下中农"三同"，不许去供销社买饼干等食物，有时因巡诊路远赶不回来吃饭，即便吃也有时吃不饱。例如在吃饭时有老人陪吃就得先敬老人，送第一个馒头。当要吃时，旁边坐着三四个孩子，他们都眼巴巴地看你吃，令人难以下咽，就也给每个孩子分一个馒头，他们很快就狼吞虎咽地吃完了。后来我们迁回总点即卫生院住，条件就好多了，有厨师专门做饭，烧大柴锅，烙的饼非常香，只是青菜少一点。那时城里菠菜早就吃上了，等到山区吃菠菜时，菜长得既高又粗，像小树老了，但仍然是很好的菜。我看到厨师炖菜，先点柴，锅热后放几粒花椒，炒熟了就放凉水，等水开了再放进菠菜，然后抓把盐放进去就可以吃了。但那时饭量大增，一顿饭一张饼，约1斤重。身体很好，吃得饱，睡得香，血压也不高了。那时每两个月可以回家休息两天，当车进入东直门后，看到人多车多心里很烦，等到家一顿饭吃两大碗炸酱面，吃两天就又吃不下了，也该回医疗队了。

吃水和雨水

由于卫生所临近大道上，队员除在卫生所值班看病，休息时须由卫生所西边上坡路，然后向北又上坡路方到住处。那时用水吃水很难，总是药房马师傅到下坡过大道往东再下坡处的一个水井提水，用挑担挑上山盛满水缸。他每天还需制作丸散剂，十分辛苦，但他很乐观，从不抱怨。

夏季雨水天，道路不好走，还容易暴发山洪。那时卫生所北侧有一户人家的小院，北面有约5米高6米宽见方的一块巨石，有一天夜里下大雨，第二天清晨雨停后，这户邻居连人带房还有那块巨石皆被山洪冲走了，毫无踪迹。这真是洪水无情，事事难料啊！

撰写人：宋祚民

恩师育我成长

我是一个土生土长的农村初中生，1958年到密云县医院中医学徒，1963年密云"乙脑"流行，宋祚民老师受北京市卫生局委派来密云县医院指导，协助救治，此刻我有幸与宋老师相识，陪其查房会诊，短短一周，在宋老师的精心医治下，很多昏迷的患儿有了知觉，能够喊"妈妈"了，抽风的孩子能够翻身了，绝望患儿的父母露出了微笑，全科的大夫、护士全都为宋老师的高超医术和为救患儿不分昼夜、全心全意为患者服务的精神所感动。这一切我看在眼里，记在心上，不由自主地就产生了拜师的念头。后经当时北京中医学校教导主任陈彤云的同意、沈玉峰校长的批准，我终于实现了拜师的愿望。

我记得最清楚的是老师在治疗乙脑痰热内闭常用的方是"白矾郁金汤"加牛黄，将其鼻饲灌入后2小时吸出浓痰，很快就使患儿转危为安。例如乙脑患儿刘某，男，12岁，昏迷半个月，高热，全身挺直如僵尸，给其用白矾2g、郁金10g、牛黄0.5g，治疗3天后能睁眼叫"妈"了。

"文化大革命"期间，白啸山老师带学生来密云实习，我陪同白老师和同学们到病房会诊，遇到一位厨师韩某患肺炎，高热、烦躁、憋气、喉痰漉漉吸之不出，患者难受地直喊救命，白老师看过病人后，说："这人是痰热壅肺，憋的，你说怎么治呀？"我忽然想起宋老师治乙脑用的"白矾、郁金加牛黄"，于是请教白老师，他说："好！这个方子能清痰开窍醒神、退烧，这是宋老师的绝招，教给你，记住别忘，还这么用。"果然用药1个小时后患者胶黏的稠痰出现了松动，又过了半个小时从患者喉中吸出筷子样的稠痰，患者感动地哭了："大夫，是你救了我的命呀！"

三年自然灾害时期，国家困难，中医教材根本买不到，老师把中医学校手工刻印的内经、伤寒、温病等教科书和自己编写的教案送给我学习。那时候北京中医学会每个月都组织学术报告，每次听课的前一天晚上我就去北京住在学校或老师家里，老师为我安排食宿，给我讲解学习中遇到的难题。

"文革"开始后，知识分子接受贫下中农再教育，老师被下放到密云山区石城医疗工作队，实行"三同"，白天采药、看病，晚上编写教材，为赤脚医生讲课。

密云县老中医相继病故或"靠边",当时只剩下我一个人,要承担密云县医院内、外、妇、儿各科会诊,在"一根针、一把草"中西结合的口号下,很多住院的重病患者都要找中医会诊,而对年轻的我来说确实困难多多,除去查房外只有向老师请教,遇到重病患者就接老师来县医院查房会诊,经常带患者或打电话去求治,在临床实践中学习治疑难病的方法。例如密云县藏福田县长因患扁桃体炎,发热、音哑,经西医输液服抗菌素一周无效,后我打电话请教宋老师,用菊花、桑叶、桔梗、芦根、茅根、板蓝根、僵蚕、银翘、元参、生地、山慈菇、薄荷、石膏为方,共3付药,只用了1.38元钱就治好了西医几百元钱没治好的病。

肾司开合、司二便,小儿遗尿重点在肾,老师常用菟丝子、桑螵硝、益智仁、枸杞子、五味子、生龙齿、车前子治疗,病久加附子,临床效果非常好。密云百货公司经理王某之子,26岁,要结婚了还在尿床,经用此方5付就痊愈了。

老师为培养我的临床思路,造就一个有用之材,教我"勤求古训,博采众长",经常带我去拜求有临床特长的老教授,提高我的医疗水平,请赵炳南教我用大豆皮治天疱疮,夏寿仁教我"井荥俞经合"取穴,柴松岩清热利湿法治疗圆形脱发,王玉章清热软坚化痰治脑瘤,宛海洪用归脾汤加味治心肌炎,宗维新用栝蒌薤白汤加苏木、降香治心绞痛等。

在恩师的培养教育下,1990年我晋升为密云县中医界第一任中医副主任医师,恩师那种"医诚方善,救世济人"的精神永远值得我学习。

撰写人:吴普增

宋祚民行医 70 周年感言

中医泰斗宋祚民是四大名医孔伯华先生的亲授得意门徒，数十年勤求古训，博采众方，吸取各家之长，具有很高的理论素养和丰富的临床经验，医术精湛、医德高尚，是深受同仁和患者们推崇和爱戴的当代名医。

宋老杏林耕耘 70 载，在中医科研、理论教学、临床经验等诸方面均有建树，擅治温热时令病、血液病、大脑发育不全、心肌炎、肾病、脑炎、肺系疾病、肠胃疾病、多动症等内、妇、儿各种疑难杂症，均取得显著疗效，救治患者无数，常用中医药解决一些临床上难以解决的问题。

宋老对祖国医学各家学说亦有研究，为中医事业培养的大批人才遍及全国各地，可谓"桃李满天下"，为继承和发展祖国医学做出了巨大的贡献。宋老对弟子虽爱之深，更教之严，胜似父子关系，严师常教诲弟子们"临诊如临阵，用药如用兵"，在学术上从不保守，尽量把自己的临床经验和技术毫无保留地传给弟子们。弟子们在临床上每遇到疑难病症，常求教于宋老，在宋老的言传身教下，弟子们的医术不断得到提高。经过恩师医德医术的耳闻目濡，弟子们受益很大，现均为各医院的中医骨干力量、学科带头人，部分还成了中医界的名家。

宋老"穷治医经，精研医理"，孜孜不倦地献身于中医事业，几十年如一日，在理论研究、临床科研等方面都取得了显著成就，科研成果多项，出版著作多部，发表论文数十篇，总结出许多疗效显著可靠的独创名方，如悦脾汤颗粒、清肺利咽汤、脑病再生丸等，在临床中灵活运用前述方剂多年，正确辨证施治，百用百效，对整理继承和发扬祖国医学做出了突出贡献。

宋老在中医界的影响，不只在于他的科研、论文、著作及学术成就，他的医德，对知识、对事业执着的追求，不停探索的精神，是一般人所不及的，也更为人们所敬佩。尽管年事已高，仍积极参加一些学术活动，经常参加各地会诊，与时俱进，一直坚持在医疗、教学、科研的岗位上。宋老在技术上精益求精，理论上努力探索，工作和事业上兢兢业业、执着追求的精神，给我们树立了光辉的榜样，作为弟子不但要深入学习宋老著作中的理论经验，更重要的是学习宋老高尚的医德及崇高的精神，老师是弟子们终身学习的楷模。

值庆祝宋老行医70周年之际,衷心祝老师宋祚民先生健康长寿,继续为中医事业做出更大贡献。

撰写人:杨景海

宋祚民先生"重本源、调平和"的临证思维

——跟师十年有感

时光荏苒,自 2004 年我幸遇恩师宋老,跟师至今已近 10 年。回想以前,青葱校园里的迷茫仿佛就是昨日之事,跟师之时,我已在学校学习了近 8 年中医,接受了正统中医学院教育,可有些玩笑的是,我立志考研动力之一是想脱离中医,转学设计,而毕业后也无意从业中医,因为当时我仍立于中医大门之外,不仅不懂中医,而且还为此困惑苦恼。

回想我所走中医之路,略有感触,中医是一门人文性很强的学科,自然性与社会性都不可背离,目前,国内传统文化教育缺失,只有高中物理、化学知识水平,不懂中国哲学文化的孩子是否可以顺利接受讲究"阴阳五行"、"天人合一"思想的中医呢?而不接受、不喜欢就会流失人才,我们的中医大学教育是否需要再思考?中医研究生教育是中医精英教育,可是为什么更多的精英在实验室里埋头苦干,用动物实验学、分子生物学理论研究中医,而严重脱离中医临床呢?没有中医临床指导的科研,又何谈中医科研呢?中国传统文化的载体如中医、京剧等,都有师承、家传的传统,在我们没有学院教育之前,这种方式把我们的文化传承下来,我们是否需要重新重视这种传统呢?从我的经历看,中医跟师是中医学习"点石成金"之路,好的中医人的临床实践是中医思维最形象的表现!

临床中的情况千变万化,如何跟师,如何能有所得,也是值得我们思考的问题。我之考虑,跟师临证中要看老师的临证思维如何。何为临证思维?是指医生在临床诊疗过程中,应用自己掌握的理论和实践经验,在判断、分析疾病本质、发病规律,制订治疗、预防疾病的原则和处方用药过程中所表现的思维活动。对这种特有医疗思维方式的继承,是对老师经验继承的本质。

中医跟师学习,侍诊左右,自然关注治疗的方药,我在跟宋老临床中体会到,不要只关注一方一药的应用,不要因只学到一个方子、一个病种而自得,不能死记硬背,要有自己的体会。宋老常说"尽信书不如无书"。跟师,通过老师言传身教,观

察老师看病过程，如何望、闻、问、切，如何应答患者，如何掌控治疗过程，不仅有医术技能，还有人情医德，犹如京剧的"手、眼、身、法、步"，可以说是一门艺术。由于中医的人文性与地域流派不同，年龄、性格、人生经历不同，不同的老师就会有不同的风格，中医认识人体的本质、认识自然的法门，只有在跟诊过程中才能更好地体会。

跟师十年，我体会到宋老的临证思维为"重本源、调平和"，本源为脾为肾，重视人体正气的顾护，重视人体元气的生发，用药平和轻灵，驱邪不伤正，强调"治病留人"。

首先，宋老临证的患者由蓬头稚子到耄耋老人，年龄跨度大，我们看到了稚阴稚阳到阴阳至盛，再到阴阳虚损或阴阳偏盛的不同生理、病理，体会了人体生、长、壮、老、已的生理过程，看到宋老对同一种疾病在不同年龄阶段的不同处理方式，懂得要顺人体生理之势而为。人身根于脾肾，儿童其气盛，老人其气虚为基本大势，大体上，儿童用药味宜轻，老人用药味宜厚，不可妄行补泻，以免伤及根本。

其次，宋老临证病种广泛，范围涉及内、外、妇、儿，晚年犹以儿科为主，各个病种，治疗思路不同而灵活，且自成方剂，如用于心脑血管疾病的"镇肝熄风培补肝肾方"，用于外感咳喘的"清肺利咽汤"、"利肺汤"、"冬瓜仁汤"，用于脾胃疾病的"悦脾汤"，用于月经病的"肝热脾湿方"，用于血液病补本源的"三胶（阿胶、龟板胶、鹿角胶）"，用于湿疹的"燥湿清热白藓皮汤"，用于下焦疝气的"三胡汤"，等等。而且，在治疗上，宋老既注重整体也注重个体，整体是人与天地相应之势、人生所处时段之势，个体是了解患者饮食习惯、生长地域、特殊喜好等，据此调整用药。

再次，宋老治病重视本源，用药轻灵，重在平和，治病不伤正气。如小儿脑病治疗，初期多抽搐癫痫发作，用镇肝熄风之法为多，一旦病势稳定，用"悦脾汤"加减，注重顾护儿童脾胃，而且患儿年龄越小，形体未全成，脾胃的运转滋养作用则越重要，脾胃既健，后天升发，邪祛正安。宋老还善用鲜药，如鲜芦根、鲜茅根、鲜石斛，清热滋润，药力更佳；或者嘱咐患者用鲜山药、梨、鲜藕等食材为药膳，取"药食同源"之意。在治血液病虚劳之象时，在病情稳定后，宋老会嘱咐患者用牛骨髓与白面同炒而为食，缓补而不剧烈。在清热之品生石膏与竹茹的运用上，生石膏辛凉散表，竹茹清润清里，两者可视病情变化交替使用。宋老较少用热燥之品，如用桂枝通阳，但用量很轻，甚则1.5g，只取其性等等，不一而足。

在宋老临证之中,病情的诊断、治疗节奏的把控、药物的筛选应用无不体现其天人合一、重视本源生发之灵气的理念,我从中体会到中医看待、治疗人体如同种植花草。培植花草时,我们要认识不同花草的习性,它是什么气候带的物种,什么时候播种,如何剪枝、加肥,如何光照、浇水,就如同人的调理,根据其体质、生长时段,该驱邪时要当机立断,用药精准,但如同花草不可伤根一样,必不可伤及人之脾肾本源,以待其生长自复之机。

十年跟师,感慨良多,在这里我感谢恩师宋祚民先生对我之教导,学好中医,用好中医,更好地为患者服务!

撰写人:叶茂茂

师爷教我学中医

我叫刘晨涛,是宋祚民老先生的再传弟子,师从宋文芳老师,由于老师常年业医海外,所以我的带教工作一直由师爷承担,我很荣幸跟随师爷抄方侍诊,学习中医。

大学毕业以后我就跟随师爷看病抄方,已经有3个年头,对师爷以及对中医有了更深一步的了解,同时也让我不得不重新认识中医诊疗方案的优势。在本科的学习阶段,我曾经对中医发展到今天为什么会慢慢缩水,也就是说传承快要断档了这个问题的认识比较浅显。当时我就是认为中医的疗效没有西医好,没有西医效果来得快、作用显著,当时去医院看病也把看西医当成"常规的"去对待,可能是因为现在西医发展比较迅速,更加趋向于规范化、系统化吧。许多病人得病初起一般都去看西医,到中医院看病的大多数是西医看不好而想吃中药的,或者是一些老病号,初诊病人基本上很少去看中医。以上这确实就是我在大学毕业的时候对中医的一些认识(可以想象身为一名中医事业的接班人对中医都没有信心的话,那结果是多么的可怕了!)。

但是自从跟随师爷抄方侍诊,我彻底改变了以前对中医的认知,也更加了解到了问题所在。我看到了老一辈中医大夫治病救人的过程,他们对与患者交流的一些细节把握得很准确,故而能更好地把握病情的发展,从而准确地给药做到药到病除,治病救人。特别是对待儿科的小患者,师爷就像一名和蔼可亲的老爷爷一样详查细问患儿病情,关怀备至地与小患者聊天了解病情,有的小患者看完病之后总是念念不忘"宋爷爷",每当有病的时候自己就说找"宋爷爷"看病去。宋老私下里常说:"《灵枢·邪气脏腑病形》里说:'善调脉者,不待于色。能参合而行之者,可以为上工,上工十全九;行二者,为中工,中工十全七;行一者,为下工,下工十全六。'咱们不保证做到上工治病的疗效,做个中工就已经很不错了。"其实通过我随师爷侍诊3年所看过的患者来评价师爷治病疗效的话,可以用"震撼"来形容。在师爷出门诊的地方,许多疑难患者都是其他医生治疗效果不明显最终介绍来师爷这里看的,而且这些患者经治疗后几乎没有不见效的,还有的儿科血液病、脑病患儿服用中药后最终竟然痊愈,这些痊愈的病例都是西医不可想象的。这些"震撼"让我不得不开始重新认识中医这门学问了,也树立了我对中医未来发展的信心。

其实，好的疗效背后是有其必然性的，记得每次我去师爷家里帮他总结病历的时候，尽管我很早就到了，但他已经伏案工作了。师爷还有个习惯就是他所看过的每位患者每次就诊都要留下个底方，以待回去后仔细斟酌，如遇到特殊患者的话，下次出诊时再看患者上次的底方，肯定已经写得密密麻麻的了。这种严谨的治学态度值得我一生学习。记得师爷提问我并且问"为什么"的时候，每次我都习惯性地说"书上就这么说的"，师爷就毫不客气地回我一句"尽信书不如无书"，这七个字我相信我一生都不会忘记。不求甚解！对我敲醒了警钟，同时这也说明了我们要树立一种端正的学习态度。师爷每次在总结病历的时候对每一个字都要斟酌再三才定下用这个字，他常说中医的用字有很大的学问，每个字所代表的含义是不同的，所以用字要考虑再三，不可随便应用。而且经典里面字字珠玑，引用时更不可随便改写，差之毫厘而谬以千里。

师爷对待患者从来都是平易近人，从没有架子。并且出诊一般都是"风雨无阻"，他常说只要有患者去找他看病，他就一定要到。而且就是因为他做到了他所说的那样，并且坚持至今，也就使他得到了患者的信任，不管刮风下雨，他的病人还是一如既往地多。

记得师爷跟我说他们那一代都发过誓言，说中医绝不能亡在他们手中，所以师爷教授徒弟的时候从来都是不遗余力地传授他临床上的好经验、好方子，希望好的东西可以传下去，不要被带到棺材里。师爷用他的"身体力行"来诠释他对中医的热爱，也将其一生贡献给了中医事业，为我们这些徒子徒孙做出了榜样。

记得魏巍写过《谁是最可爱的人》，歌颂抗美援朝时候中国人民志愿军可歌可泣的英勇事迹。我觉得像师爷这样对中医事业做出贡献的前辈们就是"最可爱的人"。正如孙思邈《千金方·大医精诚》里的一段话："凡大医治病，必当安神定志，无欲无求，先发大慈恻隐之心，誓愿普救含灵之苦。若有疾厄来求救者，不得问其贵贱贫富，长幼妍蚩，怨亲善友，华夷愚智，普同一等，皆如至亲之想。亦不得瞻前顾后，自虑吉凶，护惜身命。见彼苦恼，若己有之，深心凄怆。勿避险巇、昼夜寒暑、饥渴疲劳，一心赴救，无作功夫形迹之心。如此可为苍生大医，反此则是含灵巨贼。"

撰写人：刘晨涛